U0295022

基于基础医学的现代针灸

浮针医学纲要

The Foundation of Fu's Subcutaneous Needling

（FSN）

符仲华　著

人民卫生出版社

图书在版编目（CIP）数据

浮针医学纲要 / 符仲华著 . —北京：人民卫生出版社，
2016

ISBN 978-7-117-23380-4

Ⅰ.①浮…　Ⅱ.①符…　Ⅲ.①针刺疗法　Ⅳ.①R245.3

中国版本图书馆 CIP 数据核字（2016）第 232703 号

人卫智网	www.ipmph.com	医学教育、学术、考试、健康，
		购书智慧智能综合服务平台
人卫官网	www.pmph.com	人卫官方资讯发布平台

浮针医学纲要

著　　者：符仲华
出版发行：人民卫生出版社（中继线 010-59780011）
地　　址：北京市朝阳区潘家园南里 19 号
邮　　编：100021
E - mail：pmph @ pmph.com
购书热线：010-59787592　010-59787584　010-65264830
印　　刷：北京盛通印刷股份有限公司
经　　销：新华书店
开　　本：710×1000　1/16　印张：20
字　　数：370 千字
版　　次：2016 年 10 月第 1 版　2024 年 4 月第 1 版第 14 次印刷
标准书号：ISBN 978-7-117-23380-4/R · 23381
定　　价：118.00 元

打击盗版举报电话：**010-59787491　E-mail：WQ @ pmph.com**
（凡属印装质量问题请与本社市场营销中心联系退换）

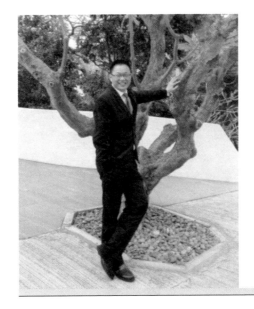

符仲华博士

浮针发明人
再灌注活动首创人
中华浮针学会会长
南京中医药大学浮针医学研究所所长
世界中医药学会联合会浮针专业委员会会长
广东省中医院符仲华浮针医学名中医药专家传承
工作室指导老师

主要研究领域:传统针灸的现代转型,疼痛机制研究

代表作:
《浮针疗法》(人民军医出版社,2000 年版)
《浮针疗法速治软组织伤痛》(人民军医出版社,
2003 年版)
《浮针疗法治疗疼痛手册》(人民卫生出版社,2011
年版)

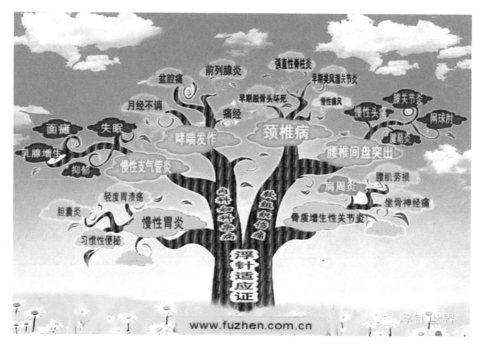

浮针治疗优势病种

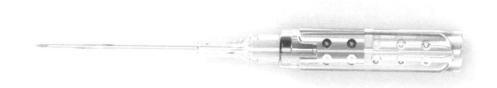

浮针 5.0

浮针	Fu's Subcutaneous Needling
再灌注活动	Reperfusion Approach
针灸	Acupuncture
疼痛	Pain
肌肉功能性病变	Pathological tight muscles
疏松结缔组织	Soft connective tissue

本书关键词

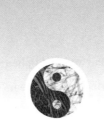

Foreword

My first encounter with *fuzhen* - Fu's Subcutaneous Needling (FSN) - was in 2008.

It was in the summer of 2008 that Dr Zhonghua Fu arrived in Glasgow to attend an international conference on pain conditions. After the Glasgow conference, he was a guest in my home in Cambridge for a few days. During that time, he mentioned his FSN invention to me. I did not pay much attention to it as I had met quite a few inventors who always tried to convince me of their invention. Before his departure for China, Dr Fu made me a gift of a dozen FSN needles and wrote in the accompanying note, 'For my teacher, Dr Wu (Dr Fu had attended several of my lectures at the Nanjing University of Traditional Chinese Medicine in the 1980s as an undergraduate student.)! You may wish to try this needle for some acute pain conditions. It really works!' I thanked him, stored the needles away, and paid no more attention to his needles after his departure.

It was two weeks after Fu's departure when I received a phone call from a friend of mine. This friend had a favour to ask of me, as her best friend in Cambridge was suffering from an ankle strain and was in extreme distress. I agreed to help and started to prepare for a home visit, thinking to myself all the while, 'Acute ankle strain would take at least 5 days, if not several weeks, for a full recovery even with the intervention of acupuncture or tuina massage.' And suddenly I thought of Dr Fu's needles: Why not try this FSN invention of his?

Arriving at the patient's home, I found that she was about 50 years of age and

5

well built. She was sitting on a chair in her kitchen with her left leg resting up on a stool. The patient was in extreme distress, with tears in her eyes. I examined her and made a quick assessment. There was no fracture. Her left lateral malleolus was puffy and intensively swollen, like a loaf of bread just out of the oven. I found some tender spots . Therefore, I inserted FSN needle around the tender spots, and then performed a manipulation for a few minutes.

After a while, the patient stopped weeping, and said to me: 'There is no pain now!'

'What did you say? Say it again!' I asked.

She repeated clearly: 'There is no pain now!' And was smiling.

What an extraordinary reaction! I had been practicing Chinese medicine as a doctor for over thirty years. I had used Western and Chinese medicine and acupuncture on several thousands patients, but I had never witnessed such a swift reaction.I then used FSN in my own practice on a few patients and the results were amazing; I became fully convinced of FSN.

The next step was to ask myself: How and why? What is the mechanism of FSN? Were we misled for over two thousand years by the traditional theories of channels and acupuncture points? Have we taken a zigzag path rather than a shortcut? Why does this stimulating subcutaneous layer technique produce much better clinical results?

The FSN has changed our mind-set on acupuncture. Normally, acupuncture is performed by inserting a solid needle perpendicularly into the epidermis, derma, subcutaneous, fat, fascia and muscles, whereas FSN is meant to be inserted only horizontally and to the subcutaneous level. By applying manipulation in a swaying manoeuvre, FSN can produce the maximum stimulation effect and patients are minimally distressed, as FSN does not result in patients having any soreness, pain, numbness or distending feelings. Since it is inserted to the subcutaneous level, it is safer than normal acupuncture, as it is almost impossible to puncture internal organs. It also generates a better and quicker response to a lot of painful conditions. It is easy to learn and easy to understand by learners. Above all, this technique is easy to copy and produces the same clinical effectiveness, unlike some new techniques which always come with justifications if there is no effect.

The most admirable aspect of Dr Zhonghua Fu is his attitude in the search for truth. From the conception of FSN to the development of a new needle, and an insertion device applicator, all the work was done by Dr Fu himself, working alone. He spent not a single penny of State research funds. Needles as acupuncture instruments evolved from stone to metal needles several thousand years ago. Once the solid metal needles appeared, no more development was made in acupuncture tools, whereas this trocar acupuncture needle has changed the history of acupuncture instruments.

Dr Zhonghua has a team, which is getting larger and stronger. The philosophy and idea of FSN are constantly evolving: First, his team developed trocar needles, then swaying manoeuvre techniques, then the reperfusion approach. The scope of FSN has been extended from soft tissue disorders to internal conditions, as well as gynaecological and neurological conditions. His team also created some new medical terminologies, such as 'taut band, diseased muscles', 'first scene, second scene'. In fewer than twenty years, FSN has rapidly evolved from a simple pain management method to a new brand name: FSN Medicine. FSN Medicine deserves this name, as it not only provides a therapeutic method, but also the diagnostic skills and techniques and even a way to recognise medical conditions, such as "pushing patella test" for the diagnosis of knee joint pain; for carpal tunnel syndrome, FSN checks the muscles around the neck and shoulders; for insomnia, FSN treats and relaxes the taut sternocleidomastoid muscles. His team has trained over 30,000 medical professionals around China. And FSN has now made a name for itself throughout Europe, Great Britain and America. There is always a principle to follow in TCM: Encourage TCM practitioners to obey the ancient rules but also to develop new skills. FSN is therefore a good example of combining ancient philosophy with contemporary knowledge. FSN is also one of the best examples of blending Eastern and Western medicines.

Although the mechanism of FSN is still unknown, as it limits stimulation to the subcutaneous area, it is a step closer to unveiling the mechanism of acupuncture. To some extent, FSN is closer to a broad sense of channels and the meridian system in TCM. Once the mechanism of FSN is revealed, all the other TCM concepts, such as channels, points, subcutaneous regions, *Sanjiao* - triple warmers, and *couli* - skin and texture of subcutaneous flesh, will be revealed. I can say with certainty that the day when the mechanism of FSN is revealed will be the day that sees the end of the pseudo-science of TCM. One can anticipate that - within the next few years - FSN will be accepted by physiotherapists, chiropractic and osteopathic practitioners, and even conventional physicians.   Once FSN is practiced worldwide, then we will have to face challenges. Could FSN be another Dry Needling embarrassment for TCM? Could it be another phenomenon of blooming inside the garden, with the fruits outside?

Dr Guozhen Wang, a researcher at Liverpool University who is also qualified in both TCM and Western medicine, once said to me: someone who can reveal the mechanism of FSN may win the Nobel Prize in Physiology or Medicine.

I can only hope his prediction comes true.

Dr Jidong Wu

Cambridge, United Kingdom

18th August 2016

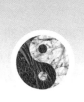

序

我是于 2008 年开始接触浮针的。

2008 年初夏,符仲华博士来英国格拉斯哥参加一个有关疼痛的国际学术会议。会后,仲华来到了剑桥,在我家住了几天。这期间,他同我谈起了他的发明:浮针。我当时也没有多在意。心想,这年头吹嘘自己的发明的人比比皆是。临走前,仲华留下了十几根浮针给我。说:"吴老师(仲华一直称我为老师,是因为他 20 世纪 80 年代在南京中医学院读大学本科时,我正好在针灸系任讲师,还真的给他上过几次针灸课),你有机会可以试试,这种针治疗疼痛真的是很灵的。"送走仲华后,我就把这浮针放在一边,再没去多想了。

大约过了两个星期,我接到了一个电话,是一个友人邀我出诊去看望她的朋友。原来这位病人两天前突然扭伤了脚踝,疼痛难忍,在家哭泣。朋友想让我帮她针灸按摩止痛。我在准备出诊包的同时就寻思,这急性踝关节扭伤,能有什么好办法呢?无论是针灸还是推拿,怎么治也需要几天甚至几周才能恢复的。突然想到,符仲华不是留下几根浮针吗,为何不试一试浮针呢。

来到了病人的家,见患者是一位 50 岁出头的体健妇女,痛苦面容,哭哭啼啼。病人坐在厨房的一个高背椅子上,左脚放在一个小低凳子上。简单地询问了病情,作了检查,确信没有骨折。见左外踝肿胀明显,宛如刚出笼的馒头。外踝下方一带疼痛拒按。于是我便在局部上方附近扎下浮针,推进皮下,然后作了简单的扫散动作。

大约过了一两分钟,病人停止了抽泣,说:"不疼了!"

"什么?你说什么?真的不痛了?"我追问道。

"真的不痛了,真的!"病人笑了。

这简直是不可思议！我好歹也行医了30多年,中药、西药、针灸治疗过的病人超过万例。如此之快能迅速止痛的针刺方法,这还是首次见到。随后,在我的门诊临床中,我又专门多次用浮针对比传统针法。结果我被浮针的疗效完全征服了！

接下来的就是思索"为什么"。浮针的作用机制何在?难道几千年来我们都被传统的经络腧穴理论绑架啦?难道我们这么多年都是直路不走走弯路?为什么平刺手法,刺激皮下结缔组织能产生如此好的疗效?

浮针针法就是一改常态,将通常的针刺刺激表皮、真皮、肌筋膜、肌肉乃至骨膜的垂直刺法改变为仅刺皮下结缔组织和浅筋膜的平行刺法。这种刺法的优点是,扫散牵拉的动作可以产生比传统刺法大许多倍的刺激量,而病人的痛苦却小很多(无需产生酸麻胀痛的针感)。此法更安全,见效更快,疗效更好。这种方法更容易学,更容易被接受。最关键的一点就是,此疗法和疗效是任何人都可以复制的,而不是像有些所谓新方法,如果无效,总有推脱的借口。

最让我敬佩的是符仲华博士锲而不舍、不断追求的精神。从浮针的理念发现,到针具的发明,以及进针器的改进,全都是他的个人行为。也就是说他没有花过国家一分钱的科研经费。纵观中医发展历史,针刺工具从砭石开始到金属针的出现,就再没有出现过任何大的变动。符仲华发明的带套管的金属针具,可以说是重写历史了。

符仲华博士领衔的浮针队伍还在不断地发展壮大。浮针理念从单纯的皮下扫散动作,到运动、再灌注活动;从单纯的治疗软组织损伤病痛,延伸到治疗内科、妇科、神经科疾病。浮针同道们还创造了许多新名词,比如:"患肌""第一现场、第二现场"。20年时间,浮针从一个单纯的治痛疗法,发展到了一门新型的"浮针医学"。浮针不光有独特的治疗手段和方法,而且还发展出诊断疾病和认识疾病的方法。比如,推髌实验以帮助寻找患肌;腕管综合征查肩部的患肌;失眠查颈部的胸锁乳突肌。浮针的队伍不断壮大,目前已有近3万的医务人员经过培训,用浮针治病。浮针从基层医疗机构走向大都市,从国内走向国外。多少年来,我们一直都在强调,中医针灸必须继承发展。浮针就是一个在传统中医针灸理论和方法上发展起来的现代中医针灸医学最好的见证。浮针也是一个中西医学结合的最好案例。

虽然浮针的作用机制目前仍然不清楚,但令人欣慰的是,浮针的刺激部位仅局限在皮下结缔组织,其机制将更接近广义的经络理论。搞清楚了浮针的机制,将同时会解决中医的经络、皮部、腧穴、三焦、腠理的机制。可以肯定地说,当浮针机制被揭示之日,将是中医"不科学"脱帽之时。可以预测,再过几年浮针将很快被国外的理疗师、正骨师乃至西医师接受。接下来我们要思考的问题是:浮针是否会变成另一个"干针"?是否会墙内开花,墙外结果?

中西医兼通的英国利物浦大学科学研究者王国桢先生预测过,揭示浮针机制的人有可能得诺贝尔医学奖。但愿国桢的预测是准的。

吴继东

英国剑桥　静怡阁

二零一六年八月

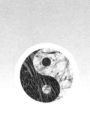

前　言

从 1996 年 6 月发明那天开始,浮针一直没有停下不断完善、不断求实的脚步。1998 年在第一军医大学举办了全军浮针疗法学习班,在该学习班讲义的基础上,写过浓浓中医针灸味道的《浮针疗法》(2000 年人民军医出版社出版),一两年后又写了《浮针疗法速治软组织伤痛》(2003 年人民军医出版社出版),传统味道依旧浓厚,2011 年,出版《浮针疗法治疗疼痛手册》(人民卫生出版社出版),传统味道渐渐少了,基础医学的味道越来越浓,越来越符合临床逻辑思维,也越来越符合我的中医学理想。

什么是我的中医学理想?守正融新。坚守那些自己把握得住的,自己经过反复证实了的中医学观念、方法和理论。然后,从这些观念、方法和理论出发,不断融合现代基础医学新观念、新发现,形成新的中医方法、观念和理论。这是多年来形成的我的中医学研究愿景。因此,浮针在不断的发展进取中,几乎每隔一段时间就有新的观念、新的工具、新的适应证。

或许,这个愿景不是每个人都喜欢。

看到浮针这样的不断"融新"变化,有些朋友误解我,说我背离了初衷,离经叛道,离开中医越来越远了。事实上,我一直认为"中国医药学是一个伟大的宝库,应当努力发掘,加以提高"(毛泽东语),但理性告诉我,几千年来中医药学的文献深受各种思潮影响,是由不同个体写出的文献,不可能句句是真理,完全否定中医和全盘接受中医,都是要不得的。完全否定中医的人把祖宗们传下来的行之有效的方法和观念丢弃了,不智。完全接受中医,甚至不允许他人说一句怀疑的观点,否则就扣大帽子,说是数典忘祖,太不理性了。

守正融新

多年宣讲浮针,有个体会:很多朋友会问浮针操作与经络是否一致,是否扎在穴位?一旦我说浮针常不遵照经络,更不在传统经穴上进针,很多朋友就会产生误解,以为浮针就不是针灸,有时甚至会觉得我离经叛道。这里,我得着重说明一下:

经络不等于针灸,穴位的位置也不是固定的。经络是针灸作用机制的一种理论解释,一种具有临床指导价值的思维模式,一种很有想象力的创举,对针灸的教育传承起到了至关重要的作用。

但经络不能代表全部,针灸学的很多现象并不能用经络说得通。《黄帝内经》中的很多刺法也不提经络。如果不谈经络,就不是针灸,岂不是《黄帝内经》中的刺法也不是针灸?

穴位有两层含义:一为病理反应点,二为进针点。穴位经常是两个身份的叠加,可能是受到西医哪里有问题就干预哪里的思维影响,我们中医也没有把病理反应点和进针点两重身份细加分析,常常理所当然地把两重身份混为一体了,使得人们觉得理所当然,哪里痛就往哪里扎。潜意识是,扎针的部位就应该是生病的部位,把两者根本上当做一回事。这是很可惜的一件事。

现在需要理清思路,条分缕析,桥归桥路归路,这样才有利于我们进步。

本科、研究生学的都是针灸学,在大学里教的也是针灸,甚至已经不善中药,不开中药、西药处方,针灸已经深入到我的骨髓中了。三十多来的学习、临床实践、研究让我沉浸在针灸中,并深刻地感受到针灸之美。

没有理由不赞美针灸,因为,针灸学的宏伟大厦,是中国人思想自由的切实反映,也是中国人丰富想象力的扎实证明。因为针灸学,当代医学的洪流中才有了来自我们祖先的一脉,才有了反思的一个极好素材,才有前进的动力。

针灸学,因为传承年代久远,对临床很多现象的解释常常非常复杂。已经步入新世纪的我们,有理由把针灸的复杂现象简单化,给表面上一团混乱的现象带来次序和条理,化复杂为简单。纵观科学发展的历程,大抵如此。针灸学的发展,也应当遵循这样的发展路径。

当然不可能对针灸中的所有现象一一剖白,没有能力和精力完成这么浩瀚的任务。对此,我的做法是,对于中医中自己无法证明和无法证伪的观念、方法和理论,采取搁置争议的办法,不否认、不肯定、不研究。奉行这个"三不"原则,实在是无可奈何的事情,因为自己知识的广度、思维的深度和实验条件的欠缺都不能解决太多疑问。

因此,针灸同行们请不要求全责备,指望我把所有的疑问都解开,我只是尽力去做我认为正确的并且可以做到的事情。

因此,从发明浮针那天起,二十年来,我把几乎所有的热情、精力都局限在浮针上了,不再关注其他,只是专注浮针。

专注于浮针,还有一个原因,就是我坚信"上工少涉"。

"上工少涉"的意境来自现代医学之父希腊人希波克拉底(Hippocrates),他说医生应当尽可能利用患者自愈力,勿滥用手术、药物等手段,只在十分必要的情况下予以最小程度的干涉。因此,"用对人体生理影响最少的治疗方法治愈疾病,才是高明的医生"。

也就是说,不要过多干预人体,人体远比医生更了解自己。医学是良心事业,得用最有效率的对人体损害最少的治疗手段去治疗疾病,这是医务工作者的天职。

虽然"上工少涉"的提法受到了古代西方医学的影响,但我觉得医学的理想是共通的。这既是中医学的特点,也是医学发展的方向。2007年我在建立五星年华大厦的诊所时,用古汉语的方式提炼表达出来,从那时开始,我更坚守"上工少涉"的原则,在临床上采用排他性治疗,只用浮针疗法去治疗病症,不用中西药物,不用其他任何方法治疗。明确不是适应证的,一概不接诊。

上 工 少 涉

排他性的治疗,使得浮针适应证的拓展速度常常受限。受到老思想老框框的影响,把一些应该是浮针适应证的病症排除在外。比如,顽固性面瘫一直被我否定,不去尝试,直到成都胡静医生反复提醒,我才尝试,发现浮针治疗面瘫真的有良好效果。

但是,排他性治疗也大有好处,使得我们可以全力以赴地去研究浮针、研究疾病,可以把影响疗效的干扰因素降到最低,这个病症是浮针治好的,基本就没有其他疑问;治不好的,也可以逐渐明确,将其排除出适应证群。

因为排他性,不给自己留后路,没有瞻前顾后的可能。这样一直走下来,使得浮针这些年有了较大发展,无论是操作方法、观点和理论都有了变化,有了大幅度提升。在临床带教、年会和巡讲教学过程中,很多学员都对这几年的变化有了解,因为现在的书上没有这些内容,学员都很着急。因此,浮针人再三要求我将这几年的思考和操作方法的改变形成文字,以适应新近临床。我几年前就有这个写作计划,可惜,临床和教学工作让我的计划一拖再拖。真是对不起大家。

学员们一再"抗议",我良心渐渐不安,感觉急需把我的新观点、新见解告诉大家,把浮针医学的理论完整地写下来,本计划写个全面的总结,但没有时间也没有意志写全书。2015年6月,在南京去大理的飞机上,枯坐思索,觉得写个小册子,是目前境况下,我可以做到的事情。

没有能够满足大家的所有要求,请大家谅解。

当时想了个书名:《浮针——现代针灸大纲》,为什么想叫这个名字?把浮针定位在现代针灸(modern acupuncture)。原因主要如下:①从1984年9月开始,我读了针灸专业5年本科,3年研究生,在大学里教的也是针灸,与针灸有着千丝万缕的联系,对针灸有着很深的感情,走得再远,依旧心有千千结,而且,传统针灸之美,实在让人割舍不下。②一直喜欢打破沙锅问到底,狭隘的知识面并没有削减我的这种秉性。由于个人的性格、南京大学博士期间所受的教育,让我一直试图对传统针灸进行一些改革,给针灸人提供另外一种思路,一种基于现代医学的思路。

现在就用这"现代针灸"这个名字给浮针定位,给大家一个明白的交代。

> 浮针医学,来源于传统医学,发展于基础医学,服务于东西方。

今年4月份,出版社编辑建议我把书名确定为《浮针医学纲要》,感觉甚好,尤其是浮针医学这个提法反映了现在浮针的一些特质。

以前我们一直称为"浮针疗法",现在为何叫做"浮针医学"?这是因为浮针不仅仅可用于治疗,也常可用于辅助诊断,尤其是用于鉴别诊断,同时操作时还配合再灌注活动,而且,我们已经建立了一些独特的观念和理论。

这本新书,是我对浮针现象的理解、阐释、总结,谢谢人民卫生出版社,让我有机会将平时的所思所想整理出来。

无疑，这是对浮针的一个新总结，是浮针医学发展的又一个驿站，其中的观点有一些并不见得成熟，并不见得有十足把握。因此，有些观点可能会不准确，请大家"拍砖"。虽然不很完善，我们依旧不害臊地呈现给大家，是因为我们深知：只要真实，只要诚恳，读者一定会理解、谅解。何况，世界上没有终极真理。

这本书里，很多观点都是我们自己的观察和思考，不一定能够得到大家的迅速认可，不过，请大家相信，我们是诚实的人，奉行的是"诚朴勤仁"，所表达的观点都是我们反复实践后认为正确的东西。

为什么对获得大家迅速认可没有十足的信心呢？因为我们自以为做的事情与大家平常的认知区别巨大。传统针灸医师信奉的经络穴位、阴阳五行，在这本书里并没有很多阐述，传统西医们所认为疼痛原因是由于骨性变化或者神经病变也没有得到认可。我们认为，浮针适应证的根由在于肌肉的改变，这与传统中医西医的表达相差有点大。也就是说，我们认为适应证的病位主要在肌肉。这个提法一定一下子难以被大家认可，因为与传统理论相比较，过于突兀。更让人难以理解的是，我们针刺并不在肌肉，而在皮下层，这让一般专家实在难以理解，与我们传统中西医的"哪里有问题解决哪里"的做法不一样。

> 浮针适应证的病理学不被大家理解，浮针作用的生理学也被大家忽略。浮针的病理和生理两大特点，都与传统相差不小，人们一下子难以理解。

虽然信心不足，我们依旧奉献，就是因为总得有人被怀疑，医学才能进步。

希望我的思考能够促进大家思考，让博学鸿儒们进入浮针这把钥匙所打开的不为我们熟知的世界，从而使得中国医学逐渐进步，让中医学成为推动医学进步的力量。

> 感谢我们的祖先，让我们具有与西方医学家不同的视角。
> 感谢现代基础医学，让我们有方法审视祖先留下的宝贝。

本来,写到这里,前言就应该结束了,可是,我依旧很担心这些文字远远不够解除人们对浮针的误解。因为,这些年的临床、教学、交流让我深深明白人们对浮针治疗机制的误解之深,尤其是在浮针与疼痛之间的关系上。

浮针最常见的适应证是临床的疼痛性疾病,第一个成功的病例就是网球肘,建立的诊所叫"南京派福颈腰痛专科",出版的书叫《浮针速治软组织伤痛》《浮针疗法治疗疼痛手册》。因此,很多人以为浮针是用来"止痛"的,或者"镇痛"的。

其实,按照我的理解,浮针一丝一毫也不能"止痛"或者"镇痛"。为什么这么说?

大家知道,如果分别用利多卡因和浮针处理网球肘,两者都能迅速把困扰人们的肱骨外上髁部位的疼痛去掉,但在处理后,马上用尖锐器物针刺局部,利多卡因处理后的患者感觉不到任何的疼痛,而浮针处理后的患者局部依旧刺痛。这是非常大的区别,前者叫"止痛"或"镇痛",后者只能叫"治痛"或"治疗疼痛"。

浮针不止痛,也不镇痛。

很多疼痛浮针根本没效,例如:高龄的带状疱疹后遗神经痛、外科上的痈疽疮疡引起疼痛,浮针彻底无计可施。

因此,浮针对疼痛的治疗不能称为止痛或镇痛,请大家注意。把这个观念搞清楚,才能准确理解浮针的适应证和作用机制。

对于疼痛,国际疼痛研究协会(IASP,1986 年)给出的定义是:"疼痛是组织损伤或潜在组织损伤所引起的不愉快感觉和情感体验,人们在生命的早期学会了准确使用疼痛的词汇"。我觉得应该更明确一些:疼痛是损伤的反映,或现有的,或过去一段时间内有的。疼痛是组织损伤,通过感受器的探测、收集,外周感觉神经传到中枢,在大脑皮层反映出来。有时,外周神经也能发生问题,或者大脑中对过往的损伤记忆犹新。因此,组织损伤是重点,是前提条件。很多科学家往往忽略外周组织的损伤,把所有精力都用于研究中枢神经系统,我们认为似乎有必要纠正。

如果把人体的感觉系统比作一台电脑,组织损伤是主机,而大脑是显示器,虽然这个显示器无比高级。我们在研究疼痛时千万不要把眼睛只盯着大脑,应该多注意损伤。人体没有损伤,就没有疼痛。

> 疼痛研究和治疗,应该更关注外周组织损伤,而非神经系统。

有损伤才会有疼痛,但并不是所有的损伤都能被人体感觉,引起疼痛。相当多的损伤并不会被人体察觉,只要这个损伤周围没有神经末梢或者没有被神经末梢所感知。例如:肾结石常常不痛,没有感觉;骨质疏松也常常不被人们所感知;甚至早期癌症人类也无法察觉。

神经末梢在人体各部位分布密度区别巨大,我们以为这对浮针或者疼痛的研究来说是个非常重要的课题。不过,查阅中英文文献,并没有发现人们对这个课题有太多兴趣,我们现在对这方面的研究还很少,希望今后几年我们有新思路、新实验。

医学实在有意思,人体实在有意思。浮针是一把小钥匙,已经为我打开了一扇了解人体的窗户。我相信,通过这本书,您会看到窗户里的一些宝贝了,当然,还有不少粗糙的自以为是的石头。请大家把读后的感想、批判、建议等等发到我的信箱 *joefu2008@hotmail.com*,感激不尽。让我们一起努力,为针灸学的现代化转型添砖加瓦。

符仲华

2016 年 9 月

名 词 集

本书有一些新词汇或者有异议的词汇,为了便于大家检索,汇聚于此。这些新词汇按照拼音排序,其英文翻译都是我们自己推荐大家使用的,不一定正确,请专家们指正。

病理性紧张(pathological tension)

放松状态下,肌肉的部分区域处于紧张状态。紧张区域位于全部或和部分肌腹,或者相应的肌腱。这种紧张的来源主要是该肌肉内存在 myofascial trigger points(MTrP)。本书中,有时我们也称这种病理性紧张为肌肉的功能性病变。

第二现场(the second scene)

浮针治疗过程中常常需要反复思考和推敲,搜寻证据,查找源头,如同警察破案一样。第二现场就是借鉴警察办案时常用的词,指的是患者出现症状或者主诉所在的位置,并非真正的病变部位。例如,绝大多数的局限性麻木、水肿、畏寒、部分疼痛,都是由于其他部位的肌筋膜功能性病变引起。这个提法是 2015 年 2 月笔者在广东省中医院带教期间想到并提出的。

第一现场(the first scene)

引起其他部位出现症状的部位,通常在肌肉的肌腹部位。

放射痛(radiation pain)

临床上经常运用该词,指的是疼痛从上向下沿着神经传布的现象。该观念的总结和提炼都是因为人们通常以为颈神经根或腰神经根受到压迫而引起疼痛,而且这种疼痛会沿着该神经由上向下传导,如同神经受到刺激会产生放电感一样。浮针医学里,反对这样的提法。理由是:①从没发现过这样的疼痛会一直传到四肢末端,与神经的传导不吻合。②疼痛从上向下布散的现象确实不少,但这种布散往往需要数小时或数天才完成,与神经放射的现象相差甚远。③疼痛并不总是由上向下布散,有时也会发现从下向上布散。④神经受到压迫或者针刺后形成的放射感从来都是麻木或放电感,几乎每个医生甚至每个人都有这样的体会。因此,用放射痛这种提法来描述疼痛从上向下的布散很不准确。笔者认为,所谓的放射痛都是肌肉的病理性紧张向相关的肌肉扩散,相当于肌肉的病变会出现"传染",从肌肉 A "传染"到肌肉 B,再"传染"到肌肉 C,以此类推。临床上最常见的是协同肌之间的"传染"。因为肌肉的病理性紧张造成最常见的临床症状是疼痛,因此,人们误以为疼痛在放射,这个状况在下肢部最容易出现,因为腰部、臀部、下肢的外侧肌肉是维持我们直立的协同肌。有时,人们把触摸某一点(扳机点)引发一定区域内的触电样疼痛也称为"放射痛",如三叉神经痛发病中有专家使用这词,笔者赞同,但坐骨神经痛中不赞同。

干针(dry needling)

是指不使用任何药物或注射用水,只是运用注射器针头或针灸针,对 MTrP 进行针刺的方法。它是继传统针灸疗法以后,不用传统针灸理论进行指导的西方针灸疗法。

患肌(pathological tight muscle)

在运动中枢正常情况下,放松状态时,目标肌肉的全部或一部分处于紧张状态,该肌肉就叫患肌。MTrP 是患肌形成的原因,因此,也可以简单地定义患肌:MTrP 所在的肌肉,或者说是处于病理性紧张状态的肌肉。因为这个名称是笔者自创的,没有对应英文名称,不过 pathological tight muscle 这个词较为贴切,建议使用。

肌筋膜(myofascial)

肌筋膜是肌肉 muscle 和筋膜 fascia 的合称,是肌肉及其相关肌腱、筋膜的总称,myofascial 本来是个形容词,但没有对应的名称,因此,常常当做名词用。

肌肉前（pre-muscular）、肌肉中（real-muscular）、肌肉后（post-muscular）

对适应证，浮针医学采用病症与肌肉相关关系的方法分类。所谓"肌肉中"，指的是肌肉及其附属结构本身发生病理性紧张所引发的病痛，例如：常见的颈椎病、腰椎病等。所谓"肌肉前"，是指肌肉及其附属结构的病痛由其他病变所引发，继发于其他病痛，例如：类风湿关节炎、震颤麻痹等。所谓"肌肉后"，是指肌肉病理性紧张影响到其他器官，这些器官多分布于肌肉内或肌肉邻近，与该肌肉紧密相关，从而产生一系列的病痛，例如：局灶性麻木、病理性咳嗽等。

结节（knot）、条索（nodule）

以往的教材中常常把人们在触摸 MTrP 时手下的感觉称为结节或者条索，小范围的称为结节，长条状的称为条索。作者并不赞成这样的表述，因为：①结节、条索有时可能是正常的一些解剖结构，例如：喉结就是结节状，肌腱就是条索状。②结节、条索即使是病理状态，也不一定就是 MTrP，例如：静脉曲张的条索、脂肪瘤的结节与 MTrP 截然不同。③即使是小范围或者长条状的 MTrP，笔者也反对称之为结节、条索，因为这样的表达很容易造成误导，使得人们忽略这些 MTrP 的组织特性，而单纯地追求手下的感觉。其实，触摸时脑子里要牢记我们触摸的是肌肉，肌肉纤维分布有方向性，不同的方向触摸时，感觉不一样。因此，请浮针人称结节为"小范围的 MTrP"，条索为"长条状的 MTrP"。

拉伸（stretching）

是指给特定的肌肉或肌腱（或肌群）施加力量，使目标肌肉或肌肉群充分伸展。

离心收缩（eccentric contraction）

当肌肉收缩时，肌肉起止点之间的距离逐渐加大延长。

MTrP

是 myofascial trigger point（s）的缩写，通常翻译为肌筋膜触发点或者激痛点。英文缩写常常为首字母,为什么 myofascial trigger point(s)不缩写为 MTP,而是缩写为 MTrP? 那是因为英文还有一个常用词 myofascial tender point(s),意思是肌筋膜压痛点,缩写为 MTP。浮针医学中,常常不翻译为中文,直接用 MTrP,因为肌筋膜触发点或激痛点的"点"字容易让人产生 MTrP 总是一个点的想法,事实上,大部分情况下不是一个点,而是长条形或圆形的立体区域,有厚度、有边缘。为什么英文中用 point(点)这个词? 因为西方医学家们治疗时都用药物注射或者垂直进针,检查时用细针肌电图探查,针尖影响的范围都是一个点,所以,他们的研究思路都着眼于 point(点)。实际上,这个词并不很适合浮针或者推拿等临床,因为浮针和推拿临床都不着眼于一个点,而是一个面、一个区域、一块肌肉或者肌肉的一部分。

肌肉疼痛(muscle pain)

很多专家把这类慢性疼痛归为软组织伤痛(soft tissue pain),我们以前也曾经这样。不过,软组织实在是个很宽泛的词汇,皮肤、皮下浅深筋膜、肌肉、肌腱、腱鞘、韧带、关节囊、滑膜囊、椎间盘、周围神经血管等等都是软组织。用宽泛词汇的原因是因为没有搞清楚病因。英文中常称为:muscular-skeletal pain(直译为:肌肉骨骼疼痛),台湾肌痛学会把这类疼痛称为"肌肉疼痛",我们以为更符合实际,靶组织更清晰,建议大家使用。

上半场(the first half)、下半场(the second half)

浮针治疗过程中,我们常借用足球比赛用语区分每次诊疗进程。每次治疗,采用先诊疗(上半场),后观察体验(相当于中场休息),再诊疗(下半场)的策略,防止遗漏患肌。

神经病理性疼痛(neuropathic pain)

是指三叉神经痛、带状疱疹后遗痛一类的疼痛,这类疼痛英文中常常不单纯称为 pain、ache、soreness 等,称为 allodynia,表现为:火辣辣、烧灼样疼痛,刺痛,局部的皮肤不可触摸,甚至不能忍受风的吹袭,疼痛程度和发作频率一般与天气变化无关,与劳累也没有关系。

下游(downstream)

下游在本书中有多个涵义,不过多指患肌周边,离开心脏更远的区域。

现代针灸学（modern acupuncture）

是指用现代基础医学的基本理论、观点和实验方法为解释、指导，进行针刺和艾灸等来源于传统非药物方法，用以治疗或预防疾病的一门学科。

向心收缩（concentric contraction）

肌肉收缩时，肌纤维的长度缩短。

嫌疑肌（suspected muscles）

指的是可以引起一个临床症状的可能患肌。例如，骶髂关节部没有肌肉，这里的慢性疼痛常常由竖脊肌、腰方肌、臀中肌、背阔肌、腹斜肌等这些肌肉中的一块或几块引起，这些肌肉我们称为"骶髂关节部位慢性疼痛的嫌疑肌"。

压痛点（tender point）

无论中医西医，人们都很喜欢使用这个词。不过，笔者不建议浮针人使用，理由：①任何地方只要用力压迫，即使用力较小，但时间较长，都会产生疼痛，疼痛的产生除与被压迫组织是否有病变有关外，还与压迫时的压强、用力的角度、压迫时间有关，通过压迫来确定是否有病变太粗糙。②很多原因都可以造成疼痛，感染、神经病理性疼痛、挫伤、肌筋膜病痛等等，受压后往往加重疼痛，使用"压痛点"这个词，忽略了这种多样性，临床上容易造成医生只查找压痛点，而忽视对病变组织的触摸感知。③浮针治疗的不是一个点，而是肌肉的一部分或全部肌腹出现问题，触摸时手下要有立体的感觉。

远程轰炸（remote attacks）

在一个区域或者一条路径上，如颈肩上肢，出现多个患肌，这时，可以从最远端即患肌的离心周边进针，针尖对准患肌群，如：上臂由下向上，这样常常可以减少进针而达到最好效果的目的，这种方法我们称之为"远程轰炸"。

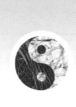

目　　录

第一章　浮针医学绪论

本科、硕士阶段和第一军医大学中医教学阶段，我这个浮针发明人主要沉浸在中医的圈子里，耳濡目染中医文化。因此，浮针疗法从出生到现在的每一个步骤，都与中医传统密切相关。

感谢我们伟大的祖先，让我们有机会在日新月异的现代医学发展中，保存一份骄傲，贡献一份亮色，赢得一份自豪。

浮针脱胎于传统，却没有固守传统，而是不断汲取现代基础医学的养分。尤其是在南京大学攻读博士、南京军区总医院博士后阶段，我们汲取了当今现代医学的一些发现，而后又在临床中不断总结提炼，形成独特的医学理论。浮针疗法发展到今天，无论是使用工具、操作方法、指导理论等都与传统针灸有很大不同。

> 浮针医学，来源于传统医学，发展于基础医学，服务于东西方

经常有人关心、讨论浮针究竟属于中医，还是属于西医。说实话，一开始，我这个发明人也困惑，觉得有中医的特征，用不含任何药物的针去治疗；又有一些西医的特征，用解剖、生理等概念明确的词汇诊断、分析病痛。近年来，这种困惑越来越少，越来越感觉应该这样定位：现代针灸（modern acupuncture）。

传统针灸对中华民族的繁衍昌盛，为中医学的传承和海外传播起到了关键作用。不过，传统针灸也有一些特征，如：效果大多较为缓慢，概念界定不明晰，理论让外国人搞不清，在国际交流中有障碍，也不适合针灸人自己讨论病例，需要改变，需要适应新时代。浮针发展到今天，把经典基础医学理论和近年来的基础医学的新观点新理论不断融入，已经与西方医学观点可以无缝对接，具备了现代针灸学的特征，因此，可以这样说，浮针就是现代针灸。

> 浮针，是现代针灸。

现代针灸,这里指用现代基础医学的基本理论、观点和实验方法为解释、指导,进行针刺和艾灸等来源于传统的非药物方法,用以治疗或预防疾病。

浮针原本是一种治疗手段,称为"浮针疗法"。但现在建议大家多使用"浮针医学"这个术语,因为读完这本书,就会知道至少有下面三个理由:①已经有大量的新观念新术语出现,成为一门独特的医学理论。②不仅仅用于治疗,也常可用于诊断、鉴别诊断。③浮针操作时配合再灌注活动,再灌注活动已经成为浮针疗法不可或缺的好帮手。因此,浮针已经不是传统意义上的浮针疗法。用"浮针疗法"这个词不足以囊括浮针的特征,因此,我们称之为"浮针医学"。

> 称为"浮针医学"的理由:
> 1. 大量新观念、新理论。
> 2. 常用于诊断。
> 3. 配用再灌注活动。

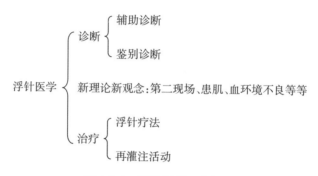

图 1-0-1　浮针医学组成部分

浮针疗法是浮针医学中的一个重要组成部分(图 1-0-1),因此,有时用"浮针疗法"一词,有时用"浮针医学"这个说法。

浮针医学中,目前着重于治疗。在本书中,除了在少数章节介绍诊断作用、新理论新观念,我们主要介绍治疗,即浮针疗法和再灌注活动。

第一节　浮针疗法的概念和命名、分类

概念是一门学科的基石,以往我们出版的浮针书中的一些概念随着我们对浮针的理解,也应该做出相应的调整。我们在这里给出两个概念,一个适合于中医界,一个更适合康复学界。

首先中医界。浮针疗法是在皮下使用针具,大面积扫散,以通筋活络,激发人体自愈能力,从而达到不药而愈的目的,主要用于治疗筋脉不舒、血滞不通所导致的颈肩腰腿疼痛和一些内科、妇科杂病。

其次康复学界。浮针疗法(Fu's Subcutaneous Needling,FSN)是用一次性

浮针（FSN needle）等针具在引起病痛的患肌（pathological tight muscle，在放松状态下，全部或者部分依旧处于紧张状态的肌肉）周围或邻近四肢进行的皮下针刺法，和传统针灸一样，是一种非药物治疗方法。操作时，通常还配合再灌注活动（reperfusion approach，将在操作方法章专门介绍）。相对于传统针刺方法而言，疗效反馈速度快。

浮针疗法的针刺部位常常随着患肌的变化而变化，部分初学者往往把浮针针刺部位与阿是穴、痛点（painful point）或者压痛点（tender point）混淆。其实，浮针疗法是在患肌的周围或者四肢的健康部位进针，通常不在疼痛部位治疗。

一般的穴位有双重特性：既是病理反应的地方，也是进针的地方。浮针完全不同。进针点仅仅是进针的地方，不是病理反应所在地。

浮针与西方的干针（dry needling）也不同，干针的主要进针点在 MTrP 上。

也就是说，无论是传统针灸，还是现代干针，针刺的部位都是已经发生病理改变的地方，而浮针针刺的部位在健康部位，与他们截然不同。

> 浮针既不同于传统针灸，
> 也不同于干针（dry needling）

浮针疗法针刺时不像传统针刺那样深入肌肉层，其只作用在皮下组织。浮针疗法操作时的扫散动作，使整个针体宛如浮在肌肉上一样，所以命名为"浮针疗法"。取名"浮针疗法"还有一个重要原因，"浮"与"符"同音，后者是发明人符仲华的姓，也因此，英文写作时，我们翻译为 Fu's Subcutaneous Needling（直译过来就是：符氏皮下针刺法）。

1996 年 6 月，浮针最基本特征皮下针刺确定下来后，需要一个新名字，一开始叫过"横针"（因为传统针灸是纵向进针，是竖着进针，这种新方法是横着进针），也叫过"皮下针"，后来在第一军医大学进修的医生李黄彤（现任南京军区福州总医院针灸科主任），建议根据发明人姓氏的读音，叫做"浮针"，从此就叫"浮针"了。

浮针疗法在 2005 年前都没有一个正式的英文名称，一些中文论文翻译成英文时，浮针被称为 Fu's Acupuncture[1]，Floating Needling[2][3]，Fu Needling[4]。2005 年起，发明人自己写英文论文，把浮针的英文名称正式确定为：Fu's

[1] Fu Zhonghua. About Fu's acupuncture [J]. International Journal of Clinical Acupuncture，1999，(1)：5-7.

[2] Huang Yong，Fu Zhonghua，Xia Dongbin，Wu Rangke.Introduction to Floating Acupuncture：Clinical Study on the Treatment of Lateral Epicondylitis [J]. American Journal of Acupuncture，1998，26(1)：27-31.

[3] Fu Z-H，Huang Y. Floating Needling [J]. Int J Clin Acup，(1999)10：51-52 .

[4] Xia DB，Huang Y. Combination of Fu needling with electric acupuncture for tennis elbow [J].Di Yi Jun Yi Da Xue Xue Bao. 2004，24(11)：1328-9.

Subcutaneous Needling（FSN）[1][2][3]。相对于其他译名，FSN 更形象更确切，建议大家英文写作时用此名。

为了让英文国家的人更容易理解浮针，浮针疗法还有一个通俗英文名：FAST therapy，FAST 四个字母分别指的是：Fu's（符氏）、Acupuncture（针灸）、Subcutaneous（皮下）、Target（指向），意思是"直对肌筋膜病痛的符氏皮下针刺方法"。FAST 是个常用词，"快速"的意思，意思是"浮针取效快捷"。对于英文使用者来说，容易记得，这个名称是加拿大多伦多的 Dr. Ryan Shepherd、美国得州的 Dr. Tymothy Bryce 和浮针发明人共同确定的，谢谢两位北美朋友的参与和支持。

> 浮针有两个英文名：正式名称 FSN，通俗商品名称 FAST

第二节　浮针疗法的形成和发展

一、浮针疗法的形成

浮针疗法来自于对传统针灸学的长期思考和反省，并非偶发奇想，灵机一动，妙手偶得，是多种因素长时间的作用所启发，是在前人研究的基础上发展起来的，凝聚了众多针灸临床家和针灸科学家的心血。

概括起来，因为主要是对针灸学多方面的长期思考让我们发现蛛丝马迹，总结发展，从而发明了浮针疗法，下面就这几个方面分而述之。

对几个不能解释的临床现象的思考是浮针疗法发现的萌芽。

（1）腕踝针疗法：腕踝针疗法是原第二军医大学附属上海长海医院神经内科张心曙教授[4]1972 年创立的疗法。这种疗法可用于治疗全身各部位的一些常见病症。腕踝针把病症表现的部位归纳在身体两侧的 6 个纵区内，在两侧的腕横纹上 2 寸和踝关节上 3 寸的部位各定 6 个进针点，以横膈为界，按区对应选点，如：横膈以上的 1 区（沿前正线两侧，包括额部、眼、鼻、舌、咽喉、气管、食管、心脏）发现病痛，进针点则选在腕部上 2

［1］Zhong-Hua FU，Jian-Guo Xu. A brief introduction to Fu's subcutaneous needling［J］. The Pain Clinic，2005，17（3）：343-348.

［2］FU Zhong-hua，CHEN Xin-yuan，LU Li-juan，LIN Jian and XU Jian-guo. Immediate effect of Fu's subcutaneous needling for low back pain［J］. Chinese Medical Journal 2006，119（11）：953-956.

［3］Fu ZH，Wang JH，Sun JH，Chen XY，Xu JG. Fu's Subcutaneous Needling：Possible Clinical Evidence of The Subcutaneous Connective Tissue in Acupuncture［J］. J Altern Complement Med，2007，13（1）：47-52.

［4］张心曙. 腕踝针疗法［M］. 北京：人民军医出版社，1990：1.

寸处的第 1 点（上 1 点，见图 1-2-1）；横膈以下的 3 区（胫骨前缘向内一横指处）发现病痛，进针点选在踝部上 3 寸处的第 3 点（下 3 点）。进针时沿皮下浅刺，要求不引起酸、麻、胀、重、痛等感觉。病痛在腕踝关节以上，针刺方向朝上；病痛在腕踝关节以下，针刺方向朝下。腕踝针疗法对一些病痛的治疗有不错的效果。

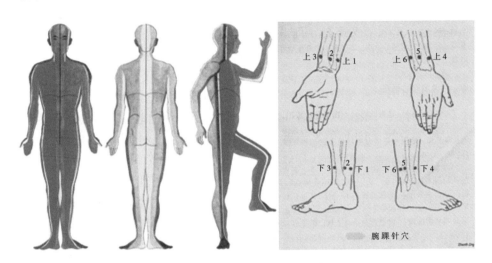

图 1-2-1　腕踝针的分区和选点

关于其机制，多数文章用十二皮部、十二经脉等中医传统理论解释[1]。腕踝针的机制用传统理论来解释未尝不可，不过，单纯解释明显不足，因为理论一定要有可证实性或者前瞻指导价值才有意义。不能因为我们现在不明白，就一味地从传统理论中拿来，不管这老式的长袍马褂是否合身，只管表面光鲜。这样的做法，没有什么实在的益处，反而使自己或后来者被貌似完善的理论所蒙蔽，失去探索未知世界的意识和热情。腕踝针的治疗方法和现象只是冰山一角，就好像炸药用于制作炮仗仅仅是其很小的一个作用，炸药还可以用于战争，用于建筑，用于生产。因而我们推断，腕踝针在腕部、踝部进针仅仅是一种部位上的选择，还有大量的荒山急需开垦。如果把人体的相关奥秘比作一个富矿，腕踝针仅仅是挖出来一锹煤。

现代解剖和组织胚胎学并不认为腕踝关节部位的皮下和其他部位的皮下组织结构有很大的区别，为什么一定要拘泥于腕踝关节附近呢？针刺其他部位的皮下组织是否也可取得佳效呢？这些疑问促使我们去尝试。

（2）得气："得气"在传统理论中是一个很重要的概念。"得气"一词首见

[1] 欧阳群. 腕踝针治疗痛症 613 例体会[J]. 人民军医，1993（01）：56-78.

于《黄帝内经》。《素问·离合真邪论》中说："吸则内针,无令气忤,静以久留。无令邪布,吸则转针,以得气为故。"也就是说,当针刺入腧穴后,通过施用捻转提插等手法,使针刺部位产生特殊的感觉和反应,谓之"得气",也称"针感"。当这种经气感应产生时,医者会感到针下有徐和或沉紧的感觉,同时患者也会在针下出现相应的酸、麻、胀、重等甚或沿着一定部位,向一定方向扩散的感觉。若无经气感应而不得气时,医者感到针下空虚无物,患者亦无酸、麻、胀、重等感觉。正如窦汉卿在《标幽赋》说:"轻滑慢而未来,沉涩紧而已至……气之至也,如鱼吞钩饵之浮沉;气未至也,如闲处幽堂之深邃"。

按照传统针灸理论,得气与否以及气至的迟速,不仅直接关系到针刺治疗效果,而且可以借此窥测疾病的预后。所谓"刺之要,气至而有效"(《灵枢·九针十二原》)。《针灸大成·经络迎随设为问答》更为明确地强调得气的重要性:"只以得气为度,如此而终不至者,不可治也"。高等中医药院校的教材[1]也认为:"一般地说,得气迅速时,疗效就好;得气较慢时,疗效就差;若不得气,就可能无治疗效果。"但是,在临床上,不得气而同样取效的现象也有很多,特别是激光治疗、电磁治疗时,患者没有得气感觉,耳针或者耳压时仅仅有痛感,灸疗大多仅仅有温热感。也就是说,在临床上,得气或不得气都可以有效,得气并非是取得疗效的必要条件。即使得气,没有效果的临床现象也很多,至少可以说,得气也不一定有效果。那么,得气是针灸临床必不可少的取效环节,还是针灸治疗时一个伴随现象?

所谓伴随现象,这里指的是看似有正相关关系,而实际上与结果没有因果关系的现象。比如说,电风扇在工作时,消耗电力越多,风力越大,声音也越大,人也就越凉快。这里,电风扇发出的声音就是伴随现象。是因为风力大人们才凉快,而不是声音大才凉快。但一般来说,声音大就凉快,这是对的。用科研词汇来说,声音和凉快之间呈正相关关系,但并没有因果关系。如果科学发展了,机电产品质量提高了,就可能达到完全没有声音的状态。

在需要截肢的肢体上,为探讨穴位针感的组织结构,人们在术中分别刺激血管、神经、肌肉、骨膜等组织,发现引起多种不同的感觉:针刺神经干多数引起"麻"的感觉,刺激肌腱、骨膜多数引起"酸"的感觉,刺激肌肉多数引起"酸""胀"的感觉,而刺激血管则往往引起"疼痛"感[2]。因此,不同的组织、不同的深度甚至不同的人会产生不同的感觉。如果用"得气"一词囊括不同感觉,容易造成对这种多样性的忽视,从而导致理论上过于笼统,不具备很好的临床指导价值,在一定程度上可能造成误导。运用逆向思维来推断,既然针刺

[1] 孙国杰主编.针灸学[M].上海:上海科学技术出版社,1997:169.
[2] 邱茂良主编.针灸学[M].上海:上海科学技术出版社,1985:321.

后不同的感觉造成同样的结果(好的治疗效果),就说明这些针感对于病痛可能并不重要。类似的例子还出现在国外的疼痛治疗上:人们发现很多药物注射局部都可以缓解疼痛,并非利多卡因这些麻醉药的专利,于是推断:起作用的并非这些药物,而是注射行为本身,从而发明了 dry needling 和 intramuscular stimulation (IMS)。所以,从理论上推论,针刺得气可能不是取得效果的直接原因。当然,这仅仅是推论,推论是否成立还需要临床证实。而要证实以上推论,只要在没有得气感的组织上进行处理操作。如果效果一样,就可以确定这种推论正确。皮下疏松结缔组织中的神经末梢稀少,单纯针刺皮下疏松结缔组织一般不会引起"得气"感,是不是也能取效呢? 这种思考和尝试是导致浮针疗法诞生的重要因素。

> 浮针的很多特点在《黄帝内经》已经有很多显现,也就是说,浮针刺法诸多特征已经散见在《黄帝内经》各种针法里了,甚至可以说,浮针根本就不是现代的发明,我们只是对《黄帝内经》诸多刺法的提炼和总结。如果说,我们真正有发明的话,扫散动作是前无古人的,当然,还有特殊的针具。

(3) 内经刺法:我们现在谈到针灸,似乎离不开经络,这是承续《针灸甲乙经》的思维模式,其实,在《黄帝内经》中,有很多针刺方法都不提经脉络脉。例如,《灵枢·官针》有九刺、十二刺和五刺这二十六种特殊针刺方法。其中,九刺中的毛刺即类似浮针刺法。毛刺"刺浮痹皮肤",是应用浮浅的刺法,治疗浅部的病症。十二刺中的直针刺和浮刺皆属浅表进针。直针刺"引皮乃刺之,以治寒气之浅者也",就是一种沿皮卧针直刺的方法,先用挟持押手法,把皮肤挟起,然后针身沿皮自挟起处横针而入,适宜于寒气较浅无须深刺的疾病。浮刺"傍入而浮之,以治肌急而寒者也",这是斜针浅刺的一种方法,"浮"是浅的意思,可用于治疗因寒邪而肌肉拘急的疾病。五刺中的半刺也强调了浅刺的重要性。半刺"浅内而疾发针,无针伤肉,如拔毛状,以取皮气,此肺之应也。"所谓半刺,刺不到半分,进针快,出针快,似拔毛状,主要治疗与皮毛相关的疾病。这二十六种特殊的刺法无一提到经络,都是为解决局限性病痛而制定的针刺治疗方法,各有特点:或浅表进针,或近部进针,或留针时间长。对上述这些针灸现象的反思和解读是浮针疗法发明的主要来源,这些思路使我们努力探寻一种新的治疗方法,从而导致浮针疗法在 1996 年 6 月的诞生。

1996 年 9 月,广东省委机关报《南方日报》首次报道浮针(图 1-2-2)。

而后有了很多的第一次。现在看来,当年的这些文章现在看来很成问题,

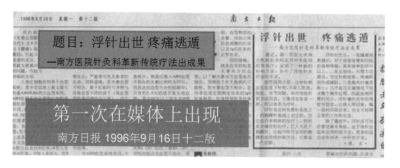

图 1-2-2　浮针被首次公布

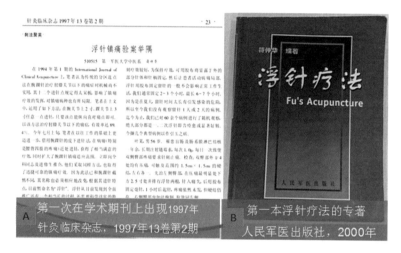

图 1-2-3　学术期刊上的首次和第一部专著

居然写"浮针镇痛"(图 1-2-3A),浮针疗法被翻译成"Fu's Acupuncture"(图 1-2-3B)。

2012年6月,浮针首次出现在高等中医药院校教材(人民卫生出版社出版,图 1-2-4)。

国外医学教材也有了浮针一大章的篇幅(图 1-2-5)。

国家中医药管理局把浮针收录为"国家基层中医药适宜技术项目"(2008年,图 1-2-6 左),浮针疗法也获得军内奖励(2001 年,图 1-2-6 右)。

《浮针疗法治疗疼痛手册》被翻译成外文出版(2013 年,图 1-2-7)。

现在回顾浮针的历史,好像浮针疗法的发明是水到渠成的,似乎是必然的结果。其实,回想起来,这个发明也有偶然因素在起作用。因为,如果尝试的第一个病例不是轻浅的急性的,而是顽固的慢性的,很可能第一次尝试就失败,就有很大可能丧失前进的信心和机会。如真是这样,这个世界可能很长时

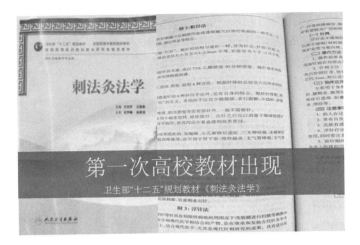

图 1-2-4 卫生部"十二五"规划教材中首次出现

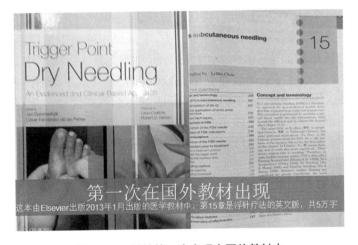

图 1-2-5 浮针第一次出现在国外教材中

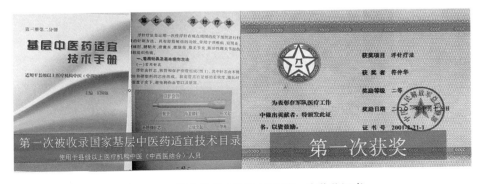

图 1-2-6 适宜技术项目收录和第一次获奖证书

间内没有浮针。现在回想起来,特别感恩当年的那个受试者,她的尝试让这个世界对人体的了解多了一扇窗户。可惜,资料没有保存,联系方式也没有,只记得是个广州增城的一位中年妇女。

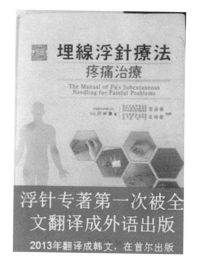

图 1-2-7　全书在韩国出版

事实上,浮针的发明并非奇思妙想,只是逻辑推理的结果。真正的发明有两个:①扫散。②专用针具。专用工具的故事后面会说。扫散动作不是想出来的,不是逻辑推理出来的,而是从传统中来的。

那是在治疗一个牙龈炎引起的牙痛(现在知道了,并非不同类型的牙痛都有效,只是运气好,这个病例很合适浮针治疗)时发现的。一个广州渔民,皮下针刺后,症状有好转,但改善不明显,当时不知道任何辅助手法,于是想用针灸中常用手法"提插捻转"。提插捻转是提插法和捻转法的合称,前者指上下,后者指前后,来回运动。针在皮下,提插时很容易刺破血管壁,造成疼痛,平行皮下,操作空间极少,不能完成捻转。因此,针在皮下,传统的提插捻转都不能实施。无奈,只能来回做扇形运动,在一个平面上做扇状地来回运动。当时,一点都没有期望,只是无奈的一种选择。不料,该患者的反馈极佳,要求重复这个动作。于是,就有了浮针的扫散动作(图 1-2-8)。

有些"聪明人",学了浮针后,也感觉扫散相当重要,但是又不想让别人知道从浮针中学来。于是到传统中去找,发现扫散与"青龙摆尾"相似,于是对

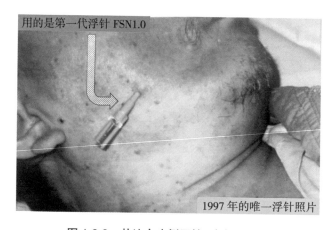

图 1-2-8　从这个病例开始,才有了扫散

外宣传他的方法是青龙摆尾。其实,青龙摆尾与扫散有很大区别:①扫散动作着眼于皮下针体的左右摇摆,后面针柄(针座)反而活动得少,与青龙摆尾完全不同,一个动在前,一个动在后。②传统针刺倡导得气,针在肌肉内,青龙摆尾是加强得气感的一种方式,浮针并不讲求得气。③青龙摆尾多是在垂直于皮肤的针柄上操作的,而浮针完全平行皮肤。

请专家们不要把没有搞清的古代手法套用在刚学的浮针操作方法上,这样容易混淆视听,使得本来难以条分缕析的针灸学术更加复杂。青龙摆尾历史久远,针灸专业的师生早就知道,没有必要故作高深。

二、浮针疗法的发展

浮针疗法形成以后,没有原地踏步,而是不断完善和发展,甚至到现在为止,这个方法依旧在不断完善中。

我们希望,更多的医务工作者加入到发展浮针疗法的队伍里来,共同实践研究,让这棵幼苗发展成参天大树。

我们现在看西方医学之父希波克拉底(Hippocrates,古希腊,约公元前460-377)对人体的描述,会感觉粗浅、朴素,但经过一代代医学科研工作者的不懈努力,已经成为人类医学的中坚力量。浮针疗法也必须众人拾柴,才能火焰高。

浮针疗法的发展主要体现在三个方面:针具的更新、操作方法的完善、适应证的不断扩大。

(一)针具的发展

现代医学往往是先有理论,在实验室得到证实后,才有仪器或者器械。传统针灸学的发展有所不同,常常先有器械然后才有理论,因此,针具的演变和盛衰对针灸学术理论的发展有导向性影响[1],有什么样的针具就有什么样的操作方法和理论,没有针具的变革发展就不可能有今日的针灸学。浮针疗法有些类似,要想使浮针疗法的理论成熟和完善,没有针具的创新和推广使用,困难就大了很多,同时,针具要进一步改进,就必须有理论的探索和指导。

因此,医疗器械是一种治疗方法(特别是物理疗法)赖以生存和发展的前提。开始时,我们采用浮针疗法时,使用的是传统针灸针具——毫针。

用毫针作为浮针疗法的工具,在同样数量的进针点的情况下,比传统针灸方法应该要好一些;在病变部位小、病痛轻时,疗效也比较确切。

现在有些人用毫针作为针具,用浮针早期的操作方法。不过,不叫浮针疗

---

[1] 符仲华.当代针灸学研究的转变及其启示[J].南京中医学院学报,1993,9(3):25-26.

法,叫其他名字了,这个做法很不可取。学了别人的原创,改头换面,不利于学科的发展。

毫针作为浮针疗法的工具没有持续很长时间,我们决心改变,因为:①在病变部位大或深时,用毫针作为工具的浮针疗法效果不明显,常常需要多个毫针,甚至多针效亦不彰。②因为浮针疗法需要较长时间留针,由金属制成的毫针留置于体内常常会因为身体活动或针体移动等因素造成疼痛,或刺破血管等组织。而且,金属针留置体内,会在患者心理上造成强大负担,总担心有一定危险。1997年初,因一位癌痛患者对浮针疗法的强烈反对,更使我们坚定了改革针具的决心。③在用毫针作为浮针疗法器具的时候,很多患者担心把金属针留置体内会造成自己在家里无法处理的后果,因此宁可浪费时间,等候医生下班前才取针。这样耗费了医生和患者的时间。④毫针弹性大,不适于做扫散手法,而扫散手法是浮针疗法重要的操作手段。

由于上述的各种因素促使我们发明了浮针针具(简称浮针),也就是现在的特制套管针。虽然,现在看起来浮针没有什么奇妙的,但当时却是花费了我们很多的时间和精力,经过了以下几个步骤才有了这个小发明:

(1) 首先我们想到用物理方法来达到目的。物理疗法,最容易想到的是利用温度达到目的。在理论上讲这是可行的:利用温度差使材料的硬度变化达到我们的要求。因此,我们可以寻找一种材料制成浮针疗法的器具,这种材料要符合几个要求:在低温时坚硬,温度提高后在短时间内(如半小时内)软化;对人体没有毒性、不容易引起过敏反应;价格不能太贵。要满足上述几个要求,确实有相当的难度,而且即使把这种针具制成,每个浮针疗法使用单位必须配备冰箱。事实上,就目前考虑来说不是很可行。

(2) 其次,我们觉得化学方法也可考虑。只要找到一种材料(生物高分子材料),能够与体内的化学成分起反应,从而软化质地,符合使用要求。但要找到这样一种材料实在困难,因为它需要满足的要求太多:在医学上该材料及其物理或化学反应对人体没有毒副作用;需要有一定的硬度,能够被制作成针具;价格也不能太贵。我们详细地咨询了原第一军医大学化学教研室和中山大学的生物高分子材料专家,他们表示就目前的技术水平来说,无能为力。

(3) 从临床来看,如果在皮下疏松结缔组织埋藏具有一定容积的物体即可达到浮针疗法的效果,那么我们就可以以液体代替固体,在皮下疏松结缔组织内注射一定量的液体(如葡萄糖注射液)也应该能达到治疗效果。这种方法我们在临床上试用过,事实证明不是理想的选择,因为我们较难控制液体的流经路线和方向,而且不能反复多次牵拉皮下组织。浮针疗法非常讲究行进路线和方向,而且必须要多次牵拉皮下组织。

（4）最后，我们想到了复合的办法，因为事实上浮针疗法的材料需要有两种复合的功能：一种功能是有一定的硬度，能够迅速穿透皮肤，能够人为控制其行进方向和速度；另一种功能是有较好的柔软度，能够在体内较长时间留置而不致引起异物感。能分别达到这两种功能的材料在医学上都已经有广泛地运用，而且价格都不是太高。于是我们便发明了现在的浮针：主要结构为软套管和套于其中的实心不锈钢针芯，前者有较好的柔软度，而后者有足够的硬度。

完成上述思路历程花费了我们近半年的时间，1997年11月我们按照第四种方案请厂家手工制作了第一套浮针针具，同年12月12日同时申请国家实用新型和发明专利，1998年7月8日国家专利局向社会各界公开，1999年5月12日正式获国家实用新型专利，2002年8月7日发明专利被国家知识产权局正式批准（图1-2-9）。

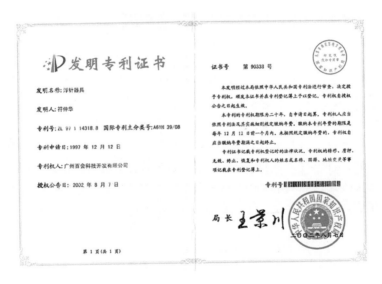

图1-2-9　浮针的第一个发明专利证书

找到复合方法，不断完善又成为新的任务。迄今为止，一共有五代浮针面市。

（二）浮针针具的演进

刚发明浮针疗法的一年内，即1996年下半年和1997年上半年，没有专用工具，只使用传统的针灸针（毫针，图1-2-10A）。操作手法也简单地套用针灸手法：在皮下进针后来回进出（相当于针灸手法中的提插）或者小幅度捻转（图1-2-10B）。

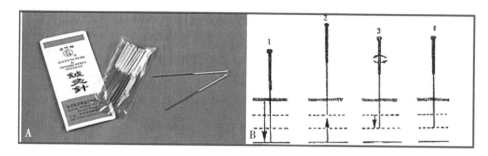

图 1-2-10　针灸针(A)及其提插捻转示意图(B)

为了解决毫针不便于留置的问题,1997 年,便有了第一代浮针 FSN 1.0(图 1-2-11)。

第一代浮针,现在看起来,相当简单,但已经具有了浮针的基本特征:实心的不锈钢针、软套管、保护套管。因为有了第一代浮针,才有了扫

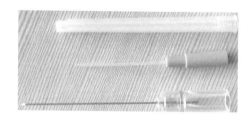

图 1-2-11　FSN 1.0

散手法,感恩这个粗陋的第一代。第一代浮针前后使用了四年左右。使用过程中发现,原来设计的针座太短,扫散时很不方便,且费力费时。在 2003 年左右,我们进行了改进,有了第二代浮针 FSN 2.0(图 1-2-12)。

第二代浮针的针柄和保护套管都有改进,但改进的幅度并不很大,主要是加长了针柄,这使得扫散时省力了很多。第二代浮针使用了两年左右,使用时感觉需要再改善,因为扫散时针尖突出在软管之外,容易刺伤一些血管之类的组织。在 2006 年左右,有了第三代浮针 FSN 3.0(图 1-2-13)。

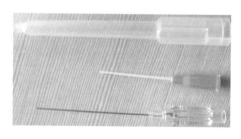

图 1-2-12　FSN 2.0

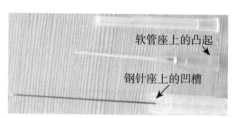

软管座上的凸起

钢针座上的凹槽

图 1-2-13　FSN 3.0

第三代浮针有了较大改进:①软管座和针座之间已经有了凹槽和凸起,从而使得扫散后可以将原本突出的针尖缩回到软管内并固定。②针座由圆柱变成方柱,使得放置时不再容易滚动。③在方柱的一面制作凸起,并使凸起与针

尖的斜坡保持一致,这样使得进针时更容易确定斜坡面是否向上。第三代浮针使用大概一年后又有改进,有了第四代浮针。

第四代浮针(图 1-2-14)是在 2007 年设计的,在第三代浮针的基础上又有改进:①在钢针座凹槽的侧面增加横向卡口,更方便固定。②将保护套管和软管座做成蓝色,方便医师在白色床单上轻易找出来。

第四代浮针使用了九年,持续使用这么长时间是因为从我们和其他医生的反馈来看,第四代浮针已经基本成熟。可惜,FSN 4.0 也有问题,在扫散时针芯和软套管之间容易不自觉地分离,从而造成软管有被针尖刺破的风险。

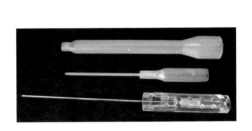

图 1-2-14 FSN 4.0

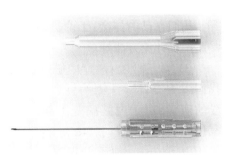

图 1-2-15 FSN 5.0

2016 年 3 月,新一代浮针 FSN 5.0 问世。前几代的浮针主要是我一个人在研制,FSN 5.0 的改进得到了浮针教学专家组的大量建议,谢谢。

网上有很多假冒伪劣产品,号称已经是第八代、第九代、第十代了,那是笑话,请大家不要当真。

(三) 适应证的拓展

如前所言,1996 年 6 月,当我们用浮针疗法治好了一例网球肘患者后,我们就开始不断探索浮针疗法的适应证,这个探索过程大致上可分为四个阶段。

(1) 第一阶段:治疗四肢部的软组织伤痛。当时在广东增城医疗网点的门诊,很多四肢部的伤痛病例就是用浮针疗法来治疗的。涉及的病种有:网球肘、高尔夫球肘、桡骨茎突狭窄性腱鞘炎、桡骨茎突狭窄性肌腱炎等等。这些病痛范围局限,运用浮针疗法治疗的次数少,效果较好,我们感觉至少比传统针灸要好。

(2) 第二阶段:治疗颈肩腰背痛。发现浮针疗法对四肢部的一些局限性病痛有明确效果后,我们并不期望浮针可以对颈腰痛这些"大病"会有效果,因为这些大病一般顽固,小小浮针应该难有斩获。这种状况一直持续几个月,直到有一天一例万般无奈的颈椎病患者用浮针治疗,居然效如桴鼓,固有的思维这才得以改变。

我一个战友的公公因为颈椎病从河南到广州治疗,先门诊治疗,效果不佳,而后住院半月,依旧罔效。战友路遇作者,谈及此事,说及无奈,请作者碰碰运气。不料,效果之好大大出乎意料,该病例不仅仅即刻效果好,近期效果也好得出奇。回头去想,该病例与第一个浮针病例网球肘一样,也感觉有些幸运,因为当年的治疗方法很粗糙,效果却惊人,有一定的偶然性。但正是这个病例让我们知道浮针完全有可能对这些"大病"有办法。

这个病痛得到确切疗效后,我们开始涉猎颈肩腰背痛,结果获得了较以往满意的效果,主要的病种有:急性腰扭伤、落枕、慢性腰椎退行性病变、颈椎病等。我们自己的体会:无论是即时疗效还是远期疗效,这些病痛用浮针治疗都要比传统针灸方法好。

(3) 第三阶段:治疗内脏痛。人们常常被自己的思想框框所束缚。原先我们以为浮针疗法因为针刺部位浅,主要适应于软组织伤痛等病变部位轻浅的病症,对于内脏病变引起的疼痛一直未采用浮针疗法治疗。直到一位家住四川泸州麻沙桥 40 号的 70 岁高龄针灸专家胡界西先生 1998 年 1 月 12 日来信告知,他不但用浮针方法治疗了十余例颈肩腰背痛,还治疗了一例急性阑尾炎,这位老先生写道:"我在《中医药信息报》上,看见了你发明浮针疗法止痛新方法,我试治了肩周炎、风湿性腰痛、肾虚性腰痛、骨质增生性腰痛。对这些病,我一共试治了 10 人,对止痛效果都很好,最近我治好了一个急性阑尾炎,经过医院检查,通知住院手术,患者怕开刀,来我处求治,我就用浮针上下左右各一针,进针后疼痛停止,留针 4 小时起针后,患者就走路回去了,三天随访,经检查痊愈(作者注:原信如此)。特向你报喜。"我们这才把注意力引向内脏病变,由此,我们治疗了急性胃炎、泌尿系结石、癌性疼痛等获效甚好。没过多久,刘宝华等同志[1]在杂志上发表文章,说他们用浮针疗法成功地治疗了胃脘痛,使我们的工作得到了进一步地证实。

(4) 第四阶段:治疗头面部疼痛和非疼痛性疾病。随着内脏病痛成为浮针疗法的适应证之后,我们的信心增加了,原先认为浮针疗法主要治疗躯干四肢病痛的框框也被打破,发现对于头面部的颞颌关节痛、慢性紧张性头痛等引起的疼痛,浮针疗法也有迅捷的疗效。

当时,我们把精力主要放在了疼痛的治疗上,因为:①疼痛是临床上最常见的症状,很大一部分患者都因为疼痛来看病。②受到针灸研究中"针

---

[1] 刘宝华,朱绪文.浅析浮针疗法[J].针灸临床杂志,1998,14(2):2930.

灸麻醉"或"针刺镇痛"等理论的影响。后来,我们在临床不断实践,渐渐地发现浮针疗法也能用于治疗非疼痛性的疾病,例如:慢性咳嗽、急性哮喘发作、局限性麻木、暗哑等病症。到 2003 年前,我们在适应证的开拓上处于盲目的状态,见到不少局限性的病症,条件适合就试试。后来,在南京大学攻读博士学位,接触了大量的现代医学理论和实验方法,逐渐地明白了浮针疗法和其他非药物疗法的一些道理,这样拓展适应证相对来说就有的放矢了。

我们现在判断一个病症是不是浮针疗法的适应证,所用的标准是在短时间内能不能迅速有效。如果不能在治疗时间当场有效,我们就认为该病症暂时不是浮针疗法的适应证。大家知道,无论是药物治疗还是外治疗法,用这样的标准去临床观察是要求过高的,尤其是观察慢性病症的疗效。

> 金标准,就是检验一种方法是否有效的严苛标准。

我们把这样的高标准称之为"金标准"。一般金标准是公认诊断疾病的最可靠、最准确、最好的方法。临床上常用的金标准有:组织病理学检查(活检、尸检)、手术发现、病原体的分离培养等。我们这里借用"金标准"这一俗语,指的是采用这一标准可以最大程度地认定临床效果与浮针操作之间的相关性。

为什么我们采用这样的金标准呢?是因为远期疗效的观察容易受多种因素的影响,例如:天气、情绪、药物、食物、生活习惯、工作方式等都可以影响到治疗效果,而使我们的认识出现偏差。因治疗前和治疗后相隔时间短,患者的外界环境治疗前后一致(或基本一致),因而,用上面所说的高标准来衡量浮针疗法是否有效,有很好的可比性,得出的结论就相对有说服力。因此在现阶段,浮针疗法的临床观察还是要用金标准,希望同仁们在临床使用中也尽可能采用此标准,不能因为偏爱浮针疗法,盲目扩大其适应证,最后经不起考验,最终失去人们的信任,也最终失去前进的方向。

这并不是说,我们只需要观察即刻疗效和近期效果,观察远期效果同样重要,甚至更为重要。但远期疗效的观察,需要严格的科学设计,大量样本的研究,才能得出科学的结论。

从浮针疗法的形成和发展过程中可以看出,没有前人的经验积累,就没有今天的发现和发展。同样,今天的浮针疗法也能成为今后医学发展的契机。人们可以在一个阶段迷茫,但从长远来看,人的认识终究是要升华的。对于正在跋涉前进的医学家,以及那些后来的临床学家,浮针疗法也仅是其路途中的一个亮点或者是一个小小驿站。

第三节　浮针疗法的特点

浮针疗法与传统针灸学相比,有着自己的特点。这些特点主要包括操作特点、疗效特点和诊断特点。

一、操作特点

浮针疗法与目前针灸临床常用的疗法比较,在操作方法上不同,浮针疗法有以下六个特点。

1. 按部位选进针点　浮针疗法来源于传统,却不拘泥于传统,不依赖于传统针灸理论,如经络理论、腧穴理论、补泻理论的指导。传统针灸理论的主体是经络、腧穴,离开了传统理论,针灸疗法就成为无源之水、无本之木了,而浮针疗法是根据病痛所在的部位、范围大小来选取进针点,与传统针灸理论有着很大的不同。

2. 在病灶周围进针　很多外治法的作用点在病痛局部,如外敷膏药、局部封闭、拔罐疗法、干针等等。而浮针疗法是作用在病痛周围,针尖并不到达病所,有时甚至可以相隔较远,如腰臀部的病痛可在小腿或大腿进针。这是浮针疗法与传统针灸学的“以痛为腧”理论及阿是穴疗法不同之处,同时也是浮针疗法机制研究的难点和重点所在。

3. 皮下浅刺　传统针刺疗法大多要深达肌肉层。而浮针疗法所涉及的组织是皮下组织(主要是皮下疏松结缔组织)。传统针刺的提插捻转等手法刺激涉及多个层次:皮肤、皮下组织和肌肉等;而浮针主要针对单层次:皮下组织层。这是两者的最大区别。

4. 不要求得气　传统针灸学认为,得气是临床取效的一个重要手段和标志,所以在临床上大多数针灸医生追求“得气”,通过捻、转、提、插、摇等手法催气或候气,一定要得气而罢休。针灸医师高明与否的评价标准之一就是能否得气,这种现象在患者或者同行的心目中都有体现。而浮针疗法要求避免患者有酸、胀、重、麻、沉等得气感,医生持针的手应有松软无阻力的感觉,两者大相径庭。

5. 留管时间长　传统针灸学,特别是古籍中较少提到留针时间问题。只是在《黄帝内经》中的《灵枢·官针》中论及报刺的时候提到这个问题:“刺痛无常处也,上下行者,直内无拔针,以左手随病所按之,乃出针复刺之也”。近代以来,留针(留管)得到了针灸学界的重视,但传统针刺方法留针时间多在15~30分钟,很少超过60分钟。而浮针疗法可以较长时间留置软管,因为浮针针具的特殊性,其留管过程中患者没有不适感,甚至不会注意到软管的存在。

6. 扫散是重要环节　扫散动作是进针完毕后针体左右摇摆如扇形的动作,是我们在临床实践中不断改进和完善的,更是浮针疗法区别于其他所有非药物侵入性疗法的一个重要特点。有无扫散动作,或扫散完成的质量好坏,常常是影响疗效的直接原因。

二、疗效特点

经过十多年的临床实践观察,发现其疗效确切,有如下特点:

1. 取效快捷。治疗疼痛时,在进针完毕或扫散完毕即可收效。对于急性病痛,其取效速度甚至快于麻醉。

2. 对于其适应证,因为浮针疗法的重复性很强,医生用浮针疗法时对预后的把握应当远远好于一般方法。

3. 对于同一区域或者相关区域的多处病痛点。浮针疗法常常不需要针刺每一个点,只要用少量进针点就可以缓解多处病痛,尤其是一个区域或者邻近区域的病痛。相对于传统针灸用很多穴位,浮针进针点少,因而刺痛也相对少。

4. 对于站立或者其他特殊位置时才有的病痛,因为浮针疗法不深入肌肉并且只用1~2个进针点,可以在站立或者特殊位置时进行治疗。同样因为不深入肌层,可以边操作边活动病变关节和肢体。

5. 安全无副作用。浮针疗法不但没有药物治疗的毒作用、副作用和反作用,因其针体仅在皮下,所以在传统针灸中出现的断针、滞针现象不复存在。

6. 浮针疗法留管期间患者可以自由活动,不需要像传统针灸疗法那样在治疗床或椅上留针,所以治疗场所的空间利用率较高。

三、诊断特点

浮针疗法不但是治疗工具,在熟练的医生手上,也可作为诊断工具,因为浮针疗法有三个特点:①当场取效,也就是用浮针疗法时人体反馈速度非常快。②创伤极小,几乎可以忽略不计,即使是试验性治疗,也完全可以被人们接受。③主要作用于肌肉功能性病变及与其相关的病痛,对其他组织影响的速度慢或者没有影响。

浮针疗法的诊断价值主要体现在以下两种情况:

1. 诊断过程中,当诊断的证据(指临床症状、体征和理化检查)不足,或者现有的证据不足以形成证据链时,浮针疗法往往可以施展妙用。例如:我们常常不能很确定某个人的眩晕是否由于颈椎病痛所造成的。这时,可以先在颈椎患肌(多为胸锁乳突肌和斜角肌)治疗,根据眩晕是否当场有变化就可以诊断了。

2. 治疗过程中,重新审视、诊断很多软组织病痛。若没有明显的原因,我们是可以先行治疗的。如果治疗的结果一如往常，那么诊断就可以更加明确；如果治疗 3~5 次后，病痛依旧明显，就应该审视诊断了。例如：腰背肌筋膜疼痛，如果当时效果不好，就要抽血检查了；如果当时有效，但治疗后半天复发，通过三次治疗，总体没有改善，这时就需要怀疑是否是其他因素所引起肌筋膜疼痛，如：慢性感染、慢性免疫性疾病。

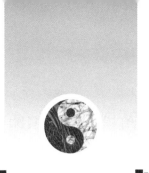

第二章　浮针生理学基础

关于针刺的深度或者层次，以往在中医针法和西方的干针（dry needling，有深干针 deep dry needling 和浅干针 superficial dry needling 之别）等诸多针法中，都仅仅分浅刺和深刺，只关注深浅，不关注层次，几乎没有一个针法在组织学上予以明确。

连我自己都有点疑惑，为什么我对层次和不同器官、组织的不同功能这么感兴趣。年轻时，并没有意识到生理学对针灸研究的重要。当时只是对很多针灸研究眉毛胡子一把抓不以为然，因为多数针刺研究只是对针刺的部位（都表现为穴位或者特定的部位）有兴趣，对针刺所涉及的不同层次，如：表皮、真皮、皮下组织、肌肉、骨膜等，一点兴趣都没有。甚至到了现在，这种只关注针刺部位的情况还是存在，依旧没有多大改变。现在回想起来，对多个层次混在一起研究很不以为然的原因，可能是我在研究生阶段深受一门功课的影响，授课教授叫任殿雷，授课内容为《科学技术论》。任老师告诉我们，研究工作需要符合简化原则。所谓简化原则，就是在研究工作中，涉及因素越单一越容易得出正确结论，无论是物理学还是医学都是这样。简化原则是我信奉的重要科研方法，也是我的医学理想，本书中会不止一次地提到。

二十年来，浮针有了很大发展，很多具体操作都有不少变化，但操作和机制研究都紧盯单一层次的做法一以贯之，没有丝毫变化。这种紧盯单一层次的做法给后面的科学理性思维和坚定发展建立了良好平台，使得浮针可以不断发展，效率不断提高。巧合的是，2000 年后，西方关于皮下疏松结缔组织（subcutaneous soft connective tissue）的研究和发现，给浮针送来了强大的理论支撑，大大增加了我们的理论自信和实践的坚定性。

本章将就相关的生理学思考和研究进行讨论，有些内容已经成熟，有些还有待完善，请专家们借鉴思考。

第一节　疏松结缔组织地位之我见

生命的存在,离不开吸气、呼气,离不开吃喝拉撒,离不开睡觉,不仅如此,还需要时时刻刻对付外界有害物的入侵。也就是说,呼吸和吃喝拉撒使得身体有物质、能量完成生命过程,睡觉休息让生命有休整重新出发的机会,但还不够,还需要应付外环境的不利局面,需要自我修复肢体本身的劳损。也就是说,生命需要:支持、休整和护卫(图 2-1-1)。

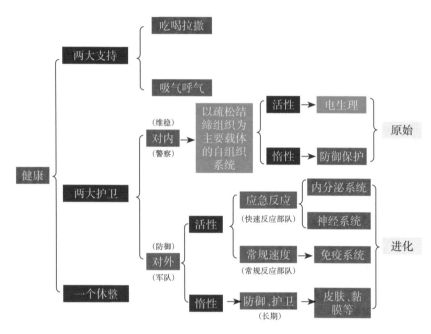

图 2-1-1　人体主要功能

生命最主要支持有二:吃喝拉撒、吸气呼气。在漫长的生命中,各个器官组织都需要休整,睡觉是休整的一个主要方式。以上两种方式是生命的自然方式。正常情况下,与医学的关系不紧密。

医学主要研究如何护卫生命。生命的护卫有两种方式:对外和对内。外界的风霜雨雪、刀剑火烧、细菌真菌等等时时刻刻影响到生命的存在。为此,在数亿年的进化过程中,人体进化出神经系统、内分泌系统和免疫系统。

神经系统是由神经元构成的一个异常复杂的机能调节系统。大体来说,主要完成两种功能:感觉和运动。感觉是感觉神经系统的功能,主要用于感触、识别、分析、综合各种外界刺激。运动是运动神经系统的功能，主要用于感觉神经收集感觉信号的反应。感觉是输入，运动是输出。神经系统是大自然赋予人类躲避外界伤害、获取食物、提升自己等功能的强有力武器。另外，神经系统对体内的异物也有强大作用，表现出应激性行为。

内分泌系统，也是机体的重要调节系统，通过分泌特殊的化学物质来实现对有机体的控制与调节。与神经系统相辅相成，共同调节机体的生长发育和各种代谢，维持内环境的稳定，并影响行为和控制生殖等。

免疫系统由免疫器官、免疫细胞以及免疫活性物质组成，尽最大可能监视、防御、调控、杀灭外来细菌等微生物。

除了神经系统、内分泌系统和免疫系统外，还有皮肤、黏膜等卫外屏障，把绝大部分的外界微生物和刺激物阻挡在身体外面。

因为有了这些主要对外的一系列结构和功能，人类才能在复杂环境下生存。皮肤、黏膜等是卫外的惰性结构，不需要消耗能量，相当于长城、海洋、高山。应激反应和免疫系统的反应是人体对外界刺激做出的反应，相当于军队之于国家。应激反应和免疫系统的反应速度都不慢。神经系统是公认最快的，在千分之几秒内以 10~270km/h 的速度把信号传出去；而最慢的神经信号——抽痛，大约以每秒一米的速度沿细小神经传递[1]。后者慢得多，免疫反应的速度最快数分钟[2]。前者是快速反应部队，后者是常规部队。

刚才我们所讲的都是人体对外的一系列应对结构和功能。对内，是否也有专门机构引领、启动、促进人体的自我修复？像国家一样，对外有长城、有军队，对内有警察？警察的职责是什么？是对内维持治安，保证社会的正常运作。我们人体内，也有警察，那就是人体的自我修复能力。

人体内部自我修复的能力一直研究得不多，虽然，自我修复的现象比比皆是：

一天的劳累睡一觉就没事了；骨折后两端对线对位固定后，几个月就好了；感冒后喝热水、蒙头大睡一两天就好了；落枕不治疗，过几天也好了。诸如此类，非常多的生命现象都是自我修复在发挥作用。可以说，没有内部自我修复能力，我们生存就很困难。

关于自愈力，大量出版的书籍都强调了自愈力的重要性。有书上这么写："无论你现在受困于何种疑难杂症，只要相信身体的自愈力，改变生活方式，并积极寻求天然替代疗法，就可以重获健康。"（《自愈力》，作者：安德鲁·韦尔，译者：荀寿温，出版社：南海出版社，2010 年出版，图 2-1-2A）。这些书上，只是

---

[1] Thomas W. Myers 著，关玲等译．解剖列车［M］．北京：军事医学科学出版社，2015：34.
[2] 曹雪涛主编．医学免疫学第六版［M］．人民卫生出版社，2016：2.

泛泛而谈,说人体有自愈力,但一概不说自愈力的结构基础。

我们中医也常常说到"自愈力",把中医所以能治疗诸多病症归因于"自愈力",有这样的论述:"中医认为是生命生病,不是身体生病""中医治人,西医治病""病是你自己好起来的,医生只是在帮忙"(《解悟中医:相信你的自愈力》),作者:潘德孚,浙江科技出版社,2010 年版,图 2-1-2B)。

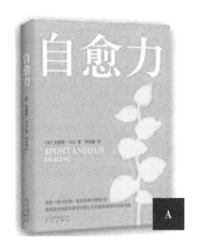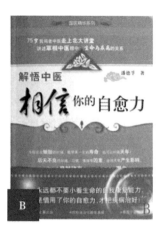

图 2-1-2   关于"自愈力"国内外的两本书籍

自愈力,无论东方还是西方,都已经有相当多的认识。20 世纪 60 年代末期就提出了自组织理论,也就是说,人们早就认识到人体就是一个自组织系统或者有自愈力。但大多从哲学的层面泛泛而谈,人体自组织的功能究竟如何达到的呢?是由哪些结构保证的呢?也就是说,自愈力的载体是什么组织?还是多个组织?

任何功能的实现必有结构基础,也就是说,自愈力的存在一定有其载体。我们推断,自愈力的载体需要具有下面的特点,才可能担当警察的功能:①分布要广泛,可以深入人体的大部分区域。②自愈力是每个动物都或多或少具备的,因此该载体要具有未分化的特征。③自愈力持续终生,该载体也需要从出生到死亡都存在。

很明显,对于人体而言,疏松结缔组织满足上述条件,可以充当自愈力的载体。这些年来,我们深深地感受到疏松结缔组织的神奇功用。疏松结缔组织对人体各组织的自我修复有不同程度的指导促进作用,承担着人体自组织系统的主要执行者角色。

以往学术界对皮下组织不重视,认为皮下组织没有什么要紧的功能,所以有人把皮下组织看作是皮肤的一部分[1]。近年来,这种状况有所改变,科研人员对皮下组织中的结缔组织重视起来,已经有专业杂志《CONNECTIVE TISSUE RESEARCH》被列入 SCI(Scientific Citation Index)期刊。

结合现代关于疏松结缔组织的研究和我们的临床实践,我们认为:结缔组织的重要性可能被医学界大大低估了,我们学习浮针疗法,必须对这些组织的组成结构和功能有大体了解。

先了解结缔组织。结缔组织由细胞和大量细胞间质构成,如图 2-1-3。结缔组织的细胞间质包括基质、细丝状的纤维。细胞散居于细胞间质内,分布无极性。

无极性可能是一个很重要的特点。因为无极性,各个方向上的分布没有区别,所以,在临床上使用浮针疗法时,在病痛点上下左右各个方向针刺,疗效上没有明显区别[2]。这个特点与神经组织有明显区别。神经分布有明显的方向性和节段性。很多学者都认为针灸和浮针这些刺激,神经在其中起主要作用。从浮针疗法针刺时没有方向性这个角度来看,我们认为是疏松结缔组织在起主要作用。

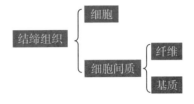

图 2-1-3　结缔组织的组成

结缔组织均起源于胚胎时期的间充质。间充质由间充质细胞(mesenchymal cell)和大量的无定形基质构成。间充质细胞呈星状,细胞间以突起相互连接成网,核大,核仁明显,胞质弱嗜碱性(图 2-1-4)。间充质细胞分化程度低,在胚胎时期能分化成各种结缔组织细胞、内皮细胞、平滑肌细胞等。成体结缔组织内仍保留少量未分化的间充质细胞。

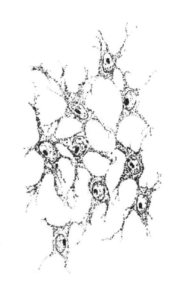

图 2-1-4　间充质细胞(修自: http://www.bioon.com)

广义的结缔组织,包括液状的血液、松软的固有结缔组织和较坚固的软骨与骨;本书所说的结缔组织是狭义的,仅指固有结缔组织(connective tissue proper)而言,按其结构和功能的不同分为疏松结缔组织、致密结缔组织、脂肪组织和网状组织,如图 2-1-5。

[1] 黄雅萍,孙丽君,蔡路兵等.介绍一种适应多种免疫组化一抗的阳性组织片[J].诊断病理学杂志,2003(02):67.

[2] Fu ZH,Wang JH,Sun JH,et al. Fu's subcutaneous needling:possible clinical evidence of the subcutaneous connective tissue in acupuncture [J]. J Altern Complement Med,2007;13(1):47-52.

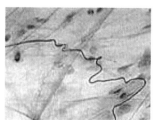 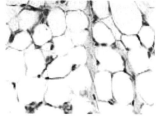 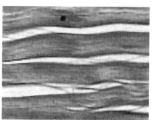

疏松结缔组织   脂肪组织   致密结缔组织

图 2-1-5　疏松结缔组织、脂肪组织、致密结缔组织

（修自：http://en.wikipedia.org/wiki/Fibrous_connective_tissue）

一、疏松结缔组织

疏松结缔组织（loose connective tissue）又称蜂窝组织（areolar tissue），是浮针疗法所涉及的主要对象，或者说是靶组织。就我们目前的理解而言，几乎浮针疗法所有的现象都与疏松结缔组织密切相关，甚至大部分外治疗法都可能通过疏松结缔组织起作用。

疏松结缔组织的特点是细胞种类较多，纤维较少，排列稀疏（图 2-1-6）。疏松结缔组织在体内分布极为广泛，位于器官之间、组织之间以至细胞之间，几乎影响到人体所有的器官、组织乃至细胞。可以说，疏松结缔组织是一张无边无际的网，网住了人体几乎所有的器官和组织。

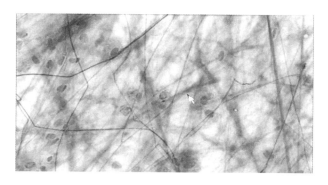

图 2-1-6　疏松结缔组织

（修自：http://www.vghy.com/histology）

疏松结缔组织组成如图 2-1-7。

（一）细胞

疏松结缔组织的细胞种类较多，其中包括成纤维细胞、巨噬细胞、浆细胞、

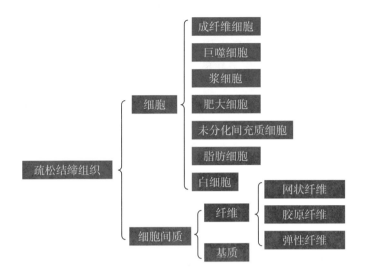

图 2-1-7　疏松结缔组织的组成

肥大细胞、脂肪细胞、未分化间充质细胞。此外,血液中的白细胞,如嗜酸性粒细胞、淋巴细胞等在炎症反应时也可游离到结缔组织内。各类细胞的数量和分布随疏松结缔组织存在的部位和功能状态而不同。

1. 成纤维细胞(fibroblast)
成纤维细胞(又称纤维母细胞)是疏松结缔组织的主要细胞成分,如图 2-1-8。细胞扁平,多突起,成星状,胞质较丰富呈弱嗜碱性。胞核较大,扁卵圆形,染色质疏松,着色浅,核仁明显。成纤维细胞既合成和分泌胶原蛋白、弹性蛋白,生成胶原纤维、网状纤维和弹性纤维,也合成和分泌糖胺多糖和糖蛋白等基质成分。

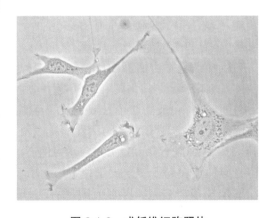

图 2-1-8　成纤维细胞照片
(修自:http://en.wikipedia.org/wiki/Fibroblast)

成纤维细胞处于静止状态时,称为纤维细胞。细胞变小,呈长梭形,胞核小,着色深,胞质内粗面内质网少、高尔基复合体不发达。在一定条件下,如创伤修复、结缔组织再生时,纤维细胞又能转变为成纤维细胞。同时,成纤维细胞也能分裂再生。

成纤维细胞常通过基质糖蛋白的介导附着在胶原纤维上。在趋化因子(如淋巴因子、补体等)的吸引下,成纤维细胞能缓慢地向一定方向移动。

　　有人对成纤维细胞进行过有关针灸学的实验[1]，发现穴位处的组织基础都是一类生物进化历程中最早出现、分化水平最低的结缔组织。结缔组织连同它内部固有的两种细胞，未分化的间充质细胞和成纤维细胞（后者由前者分化而成，又是胶原蛋白和基质的直接生产者），共同构成生物机体中不可缺少的重要组成部分。

　　2. 巨噬细胞（macrophage）
巨噬细胞是体内广泛存在的具有强大吞噬功能的细胞，如图2-1-9。在疏松结缔组织内的巨噬细胞又称为组织细胞，常沿纤维散在分布，在炎症和异物等刺激下活化成游走的巨噬细胞。巨噬细胞形态多样，随功能状态而改变，通常有钝圆形突起。功能活跃者，常伸出较长的伪足而形态不规则。胞核较小，卵圆形或肾形，多为偏心位，着色深，核仁不明显。胞质丰富，多呈嗜酸性，含空泡和异物颗粒。电镜下，细胞表面有许多皱褶、小泡和微绒毛。

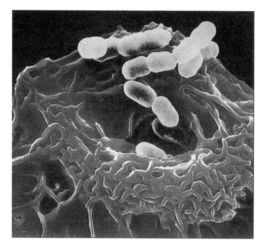

图 2-1-9　巨噬细胞

（修自：http://www1.gzbio.net/bbs/viewthread.php? tid=26263）

　　巨噬细胞是由血液内单核细胞穿出血管后分化而成。此时，细胞变大，线粒体及溶酶体增多，黏附和吞噬能力增强。在不同组织器官内的巨噬细胞存活时间不同，一般为2个月或更长。巨噬细胞有重要的防御功能，它具有趋化性定向运动、分泌多种生物活性物质以及参与和调节免疫应答等功能。

　　3. 浆细胞（plasma cell）　浆细胞通常在疏松结缔组织内较少，而在病原菌或异性蛋白易于侵入的部位，如消化道、呼吸道固有层结缔组织内及慢性炎症部位较多。细胞卵圆形或圆形，核圆形，多偏居细胞一侧，染色体成粗块状沿核膜内面呈辐射状排列。胞质丰富，嗜碱性，核旁有一浅染区。

　　4. 肥大细胞（mast cell）　肥大细胞较大，呈圆形或卵圆形，胞核小而圆，多位于中央。胞质内充满异染性颗粒，颗粒易溶于水。电镜下，颗粒大小不一，圆形或卵圆形，表面有单位膜包裹，内部结构常呈多样性，在深染的基质内含螺旋状或网格状晶体，或含细粒状物质。

［1］费伦,承焕生,蔡德亨等.经络物质基础及其功能性特征的实验探索和研究展望［J］.科学通报,1998,43（6）:658-672.

5. **脂肪细胞（lipocyte）** 脂肪细胞常沿血管分布，单个或成群存在。细胞体积大，常呈圆球形或相互挤压成多边形。胞质被一个大脂滴推挤到细胞周缘，包绕脂滴。核被挤压成扁圆形，连同部分胞质呈新月形，位于细胞一侧。在 HE 标本中，脂滴被溶解，细胞呈空泡状。

6. **未分化的间充质细胞（undifferentiated mesenchymal cell）** 未分化的间充质细胞是保留在成体结缔组织内的一些较原始的细胞，它们保持着间充质细胞的分化潜能，在炎症与创伤时可增殖分化为成纤维细胞、脂肪细胞。间充质细胞常分布在小血管尤其是毛细血管周，并能分化为血管壁的平滑肌和内皮细胞。

7. **白细胞（white blood cell）** 血液内的白细胞，受趋化因子的吸引，常穿出毛细血管和微静脉，游走到疏松结缔组织内，行使其功能，参与免疫应答和炎症反应。

皮下疏松结缔组织中巨噬细胞、浆细胞、白细胞的防御功能可能是针灸疗法和浮针疗法等外治方法的安全性的重要保证。古代的针灸师们没有消毒的概念，甚至有口温（进针前将针灸针放置在医生口腔里加温）的技法。但针灸并没有因此而停止发展和运用，一方面是因为致密的皮肤将绝大部分异物阻挡在外，另一方面剩下少许的异物和细菌进入皮下，又遭到了巨噬细胞这个人体清道夫为首的细胞群的无情攻击。巨噬细胞、浆细胞、白细胞的防御功能为本身已经安全的浮针疗法又增加了一道保护屏障，使得浮针疗法更有安全保障。

（二）纤维

1. **胶原纤维（collagenous fiber）** 胶原纤维数量最多，新鲜时呈白色，有光泽，又名白纤维。HE 染色切片中呈嗜酸性，着浅红色，如图 2-1-10。纤维粗细不等，直径 1~20nm，呈波浪形，并互相交织。胶原纤维由直径 20~200nm 的胶原原纤维粘合而成。电镜下，胶原原纤维呈明暗交替的周期横纹，横纹周期约 64nm。胶原纤维的韧性大，抗拉力强。胶原蛋白主要由成纤维细胞分泌，分泌到细胞外的胶原再聚合成胶原原纤维，进而集合成胶原纤维。

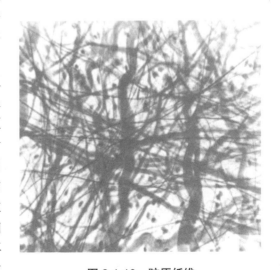

图 2-1-10　胶原纤维

（修自：http://www.vghy.com/histology）

有人测定,胶原纤维具有高效率传输红外光的特征波段[1]。对结缔组织,特别是对胶原蛋白分子结构的研究已相当详细,多数胶原蛋白是由 3 根 α 螺旋多肽链胶合起来的(图 2-1-11)。从物理学角度来理解,它是一种三维长程有序的结构,应具有液晶态性质。这对于浮针疗法的机制研究非常重要。

2. **弹性纤维(elastic fiber)**　弹性纤维在疏松结缔组织中略呈黄色,折光性强,富于弹性。一般较胶原纤维细,纤维有分支,排列散乱,如图 2-1-12。其化学成分主要是弹性蛋白(elastin),对牵拉作用有更大的耐受力。皮肤和腱的弹性纤维由成纤维细胞产生,在大血管则由平滑肌细胞产生。

电镜观察,弹性纤维包含两种组分:微原纤维和均质状物质。微原纤维是由结构糖蛋白排列组成,它围绕在均质状物质即弹性蛋白的周围。

弹性纤维富于弹性而韧性差,与胶原纤维交织在一起,使疏松结缔组织既有弹性又有韧性,有利于器官和组织保持形态位置的相对恒定,又具有一定的可变性。

3. **网状纤维(reticular fiber)**　网状纤维在疏松结缔组织中含量较少,纤维较细,有分支,彼此交织成网状。用浸银法可将纤维染成黑色,故又称嗜银纤维。网状纤维多分布在结缔组织与其他组织交界处,如基膜的网板、肾小球周围、毛细血管周围。在造血器官和内分泌腺,有较多的网状纤维,构成它们的支架。

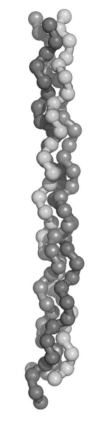

图 2-1-11　胶原纤维分子结构

(修自:http://en.wikipedia.org/wiki/Collagen)

(三) 基质(ground substance, extracellular matrix)

基质是一种由生物大分子构成的无定形透明胶状物质,具有一定黏性。构成基质的大分子物质包括蛋白多糖和糖蛋白。

蛋白多糖是由蛋白质与大量多糖结合成的大分子复合物,是基质主要成分。其中多糖主要是透明质酸,其次是硫酸软骨素 A、C,硫酸角质素、硫酸乙酰肝素等。它们都是以含有氨基己糖的双糖为基本单位聚合成的长链化合物,总称为糖胺多糖。由于糖胺多糖分子存在大量阴离子,故能结合大量水(结

[1] 费伦,承焕生,蔡德亨等. 经络物质基础及其功能性特征的实验探索和研究展望[J]. 科学通报,1998,43(6):658-672.

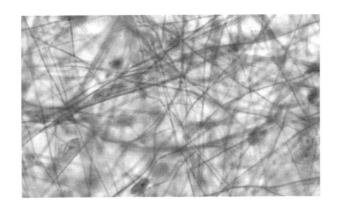

图 2-1-12　弹性纤维

(修自:http://www.technion.ac.il/~mdcourse/274203/lect3.html)

合水)。透明质酸(hyaluronic acid))是一种曲折盘绕的长链大分子,拉直可达2.5μm,由它构成蛋白多糖复合物的主干,其他糖胺多糖则以蛋白质为核心构成蛋白多糖亚单位,后者再通过连接蛋白结合在透明质酸长链分子上。蛋白多糖复合物的立体构型形成有许多微孔隙的分子筛,小于孔隙的水和溶于水的营养物、代谢产物、激素、气体分子等可以通过,便于血液与细胞之间进行物质交换。大于孔隙的大分子物质,如细菌等不能通过,使基质成为限制细菌扩散的防御屏障。溶血性链球菌和癌细胞等能产生透明质酸酶,破坏基质的防御屏障,致使感染和肿瘤浸润扩散。因此,基质对人体也有保护作用。

糖蛋白是基质内另一类重要的生物大分子,与蛋白多糖相反,其主要成分是蛋白质。从基质中已经分离出多种糖蛋白,主要有纤维粘连蛋白、层粘连蛋白和软骨粘连蛋白等。这类基质大分子不仅参与基质分子筛的构成,同时通过它们的连接和介导作用,也影响细胞的附着和移动以及参与调节细胞的生长和分化。

组织液是从毛细血管动脉端渗入基质内的液体,经毛细血管静脉端和毛细淋巴管回流入血液或淋巴。组织液不断更新,有利于血液与细胞进行物质交换,成为组织和细胞赖以生存的内环境。当组织液的渗出、回流或机体水盐、蛋白质代谢发生障碍时,基质中的组织液含量可增加或减少,导致组织水肿或脱水。

组织水肿或者脱水使得基质的成分比例发生变化,使得疏松结缔组织的物理性能改变,从而影响疏松结缔组织的功能。因为浮针疗法主要是通过疏松结缔组织起作用,所以局部组织水肿或者脱水都能影响到浮针疗法的效果,这是老年人、干瘪的人浮针效果较差的原因,也是药物性水肿或者局部红肿后浮针疗效大幅降低的原因。

二、致密结缔组织

致密结缔组织（dense connective tissue）是一种以纤维为主要成分的固有结缔组织，纤维粗大，排列致密，以支持和连接为其主要功能，如图 2-1-13。

根据纤维的性质和排列方式，可区分为以下几种类型。

1. 规则的致密结缔组织主要构成肌腱和腱膜。大量密集的胶原纤维顺着受力的方向平行排列成束，基质和细胞很少，位于纤维之间。细胞成分主要是腱细胞，它是一种形态特殊的成纤维细胞，胞体伸出多个薄翼状突起插入纤维束之间，胞核扁椭圆形，着色深。

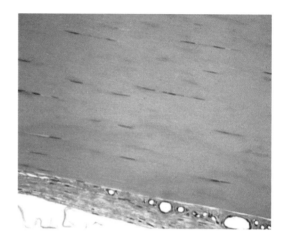

图 2-1-13　致密结缔组织

2. 不规则的致密结缔组织见于真皮、硬脑膜、巩膜及许多器官的被膜等，其特点是方向不一的粗大的胶原纤维彼此交织成致密的板层结构，纤维之间含少量基质和成纤维细胞。

3. 弹性组织是以弹性纤维为主的致密结缔组织。粗大的弹性纤维或平行排列成束，如项韧带和黄韧带，以适应脊柱运动；或编织成膜状，如弹性动脉中膜，以缓冲血流压力。

机体内还有一些部位的结缔组织，纤维细密，细胞种类和数量较多，常称为细密结缔组织，如消化道和呼吸道黏膜的结缔组织。

与疼痛相关的器官、肌腱、韧带等都是由致密结缔组织构成。相比肌肉，血供量少，一旦损伤，恢复不易。所以民间有"宁治骨折不治筋伤"的说法。

在浮针临床上，如果真正的肌腱、韧带损伤，一般不会有好效果。不过，很多专家把我们认为是浮针适应证第二现场的疼痛，如："棘上韧带损伤""棘间韧带损伤""膝关节侧副韧带损伤"等都以为是致密结缔组织的损伤了。其实，这些病名的出现主要是因为出现在这些部位的疼痛，人们找不到影像学方面的依据，没有办法解释，只能用这些解剖名词敷衍过去了。虽然，棘上韧带、棘间韧带、膝关节侧副韧带也有可能损伤，但这些牢固的致密结缔组织如皮带一样，难以损伤，除非是急性运动伤、训练伤、外伤等撕裂伤。

三、脂肪组织

脂肪组织于下一节介绍。

四、网状组织

网状组织与浮针疗法的关系不是很密切,这里简述。

网状组织是造血器官和淋巴器官的基本组织成分,由网状细胞、网状纤维和基质构成。网状细胞是有突起的星状细胞,相邻细胞的突起相互连接成网。胞核较大,圆或卵圆形,着色浅,常可见 1~2 个核仁。胞质较多,粗面内质网较发达。网状细胞产生网状纤维。网状纤维分支交错,连接成网,并可深陷于网状细胞的胞体和突起内,成为网状细胞依附的支架。

第二节 皮下层

皮下层(hypodermis),是脊椎动物中紧接真皮的层次,在人们习惯上称为皮下组织(subcutaneous tissue),如图 2-2-1。

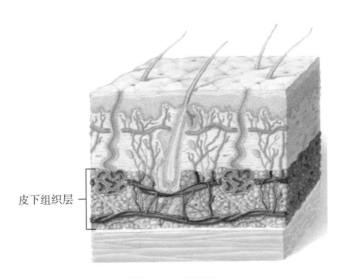

皮下组织层 —

图 2-2-1 皮下层

(修自:http://www.hivandhepatitis.com/recent/2009/012309_b.html)

皮下组织并非单一组织,主要由疏松结缔组织和脂肪组织构成,因此称为皮下组织并不很合适。但已经约定俗成,所以不管国内还是国外,大家都混用。本书中的皮下组织即是皮下层。

皮下组织即解剖学中所称的浅筋膜（superficial fascia），居于真皮下，将皮肤与深部的组织连接一起，并使皮肤在一定范围内可移动或者牵拉。疏松结缔组织的纤维束交错成网状结构，网状结构内含脂肪组织，只有在眼皮、阴囊、阴茎、乳头和乳晕等处没有脂肪组织。

　　除了疏松结缔组织和脂肪组织，皮下组织内还有：小血管、小淋巴管、毛囊根、腺体、细小神经支，关节附近的皮下组织中还含有滑囊。

　　疏松结缔组织包绕全身肌肉的表面，形成肌肉的肌外膜，还深入到肌肉内部形成肌束膜和肌内膜。有时，人们也把肌膜称为肌衣。除了这些里里外外的肌衣，各个肌肉分界处的肌间隔也由疏松结缔组织构成，是皮下组织的延续。肌间隔筋膜深入到四肢深层包绕神经血管束，如图 2-2-2、2-2-3。

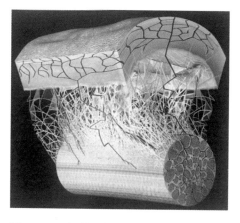

图 2-2-2　皮肤通过疏松结缔组织与深部组织连在一起

（修自：Anatomy trains，Churchill Livingstone 出版社，2009.P12）

图 2-2-3　皮肤、疏松结缔组织、肌肉连接

　　这里有必要特别说明一下，皮下组织中的神经末梢极少，远不及真皮中的神经末梢那么多。大家知道，神经末梢分为运动神经末梢和感觉神经末梢。运动神经末梢（motor nerve ending）是运动神经元传出神经纤维的终末，终止于骨骼肌、心肌、平滑肌及腺体等形成效应器，支配肌肉收缩或腺体分泌。感觉神经末梢（sensory nerve ending）是感觉（传入）神经元周围突的终末部分与其他组织结构共同形成的特定结构，称为感受器，它能感受人体内外的各种刺激，并转化为神经冲动，传向中枢。

　　神经末梢很少，也就是说无论是运动神经末梢和感觉神经末梢都很少，因此针刺这个层次碰到神经末梢的可能性就少。图 2-2-4 显示，真皮中有大量神

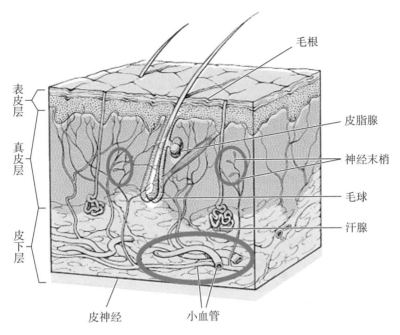

毛根

皮脂腺

神经末梢

毛球

汗腺

表皮层

真皮层

皮下层

皮神经　　　小血管

图 2-2-4　皮下层示意图

经末梢,而皮下层少有。也就是说,针刺这个层次会没有疼痛感。这对于浮针疗法来说,是个非常利好的消息。因此,浮针临床上,在运针、扫散的过程中,患者常常一点痛感也没有。不过,少数情况下,还是有刺痛感,为什么呢？这是因为皮下层内有血管等(如图 2-2-5),这些血管壁有神经末梢。因此,针刺时如果不碰到血管和淋巴管,患者就不会疼痛;如果碰到,患者有刺痛,这时,也容易出血。因为有细小神经支通过,少数情况下,针刺碰伤神经支,就会出现局部或者邻近部位麻木的现象。

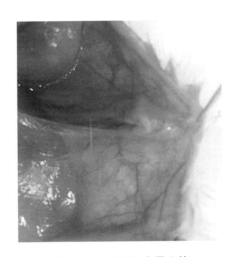

图 2-2-5　皮下层大量血管

　　皮下组织中贮存着大量的脂肪组织。皮下脂肪组织与贮存于腹腔的内脏脂肪组织和存在于骨髓的黄色脂肪组织对应,共同组成人体的脂肪组织。

　　皮下脂肪主要的作用有保温和贮存。女性的皮下脂肪普遍多于男性,并且在分布上有所差异。人体的脂肪细胞数目相对稳定,因为脂肪细胞在一般情况下只增大体积,不显著增加数目。但当体积增大到四倍左右的时候,脂肪细胞就会靠增加数目来增加脂肪总量了。皮下脂肪主要分为两种脂肪细胞，白色脂肪细胞(单泡脂肪细胞)和棕色脂肪细胞(多泡脂肪细胞)，如图 2-2-6。典型的白色脂肪细胞中含有一滴大大的、由膜包裹的油滴，细胞质含量非常少，细胞核挤在一边，呈扁平型。棕色脂肪细胞含有许多小的油滴分散在细胞质内，细胞核呈圆形，因含有大量线粒体而呈现棕色。棕色脂肪细胞主要功能是大量产热，在婴儿期大量存在，保证婴儿的供暖，成年过程中慢慢退化，变成类似白色脂肪细胞的组织。

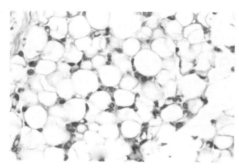 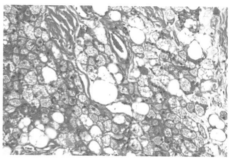

白色脂肪细胞　　　　　　　　　　棕色脂肪细胞

图 2-2-6　脂肪细胞

(修自：http://pathology.mc.duke.edu/research/PTH225.html)

因为皮下层中脂肪组织和疏松结缔组织混杂在一起，因此可以不严格地说，皮下层就是脂肪层。脂肪组织是一种"惰性"组织，没有对周边环境刺激迅速应答的能力，没有治疗作用，也没有坏作用。因此，胖一些的患者和瘦一些的患者浮针疗效没有差别。

因此，脂肪组织没有治疗作用，不是我们关注的主要目标，我们关注重点是浮针疗法的靶组织——疏松结缔组织。

第三节　皮下层和肌层的关系

说起皮下组织和肌肉的关系，不禁会让人想起一张图：太极阴阳图。太极图是我们祖先世界观的高度凝炼的表达，是民族智慧的高度展现。我们发现皮下组织和肌肉两者之间的关系与阴阳一样，也是紧密连接，互为依存，因缘和合，因此，借用老祖宗的宝贝，说明这两者的关系(图 2-3-1)。

从功能上来说，肌肉具有收缩舒张的主动运动功能，属阳；筋膜具有支持、连接、防御、保护和营养、修复的功能，属阴。从解剖位置上说，浅筋膜在表层属阳，肌肉在深层属阴。肌层和皮下层互相依存，有阴阳互生的味道。皮下层的细胞可以从肌肉血管中游离出来,如:单核细胞游离出血管壁形成具有吞噬、免疫功能的巨噬细胞;疏松结缔组织深入分隔、包裹肌肉,形成肌束膜(肌衣)、内膜(肌内衣)、肌间隔筋膜(肌间衣)。

图 2-3-2 是我们今年的大鼠实验图片,这个图片把肌层和皮下层之间的连接关系示意出来了,可惜没有把两者相依相偎的关系表现出来。在图 2-3-1 中,红色部分是肌肉,灰白色部分是疏松结缔组织。我们使用图 2-3-1,一方面是为了说明肌肉和疏松结缔组织之间的关系,另一方面是借此表达我们对中国传统文化的敬意。

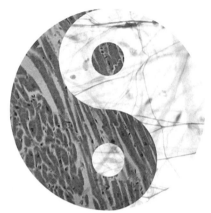

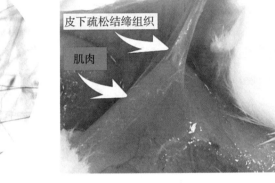

皮下疏松结缔组织

肌肉

图 2-3-1　肌肉和结缔组织太极阴阳图　　　图 2-3-2　皮下层和肌层关系

通过本章的学习,我们了解到,浮针治疗、针灸治疗,甚至大部分外治法的主要靶组织在疏松结缔组织。以往的生理学教材都说疏松结缔组织具有支持、连接、防御、保护和营养、修复等"惰性"功能,但没有提到生理"活性"功能。其实,疏松结缔组织有原始的生理功能,能够促进其他组织,尤其是肌肉组织的修复。

肌肉是人体运动的主要器官,是唯一提供动力的组织。这个人体体积最大的器官,往往得不到足够的重视。就像空气一样,当我们习以为常时,就感觉不到其存在;当身处于高原空气稀薄时,才能感觉空气的存在和重要。肌肉也是如此,只有出现问题时,才会感觉到该肌肉的位置。并且肌肉很容易劳累,损伤出现问题,成为患肌。患肌会导致诸多临床症状,例如:肌肉本身出现问题,会导致疼痛,肌力下降,功能受限;影响到动脉、静脉、神经,则会出现怕冷、肿胀、瘙痒、麻木等;患肌也会导致不少内科妇科杂病,或者说和不少内科妇科杂病相关,如:久咳、胸闷;心慌、气短;腹痛腹胀、消化不良、反酸烧心;便秘腹泻;漏尿、输尿管结石绞痛;痛经、月经不调等。

肌肉出现病理性改变非常常见,可惜的是,这些病理性改变往往用常规的非侵入性理化检查方法没有办法检查出来。医生没有办法用 B 超、X 光、CT、磁共振、血液化验等方法检查出肌肉的功能性病变,而这些病变只能由训练过的人触摸感受出来,这种感受没有办法通过数据和图片等方式展现出来,就好像香水鉴定难以有客观指标一样。因此,没有受过训练或没有仔细触摸过的人往往对这个触摸检查忽视,这种忽视直接导致医生对肌肉功能性病症的无知。

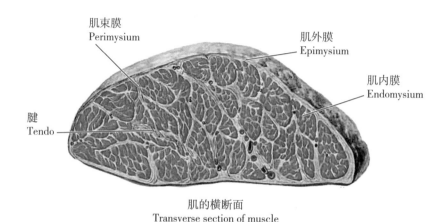

肌的横断面
Transverse section of muscle

图 2-3-3　肌肉和内部穿过的动脉静脉神经

(修自:http://www.51qe.cn/pic/30/12/16/b/01302.jpg)

从图 2-3-3 我们可以看出,肌肉和动脉静脉神经的关系:动脉和静脉为肌肉带来新鲜高能的动脉血,带走充满代谢废物的静脉血。肌肉的收缩舒张为血液循环提供新的动力,有利于血液循环。所以肌肉又称为"第二心脏"。患肌的出现可以影响到从内部或者旁边穿过的动脉、静脉、神经,出现怕冷、水肿和麻木等症状。

肌肉的修复依赖于良好的血液供应。肌肉的血液供应就像河流灌溉良田,河床淤堵,流量减少,影响灌溉;河流污染,同样影响灌溉效果。肌肉血供的流量和质量,都会影响肌肉的修复。影响血液流量的主要原因为肌肉的挛缩。患肌的形成,挤压穿行于其中或旁边的动脉。质量不佳的血液我们命名了一个专用名词"血环境不良"(详见第八章),如贫血、急慢性炎症、高血糖、高尿酸血症等。浮针治疗只能改善流量,血环境不良是部分临床反复难愈的原因之一。

> 血供的数量和质量,决定功能性障碍肌肉恢复的可能性和程度。

通过太极阴阳图,我们了解了疏松结

缔组织和肌肉的关系。疏松结缔组织像网格一样包裹着各级肌肉组织，交通表里，环环相扣，紧密相连，这是浮针"刺浅而治深"的原因。

> 浮针，刺浅而治深

刺得很浅，可治很深。浮针的这个特点一开始让人困惑，难以理解，因为人们习惯于哪里有病变，就把药物送到哪里，或者用手术刀切除哪里。发生这个困惑的原因是人们对疏松结缔组织和肌肉之间的关系不清晰。还有的专家认为浮针只能解决浅层肌肉的问题，对深层肌肉办法不多。其实浮针的效果与肌肉浅深关系不大，因为所有的肌肉都与皮下疏松结缔组织紧密相连。

根据肌肉和疼痛等临床适应证之间的关系，我们把适应证分为肌肉前病症、肌肉病症和肌肉后病症(后面会有专门章节论述)。肌肉前病症是由于其他原发疾病导致肌肉出现问题，如神经系统疾病帕金森病、风湿免疫疾病强直性脊柱炎等；肌肉病症是患肌本身出现的症状，常表现为疼痛、肌力下降、功能受限；肌肉后病症多为患肌影响到动脉、静脉、神经后的伴随症状。一般来说，肌肉中和肌肉后病症预后较好；肌肉前病症远期预后稍差，常常需要长时间持续治疗，追求的目标只能是减轻临床症状，提高生活质量。

浮针治疗是通过在皮下层扫散时，大幅度地牵拉疏松结缔组织来解除肌肉的挛缩和缺血状态，改善肌肉功能，消除临床症状。因此，一定程度上，皮下层和肌层之间的关系可以理解为植物和土壤之间的关系(图 2-3-4)：植物若要长得好，土壤松动是前提；土壤僵板干结，植物一定长不好。耕田、松土，农民不忘，园丁常用。

农民耕田、园丁松土，没有给庄稼、植物添加任何的物质，却使得庄稼、植物茂盛起来。浮针也一样，我们没有给肌肉添加任何的物质，却使肌肉的功能性病痛得以康复。今后，浮针人介绍浮针的机制时，可以简洁成：扫散就是耕

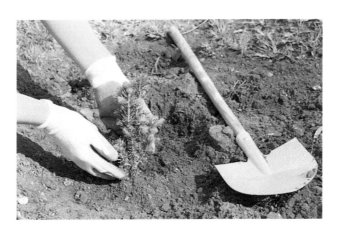

图 2-3-4 松土是植物生长的前提

田。浮针扫散,犹若松土,医生勿忘。

现在很多治疗方法的主导思想都是"哪里有问题,就针刺哪里",中外很多非药物方法都类似。传统针灸、针刀、干针、局部封闭、痛点注射等等,思路都是一脉相承,哪里有病痛就对这个地方进行针刺。这样的思路似乎出现了问题。既然哪里已经出问题了,变坏了,如何再进一步针刺(破坏)哪里? 实际上,我们认为这些方法可能也是起到耕田松土的作用,只是医学界对此认识仍不足。

第四节　液晶态理论

有人在研究经络物质基础时,断言[1]:"结缔组织不仅是各种组织、器官、细胞的载体,而且与细胞进行着物质交换、信息交换,可能还存在着能量交换等作用"。因此,可以认为结缔组织中还存在着许多尚未被发现的功能,这些功能对整个机体的生理作用起着十分重要的作用和影响。

也有人认为[2]:"事实上,所有的治疗形式——针刺、对抗疗法、按摩脊柱法、整骨术、外科疗法、健身等,在治疗中都是通过结缔组织来实现的"。因为有大量的资料表明:结缔组织是一种能将生物电信号传送到身体各部分的半导体通讯网络。

所谓的半导体通讯网络,就是指的液晶态。物质在熔融状态或在溶液状态下虽然获得了液态物质的流动性,但在材料内部仍然保留有分子排列的一维或二维有序,这种兼有晶体和液体部分性质的状态称为液晶态。

张昭光等[3]人的实验说明,人体经络存在的物质基础为胆甾相液晶体。卢六沙[4]认为,经络就是在生命期间疏松结缔组织中的基质处于胆甾相的状态。他设想的经络模型:在生命期间,细胞所处的生理环境不是水溶液,而是液晶。因为,液晶,也许是唯一仅用很小的、多种物理方式的刺激即可引起它相应的物理状态改变的物质[5]。

液晶态具有压电和反压电效应。

什么是压电效应? 在医用超声波的发生中,物理学家们常常利用晶体的压电效应。这些晶体包括石英、锆钛酸铝、钛酸钡、钛酸锂、铌酸锂等,它们在

[1] 费伦,承焕生,蔡德亨,等.经络物质基础及其功能性特征的实验探索和研究展望[J].科学通报,1998,43(6):658-672.

[2] Larson D. The Role of Connective Tissue as the Physical medium for the Conductive of Healing Energy in Acupuncture and Rolfing [J].American Journal of Acupuncture,1990,18(3):251-265.

[3] 张昭光等.人体经络存在的物质基础[J].自然杂志,1990,13(5):270.

[4] 卢六沙.经络实质探析[J].中国针灸,1996,16(4):20-22.

[5] 贺崇寅.经络之迷今始解[J].自然杂志,1990,13(6):323.

一定方向受到压力作用时,除发生机械变形外,同时可在受力面上产生数量相等而符号相异的电荷(即压缩时与伸张时电荷极性相反),此种由压力或拉力而使晶体带电的现象就叫压电效应(或正压电效应)。反之,如在此种晶体上加以电场(电压),晶体就会因高频交流电源极性的改变而同时改变其厚度,减少(压缩)或增加(伸张),从而产生超声波,这种现象称为反压电效应(或逆压电效应)。

Lipinski[1]以压电效应的观点来概括针刺过程:在穴位上进针、捻针,结缔组织产生压电效应,由此产生的电子沿着具有半导体特性的蛋白质、黏多糖构成的通道经过身体。当刺激传送到特定器官时,由于反压电效应,电流又被变成所需的化学能或机械能,用以恢复分子、细胞水平的生理作用。

这些研究表明:

1. 结缔组织(主要指皮下疏松结缔组织)是最普遍的存在。

2. 疏松结缔组织中的一些物质在生命期间属胆甾相液晶体。

3. 胆甾相液晶体的晶体具有压电特性。

4. 由于压电效应和反压电效应,由此产生的化学能或机械能可用以恢复分子、细胞水平的生理作用。

总结一下,浮针疗法的机制基本上可以概括成这样:

1. 皮下疏松结缔组织是液晶状态,具有压电效应和反压电效应。

2. 当我们用浮针直接挤压、牵拉,特别是扫散运动时,可导致液晶状态的疏松结缔组织的空间构型的改变。由于压电效应,释放出生物电。

3. 疏松结缔组织具有良好的半导体导电性能,能够高效率地传导生物电。

4. 当生物电到达病变组织时,产生反压电效应,改变细胞的离子通道,调动人体内在的抗病机制,从而迅速缓解患肌,解除病痛。

[1] Lipinski B. Biological significance of piezoelectricity in relation to acupuncture, hatha yoga, ostcopathic medicine and action of air ions [J]. Medicine of Hypothesis, 1977, 3(1):9-12

第三章　肌肉的结构和功能

　　肌肉是人体上巨大的器官,表面积仅次于皮肤。肌肉这个词来源于拉丁语,意思是像"小老鼠",可能因为肌肉在皮下收缩时像小老鼠一样移动。[1]

　　肌肉细胞包含肌动蛋白丝和肌球蛋白丝,它们之间的相互滑动形成肌肉收缩和舒张,肌肉长度和形态随之发生变化。肌肉可以产生力量,称为肌力,从而保持或改变躯体姿势、运动;人体内部器官的活动,如心脏收缩、胃肠道蠕动、血压的维持同样依赖肌肉。

　　肌肉组织起源于胚胎生殖细胞的中胚层。心肌和平滑肌收缩舒张不受意识控制,称为不随意肌;骨骼肌运动受意识控制,称为随意肌[2]。

第一节　解　　剖

　　肌肉的解剖包括大体解剖和显微解剖。大体解剖主要研究肌肉起始、走向、功能等问题,显微解剖观察单一肌肉结构。

一、肌肉分型

　　肌肉组织是四大组织之一。人体肌肉组织按其显微结构不同分为三种类型:骨骼肌、平滑肌、心肌(图 3-1-1)。

　　三种肌肉中,骨骼肌最多。成年男性骨骼肌占体重的 42%,成年女性骨骼肌占体重的 36%[3]。骨骼肌通过肌腱或腱膜附着于骨骼,从而控制骨骼和关

---

[1] https://en.wikipedia.org/wiki/Muscle.

[2] Mackenzie,Colin .The Action of Muscles:Including Muscle Rest and Muscle Re-education [J]. England:Paul B. Hoeber,2015:1.

[3] Marieb EN;Hoehn,Katja.Human Anatomy & Physiology [J]. San Francisco:Benjamin Cummings, 2010:312.

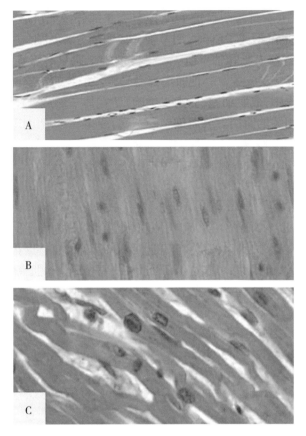

图 3-1-1　三种肌肉组织:(A)骨骼肌;(B)平滑肌;(C)心肌

(修自:https://en.wikipedia.org/wiki/Muscle)

节的运动,产生躯体活动或维持身体姿势。虽然姿势控制是一种无意识的反射,但肌肉反应却受意识控制,尤其是与姿势控制无关的肌肉。

平滑肌不受意识控制,存在于一些内脏器官中,比如食管、胃、肠、支气管、子宫、尿道、膀胱、血管壁和皮肤的竖毛肌(控制体毛的竖起)。平滑肌细胞的肌原纤维中不含肌小节,因此平滑肌中不含横纹。

心肌也是不随意肌,仅仅存在于心脏。结构上类似骨骼肌,都有横纹,两个横纹间有肌小节,肌小节有规律地控制肌束收缩。

横纹肌(骨骼肌和心肌)的收缩和放松以一种爆发的形式进行,而平滑肌能够持续较长时间甚至近乎永久的收缩。

二、组织形成

肌肉组织起源于轴旁中胚层。轴旁中胚层沿体节长度划分,相当于人体的分段(在脊柱上看得最明显)。每个体节有 3 部分：骨节(形成了脊柱)、皮区(形成了皮肤)、肌节(形成了肌肉)。肌节被分成两部分，即中胚层的上段和下段，分别形成肌肉的轴上肌和轴下肌[1]。人体的轴上肌只有竖脊肌和椎间肌，它们受脊神经的背侧支支配。其他肌肉都受脊神经的腹侧支支配。

在发育过程中，成肌细胞(肌肉祖细胞)留在体节形成脊柱，或迁移至身体其他部位形成相关的肌肉。成肌细胞的迁移，发生在结缔组织框架形成之前，结缔组织框架一般形成于中胚层的躯体侧边。成肌细胞随着化学信号迁移到合适的位置，在那里它们融合成细长的骨骼肌细胞。[2]

三、显微解剖

骨骼肌(图 3-1-2、图 3-1-3)有肌外膜、肌束膜、肌内膜。肌外膜覆盖在整个肌肉的外层，以保护肌肉，避免与其他肌肉和骨骼的直接摩擦。

骨骼肌含有大量肌束，可多达 100 个肌束。每个肌束由肌束膜覆盖。肌束膜是神经和肌肉内血管的通路。每个肌细胞被包裹在肌内膜中。因此，肌肉由成束的纤维形成，纤维聚合在一起形成肌肉。每一个肌束中，肌束膜包裹着肌束，这些膜支持着肌肉的相关功能，即抵抗被动拉伸和分布外力到肌肉[3]。

肌梭分散贯穿在整个肌肉中，肌梭提供感官反馈的信息到中枢神经系统(整体结构类似于神经组织，包括神经使用神经外膜、神经束膜和神经内膜)。

骨骼肌肉由相似的肌束组成，肌束由肌原纤维组成，肌原纤维是蛋白质纤维束。肌原纤维不应该与肌纤维相混淆，肌纤维可以说是肌细胞另一个简单的名字。肌原纤维是由各种各样的蛋白丝构成的复合体，蛋白丝由多个肌小节构成。肌小节的细丝由肌动蛋白和肌球蛋白构成。

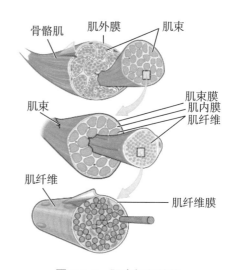

图 3-1-2 肌肉解剖结构
(修自：https://en.wikipedia.org/wiki/Muscle)

[1] McGinnis，Peter M.Biomechanics of Sport and Exercise.Champaign，IL：Human Kinetics，2013.

[2] Sweeney，Lauren.Basic Concepts in Embryology：A Student's Survival Guide. McGraw-Hill Professional，1997.

[3] MacIntosh BR；Gardiner PF；McComas AJ.Muscle Architecture and Muscle Fiber Anatomy. Skeletal Muscle：Form and Function［M］. Champaign，IL：Human Kinetics，2006：3-21.

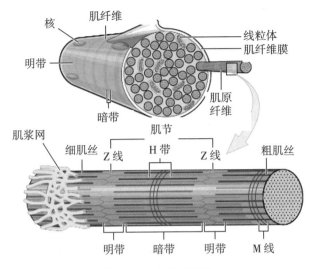

图 3-1-3　骨骼肌结构

（修自：https://en.wikipedia.org/wiki/Muscle）

虽然心肌也包含肌节，但是心肌纤维通常分支形成网络。心肌纤维通过闰盘相互连接[1]。

四、大体解剖

肌肉的大体解剖很重要。羽状肌和其他肌肉之间有一个重要区别。大多数肌肉中，所有的纤维都在同一方向上，运行是从一条线的起点到止点。然而，在羽状肌上，个别纤维与作用力线成一定的角度，连接着每个肌腱的起点和止点。

骨骼肌常是离散的肌肉，肱二头肌（二头肌）就是一个例子。骨骼肌坚韧的肌外膜与肌腱相连接。反过来，肌腱连接到骨骼周围的骨膜，这样肌肉产生的力量就可以从肌肉转移到骨骼。

五、肌肉系统

肌肉系统由人体所有的肌肉构成，人体约有 650 块骨骼肌[2]，但确切数字很难定义。肌肉系统是肌肉骨骼系统中的一个组成部分，包括肌肉、骨骼、关节、肌腱及其他允许运动的结构。

［1］Kent, George C. Comparative Anatomy of the Vertebrates［M］. Dubuque, Iowa, USA：Wm. C. Brown Publishers, 1987：326-374.

［2］Poole, RM, ed. The Incredible Machine［M］. Washington, DC：National Geographic Society, 1986：307-311.

第二节 生 理

肌肉的三种类型(骨骼肌、心肌、平滑肌)明显不同。然而,这三种类型都是从肌动蛋白与肌球蛋白方向相反的运动中产生收缩。骨骼肌由运动神经转化的电脉冲引起肌肉收缩,心肌和平滑肌的收缩则由内在的起搏细胞兴奋引起。起搏细胞规律地收缩,并且传导收缩力到它们接触的其他细胞。

骨骼肌收缩都以神经介质乙酰胆碱为中介。

一、功能

肌肉的作用方向是由肌肉的附着点决定的。肌肉的横截面面积(而不是体积和长度)决定力量的大小,力量的大小由肌小节(图3-2-1)的数目决定,肌小节起作用时是平行的。施加到外部环境中的力是由杠杆力学决定的。

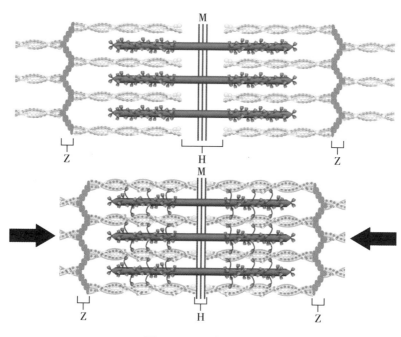

图3-2-1 一个肌小节

(修自:https://en.wikipedia.org/wiki/Muscle)

所有肌肉具有以下属性:

1. **电阻** 肌肉能产生电活动。
2. **放松** 肌肉收缩后可以恢复到静息状态。

3. **反射** 当肌肉受到刺激时,肌肉会做出反应。

4. **扩张性** 在肌肉的生理范围以内,对肌肉施加外力即拉伸肌肉时,不会造成肌肉的损伤。

5. **弹性** 被动拉伸肌肉时,肌肉会抵抗,最后会回到原来的状态。

众所周知,肌肉收缩的特征在于产生力和运动。肌肉在产生力和运动时,即肌肉在新陈代谢过程中,能够产生热量。热量是通过水解三磷酸腺苷(ATP)形成的。肌肉的代谢分为:初始代谢和恢复代谢。最初的代谢包括 ATP 的水解和磷酸肌酸的快速再生过程。恢复代谢中,有氧和厌氧运动形成 ATP,ATP的水解产物再生形成磷酸肌酸。肌肉生理学家常常提及肌肉产热,肌肉产生的总热量是机械功和热量两部分的总和[1]。

二、能量消耗

肌肉活动占人体能量消耗的大部分。所有的肌肉细胞产生 ATP,肌球蛋白运动时消耗 ATP。肌肉以磷酸肌酸的形式短暂地储存能量。磷酸肌酸是由ATP 生成的,当需要磷酸激酶时可以再生 ATP。肌肉还以糖原的形式储存葡萄糖。持续强有力的收缩消耗能量,糖原迅速地转化成葡萄糖。骨骼肌中,葡萄糖分子在糖酵解过程中可能进行无氧代谢,在糖酵解过程中产生两分子的ATP 和两分子的乳酸。

肌肉细胞也含有脂肪酸,在有氧运动中脂肪酸提供能量。

有氧能量系统需要更长的时间生成 ATP,即需要通过比较复杂的生化步骤,但比无氧糖酵解产生更多的 ATP。另一方面,心肌在有氧代谢中消耗三大营养元素(蛋白、糖、脂肪),并且消耗大量 ATP。

心脏、肝脏和红细胞也会消耗骨骼肌在运动过程中产生和排泄的乳酸。

休息时,骨骼肌每天消耗 13.0kcal/kg,脂肪组织每天消耗 4.5kcal/kg,骨骼每天消耗 2.3kcal/kg[2]。

三、神经控制

(一)传出通路

传出神经系统(图 3-2-2)负责把中枢命令传达到肌肉和腺体,掌控随意运动。神经支配肌肉所需要的反应来自大脑的自主和非自主信号。因此,肌肉

［1］ Loiselle D S,Johnston C M,Han J C,et al. Muscle heat:a window into the thermodynamics of a molecular machine［J］. Am J Physiol Heart Circ Physiol,2016,310(3):H311-H325.

［2］ Heymsfield,SB;Gallagher,D;Kotler,DP;Wang,Z;Allison,DB;Hcshka,S .Body-size dependence of resting energy expenditure can be attributed to nonenergetic homogeneity of fat-free mass［J］.American Journal of Physiology,2002(1):E132-E138.

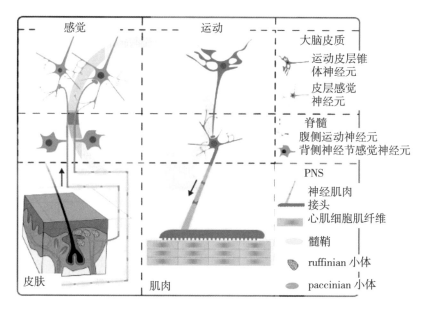

图 3-2-2　外周神经通路

（修自：https://en.wikipedia.org/wiki/Muscle）

的活动基本上反映的是神经刺激。

不过，指挥肌肉活动的信号并不都来自大脑。有些情况下，信号不会通过传入纤维传导到大脑，产生的反射运动直接通过脊髓的传出神经指挥肌肉活动。

肌肉活动是大脑各个区域之间相互复杂作用的结果。控制骨骼肌的神经与大脑皮质的初级运动皮层的神经元相对应。命令通过基底神经节传递，传入到小脑之前需要经过中继站处理，中继站包括锥体束到脊髓和肌肉的运动终板。沿途反馈，如锥体外系的贡献在于影响肌张力和回应。深部的肌肉，比如姿势控制通常在脑干和基底节。

（二）传入神经

感觉神经末梢收集管辖区域的感觉信号，通过感觉神经把这些信号传递到大脑。肌肉中，肌梭收集肌肉长度的信息，以协助维持姿势和关节位置。我们身体感觉到的空间叫本体感觉，即身体意识的知觉。

在浮针临床上，迄今为止，我们还没有体会到本体感受器与浮针作用之间的关联。因此，暂时不能对本体感受器谈出体会。但是，感觉神经末梢非常值得我们重视，需要多写一些。

感觉神经末梢从感觉神经的末端生长出来，但与感觉神经的功能截然不同。不要以为从感觉神经中生长出来就与感觉神经的功能一致。只有神经末梢,而非感觉神经,才能感受到伤害性刺激,把这种刺激转化为电信号,然后由感觉神经传递到中枢。

这是一个很重要的知识,对于疼痛研究来说,我们认为,相当于物理学中牛顿第一定律那么重要。很多人把神经末梢和神经的功能混为一谈,认为神经也能感受到疼痛,从而导致临床上相当多的错误认识。

> 在神经结构完整的情况下,神经不能直接感受伤害性刺激产生疼痛等感觉,只能传导从其末端生长出来的神经末梢收集到的疼痛信号。

神经和神经末梢的关系在自然界有个很好的类比:树(图3-2-3)。树干和树枝相当于神经,树叶相当于神经末梢。树叶从树干、树枝的末端长出来,但树叶才有光合作用,而树干、树枝没有。

这里想再提醒大家一下。神经末梢和神经干、神经支是两个概念,不能混为一谈。感觉神经末梢是从感觉神经末端长出的感受器,感触、收集周边环境中的异常刺激,然后把这种刺激形成电信号。感觉神经的任务是把末梢神经收集来的电信号传导到中枢,再由神经中枢处理、表达。因此,在神经结构完整的情况下,神经感受不到疼痛等异常感觉。也就是说,在神经没有问题的情况下,没有神经

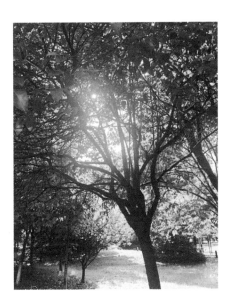

图3-2-3 树干、树枝与树叶

末梢的部位就没有疼痛。如同监视器与导线之间的关系,神经末梢是监视器,神经是导线。导线仅仅是把监视器收集来的信号传到电脑。有监视器才能发现异常。导线出现问题的可能性较小,其出现问题与监视器出现问题发生的情况也不一样。

可惜,我们很多专家对这个问题不重视,经常把神经末梢和神经的功能混为一谈。有些地方根本没有神经末梢,不可能有疼痛感,例如:疏松的骨质。骨质疏松根本就不可能有酸胀疼痛,容易骨折是骨质疏松唯一的症状。我们一些同行见到腰痛,让患者马上去拍X线,发现骨质疏松,立即补钙,没有抓住主要矛盾。所谓"骨质疏松症"引起的腰痛都是因为同时还有患肌的缘故。

临床上这种现象还有很多,请大家举一反三,进行鉴别。

第三节　强　　度

肌肉产生力量的强度是三个因素重叠的结果：

1. 生理强度（肌肉大小、横截面面积、对训练的反应）。

2. 神经系统的强度（强或弱的信号如何使肌肉收缩）。

3. 机械强度（杠杆上肌肉的力量角、力臂长度、关节状态）。

在等距和最佳长度时，脊椎动物每平方厘米的肌肉横截面面积通常会产生约 25~33 N 的力[1]。一些无脊椎动物的肌肉，如螃蟹的爪子，比脊椎动物有更长的肌节。因此肌动蛋白和肌球蛋白有更多的结合点，以较慢的速度产生较大的力。

任何肌肉的力量，与施加在骨骼的力、肌肉的长度、缩短的速度、横截面面积、肌肉形状、肌节长度、肌球蛋白亚型等众多因素密切相关。肌肉力量的显著减少表明可能存在潜在的病理变化。

对临床而言，患者大多告诉我们生病前后或者治疗前后的力量对比。因此，三个因素中，生理强度、神经系统的强度几乎与我们医生无关，无须关注太多。机械强度在再灌注活动中常常用得到。请各位在临床中注意力臂、角度，让自己省力，让患者相关肌肉用劲。

由于生理强度、神经系统的强度和机械强度这三个因素同时影响肌力，并且肌肉从不单独工作，比较个别肌肉的力量和"最强"的状态是一种误导。但下面对几个肌肉的力量的分析，还是值得注意的。

肌肉"力量"通常指的是在一个外部物体上施加一个力的能力。根据这一定义，咬肌和颚肌的力量是最强的。1992 年的吉尼斯纪录记载，2 秒内咬肌的力量达到 4337N。咬肌本身没什么特别，它的优势在于比其他肌肉的力臂短得多。

如果"力量"是指肌肉本身所产生的力，例如，肌肉与骨连接的地方，那么最强的肌肉应具有最大横截面面积。这是因为一个单独的骨骼肌纤维所产生的张力不太大。每个肌纤维大约产生 0.3N 的力。根据这一定义，最强的肌肉应为股四头肌或臀大肌。

横截面面积相同的肌肉，短肌肉比长肌肉产生更大的力。女性体内子宫的子宫肌层可能是最强的肌肉。在分娩过程中，子宫每次收缩产生 100~400N 的力。眼外肌明显是强大的，但是眼球体积和重量是小的。

经常有人说，"舌头是身体最强的肌肉"。不知何因人们这么说，或许因

---

[1] McGinnis，Peter M.Biomechanics of Sport and Exercise. Champaign，IL：Human Kinetics，2013.

为舌头是唯一由肌肉组成的器官,作用强大而灵活。

心肌在整个生命过程中执行最大的体力活动,这是因为心肌在人的一辈子中工作从不停息,是个劳动模范。不过,人体心脏的输出功率并不大,约 1~5 瓦[1],这比其他肌肉的最大输出功率小得多。例如,股四头肌可能产生超过 100 瓦的功率,但最长也只有几分钟。

第四节 肌肉的生长和状态

生来 I 型肌纤维较多的人,更适合耐力性项目,如铁人三项、长跑等,而天生 II 型肌纤维较多的人,更擅长短跑项目如 100 米短跑。

一、运动

运动经常被认为是提高运动技能、健身、增强肌肉和骨骼强度的方法。确实,运动对刺激肌肉、结缔组织、骨骼和神经有多方面的影响,可促进肌肉增大。这种特征在健身的人身上效果很明显。

运动大体分为有氧运动和无氧运动。

有氧运动是长时间低强度的运动,肌肉在长时间(最典型的例子是马拉松)的最大强度收缩下使用。有氧运动主要依赖于有氧系统,使用 I 型肌纤维(或慢肌),消耗脂肪、蛋白质和碳水化合物的混合能量,消耗大量的氧气和产生少量的乳酸。

无氧运动包括短时间的高强度收缩,如短跑和举重。厌氧能量输送系统主要采用 II 型或快缩肌纤维,主要依赖 ATP 或葡萄糖提供的能量,消耗相对较少的氧、蛋白质和脂肪,产生大量的乳酸,不能长期维持有氧运动。

许多运动是有氧运动和无氧运动的结合,例如,足球和攀岩都是两者的结合。

剧烈运动使得局部乳酸堆积,乳酸的存在对肌肉内 ATP 的生成有抑制作用。虽然不会疲劳,但是如果细胞内乳酸浓度太高,这可能会抑制或停止生成 ATP。除了增加乳酸水平外,剧烈运动导致肌肉中钾离子流失[2]。

剧烈运动可以造成迟发性肌痛发作(delayed onset muscle soreness),该病痛一般是运动之后的两到三天感觉到疼痛或不适。曾经认为是由乳酸堆积引起的,最近一个理论认为,它由离心收缩引起肌肉纤维的微小撕裂或不习惯训练强度造成。因为乳酸分解相当迅速,它无法解释运动之后引起的疼痛[3]。

[1] Muslumova,Irada.Power of a Human Heart.The Physics Factbook,2003.

[2] Muslumova,Irada.Power of a Human Heart.The Physics Factbook,2003.

[3] Robergs R;Ghiasvand F;Parker D.Biochemistry of exercise-induced metabolic acidosis [J].Am J Physiol Regul Integr Comp Physiol,2004(3):R502-16.

长期的训练肌肉可促使肌肉内形成新生血管,增加肌肉新陈代谢的能力。

二、增大

肌肉生长受很多因素影响,包括激素信号传导、发育因素、训练强度、疾病。请注意,运动不会使得肌肉纤维的数量增加。相反,肌肉增大是通过肌肉细胞生长实现的。现有的肌细胞旁边存在未分化的卫星细胞(satellite cells),未分化的卫星细胞增加,与新的蛋白丝结合起来[1],从而使得肌肉增大。

年龄和激素水平等生物学因素可影响肌肉增大。青春期男性,肌肉增大是加速的,因为体内生长激素增加的速度较快。青春期之后自然发育停止生长。由于睾丸激素是人体的主要生长激素之一,平均而言,男性比女性更容易变得肌肉增大,获取额外的睾酮或其他合成代谢类固醇也会使肌肉增大。

三、萎缩

肌肉的生长发育不能长期收缩,或者频繁收缩,也不能长期舒张,交替收缩和舒张最有利于肌肉的生长和代谢。

哺乳动物在不活动和饥饿时会导致骨骼肌萎缩,肌肉质量的降低可能伴随肌肉细胞的数量和大小以及蛋白质含量的降低[2]。肌肉萎缩也可能是自然老化的过程或是疾病造成的结果。

长期卧床休息或宇航员在太空中飞行都会导致肌肉减弱和萎缩。太空飞行时会出现失重现象,一些肌肉的重量会减轻30%[3][4]。小的冬眠哺乳动物身上也存在这种现象,比如金毛松鼠和蝙蝠[5]。

中老年人,随着年龄增长,维持骨骼肌功能和质量的能力逐渐下降。肌肉这种功能和质量不断下降的情况被称为肌肉减少症(sarcopenia)。目前,关于肌肉减少症的确切病因还未知,可能与结合"卫星细胞"的能力下降有关,卫星细胞可以帮助再生骨骼肌纤维和减少敏感或分泌生长因子,这些生长因子

[1] Poole,RM,ed.The Incredible Machine. Washington [M].DC:National Geographic Society,1986;307-311.

[2] Fuster,G;Busquets,S;Almendro,V;López-Soriano,FJ;Argilés,JM .Antiproteolytic effects of plasma from hibernating bears:a new approach for muscle wasting therapy [J].Clin Nutr,2007(5):658-61.

[3] Roy,RR;Baldwin,KM;Edgerton,VR.Response of the neuromuscular unit to spaceflight:What has been learned from the rat mode [J]. Exerc. Sport Sci. Rev,1996(24):399-425.

[4] NASA Muscle Atrophy Research(MARES)Websit.

[5] Lohuis,TD;Harlow,HJ;Beck,TD.Hibernating black bears (Ursus americanus) experience skeletal muscle protein balance during winter anorexia [J]. Biochem. Physiol. B,Biochem. Mol. Biol,2007(1):20-28.

在维持肌肉质量和卫星细胞存活是必需的。衰老过程中,肌肉减少症是正常的,并不是一种疾病状态,它与老年人的伤痛以及生活质量下降有关[1]。

很多疾病和情况会造成肌肉萎缩。比如癌症和艾滋病,引起人体消瘦综合征即恶病质。其他症状或情况,充血性心脏病和一些肝脏疾病也可能引起骨骼肌萎缩。

慢性疼痛的患者常常会出现相关肌肉萎缩的现象,这时患者常常很焦急,反复咨询是否可以好转。我们浮针临床观察,只要把患肌解除,不再疼痛,萎缩的肌肉常常能自然恢复,一般不需要特别处理。

第五节　肌肉与其他相关器官的关系

一、肌肉的血液供应

肌肉的代谢旺盛,血供丰富。每块肌都有自己的血液供应(图 3-5-1),血管束多与神经伴行(图 3-5-2),沿肌间隔、肌束膜间隙走行,分支进入肌门,经层层分支,最后在肌内膜形成包绕肌纤维的毛细血管网,然后由毛细血管网汇入微静脉和小静脉离开肌门。根据分配肌肉血管的多少、主次,可将血管分为 4 种类型:①单支营养动脉型:动脉从肌的近端入肌,如腓肠肌、阔筋膜张肌。②主要营养动脉、次要营养动脉型:主要从肌的近端入肌,次要动脉可为一支或多支,分布于肌的内侧端,如胸大肌、背阔肌。③两支营养动脉型:动脉从肌的两端入肌,如腹直肌、股直肌。④无主要营养动脉型:均为一些小的动脉,呈节段性分布于肌,如缝匠肌、趾长伸肌。肌腱的血供较少,一般来自肌腹,但较长的肌腱可在其中段或附着端有血管进入。

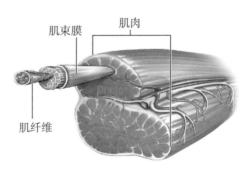

图 3-5-1　肌肉的血管

(修自:https://images.search.yahoo.com/search/images)

二、肌肉的神经支配

每块肌肉的神经多与主要的血管束伴行。入肌部位取决于该肌的肌纤

---

[1] Roche, Alex F. Sarcopenia.A critical review of its measurements and health-related significance in the middle-aged and elderly [J].American Journal of Human Biology,1994(6):33.

维排列和长度,主要有两种形式,一种与肌纤维平行,如梭形肌;另一种与肌纤维垂直,如阔肌。支配肌的神经有躯体神经及自主神经。躯体神经有传入纤维及传出纤维两种。传入纤维控制肌肉的收缩和舒张,传出纤维主要感受痛温觉和本体感觉,两者在调节肌肉的活动中均起重要作用。骨骼肌的收缩受传出纤维的支配。一个运动神经元(图3-5-3)轴突支配的骨骼肌肌纤维数目多少不等,少者 1~2 条,多者上千条,而每条骨骼肌肌纤维通常只由一个轴突支配。一个运动神经元的轴突及其分支所支配的全部骨骼肌纤维合起来称为一个运动单位。

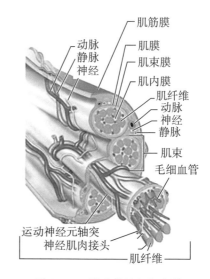

图 3-5-2 肌肉的神经与血管

(修自:https://images.search.yahoo.com/search/images)

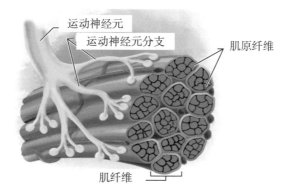

图 3-5-3 肌肉的神经支配

(修自:https://cn.bing.com/images/search?q=Innervation+of+muscle+&view)

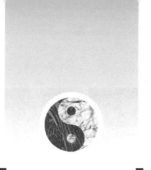

第四章　主要肌肉的解剖

迄今为止,我们发现所有已确定的浮针适应证都与肌肉相关,或肌肉本身病变,或其他疾病引发肌肉的病变,或肌肉引发其他相关联器官的病变。可以说,了解肌肉是打开浮针适应证病理的一扇窗口。

这里所说的肌肉病变,主要指功能性病变,肌肉的实质性病变并非浮针擅长。例如:多发性肌炎、小儿皮肌炎等炎症性肌病,酒精性肌病、甲苯中毒等中毒性肌病,肌萎缩侧索硬化症、遗传性运动感觉神经病等神经源性肌病,周期性瘫痪、甲亢性肌病等内分泌肌病。诸如此类,都不在本书的讨论之列。肌肉功能性病痛才是我们的主要关注点。

要了解肌肉病变,首先要了解肌肉解剖及相关知识。人体有六百多块肌肉,我们不可能把所有的肌肉都搞清楚,也没有必要都搞清楚。但是我们必须对常用的,特别是容易发生功能性病变的肌肉了解清楚。

本章将介绍 40 组肌肉。

第一节　头项部肌肉

头项部肌肉主要有胸锁乳突肌、斜方肌、斜角肌、头夹肌、颈夹肌、肩胛提肌。

1. **胸锁乳突肌(照相肌、小辫肌)**　美女喜欢露出胸锁乳突肌照相,因此,胸锁乳突肌被称为"照相肌"(图 4-1-1A),女孩子们的小辫子摆放的走向常常与胸锁乳突肌一致,辫子盖住胸锁乳突肌,所以称为"小辫肌"(图 4-1-1B)。

(1)肌肉附着处:上方附着于上项线外 1/2、颞骨乳突;下方分为胸骨头:胸骨柄上方;锁骨头:锁骨上缘内 1/3(图 4-1-2、4-1-3)。

(2)主要功能:单侧收缩,使头屈向同侧,也使下颌转向对侧;双侧同时收缩,使得下颌抵近胸骨。

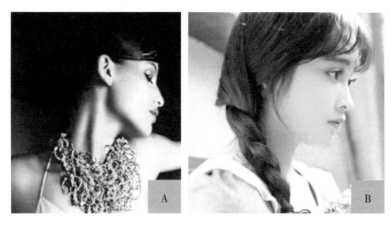

图 4-1-1　胸锁乳突肌别名的由来

（修自:http://photocdn.sohu.com/20160103/mp51867152_1451756398244_21.
jpeg 和 http://www.bz55.com/uploads/allimg/151016/140-151016114133.jpg）

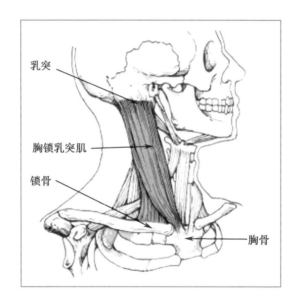

图 4-1-2　胸锁乳突肌解剖图

（修自:http://img.blog.163.com/photo/GmmSwhjWSkIJciZcahfhbQ）

（3）临床表现:胸锁乳突肌上段出现病理性紧张,可出现头昏、头晕、头痛、眉棱骨疼痛、单侧耳鸣、眼睛昏花乏力、眼干眼痒、飞蚊症、面瘫、舌根痛、牙龈胀痛、流口水等头面五官疾患。注意,这些症状并非只有胸锁乳突肌可以引发,专科疾患建议先行专科检查排除其他原因。

胸锁乳突肌中段发生功能性改变,容易引起落枕,使得下颌不能转向对侧,头不能侧向同侧。

胸锁乳突肌下段出现问题,临床会表现为慢性咽炎(梅核气)、咽痒干咳久咳、嘈杂反酸等。

(4)主要关联肌肉:斜角肌、上斜方肌、头夹肌、枕下肌群、颞肌、咬肌、二腹肌、胸大肌、腹直肌等。

(5)常用再灌注活动:对侧转头抗阻;同侧侧头抗阻;坐位低头抗阻;仰卧位抬头 + 对侧侧头抗阻(图 4-1-4)。

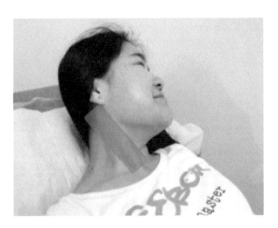

图 4-1-3　胸锁乳突肌大致走行

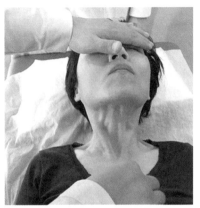

图 4-1-4　针对胸锁乳突肌再灌注活动,仰卧位抬头抗阻

2. 斜方肌　斜方肌单侧近似三角形,双侧合起来像一个斜方形,故名斜方肌。

(1)肌肉附着处:内侧附着于上项线、项韧带、所有胸椎棘突;外侧附着于锁骨上缘外三分之一、肩峰、肩胛冈附近(图 4-1-5、4-1-6)。

(2)主要功能:耸肩(猫头鹰式或缩头乌龟式),肩膀找耳朵。单侧收缩可以侧头,耳朵靠近同侧肩膀,下颌转向对侧;双侧收缩可以仰头,尽可能使耳尖耳垂连线处于水平位,使肩胛骨向脊柱靠拢。

(3)临床表现:斜方肌成为患肌可能的临床症状有:颈肩部(特别肩井)及

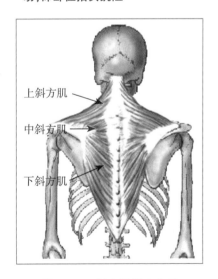

上斜方肌

中斜方肌

下斜方肌

图 4-1-5　斜方肌起止走行

(修自:http://images.t-nation.com/forum_images/9/3/93191)

后背僵硬、酸痛,后背怕冷,蚁行感,甚至还会出现仰头受限,转头不到位。

上中斜方肌出现问题还可能导致:头痛以枕部多见、头昏沉、眼胀、耳鸣等头面五官部病症;中斜方肌出现问题可引起上臂近端外侧至肘部的疼痛。

(4)主要关联肌肉:胸锁乳突肌、斜角肌、肩胛提肌、头夹肌、菱形肌、冈上肌、三角肌等。

(5)常用再灌注活动:耸肩(猫头鹰式或缩头乌龟式);同侧侧头抗阻;对侧转头侧头加压;仰头抗阻(图4-1-7)。

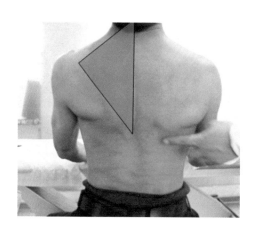

图4-1-6   斜方肌大致走行

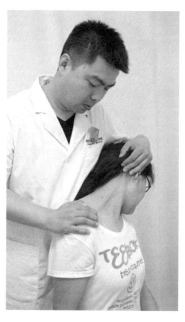

图4-1-7   斜方肌再灌注活动常见形式

3. 斜角肌   斜角肌分前、中、后斜角肌和小斜角肌,小斜角肌不是每个人都有,所以这里不做介绍。斜角肌在临床出现问题的概率很大,常常触摸患肌明显,本身却没有明显疼痛不适,这种临床症状的隐蔽性更要引起我们足够重视。触摸时要注意前斜角肌常常被胸锁乳突肌覆盖,后斜角肌常常被斜方肌覆盖。在锁骨上窝触摸到的斜角肌多为中斜角肌。

(1)肌肉附着处:斜角肌上方附着于几乎所有颈椎横突,下方附着在第一、第二肋骨(如图4-1-8、4-1-9)。

(2)主要功能:单侧收缩耳朵侧向同侧肩膀,下颌转向同侧肩头;双侧收缩可使下颌靠近胸骨。斜角肌是重要的姿势肌,具有稳定颈椎、参与呼吸运动的功能。

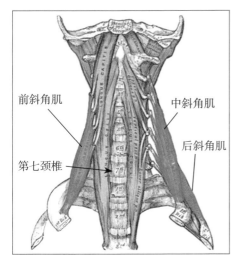

图 4-1-8　斜角肌起止走行

（修自：https://upload.wikimedia.org/wikipedia/
commons）

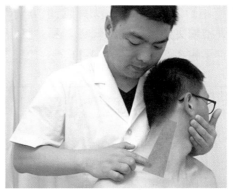

图 4-1-9　斜角肌大致走行

（3）临床表现：斜角肌出现问题会出现头面部供血不足的症状，如头晕眼花、头脑昏沉、单侧耳鸣等；还会引起手麻、上肢怕冷、肩周炎、肩部疼痛、活动受限。临床所谓的腕管综合征、胸廓出口综合征，不要漏掉斜角肌。一部分顽固性的胸部疼痛和后背疼痛查找患肌也不要忘记斜角肌。

（4）主要关联肌肉：胸锁乳突肌、斜方肌、胸大肌、胸小肌、后背菱形肌等。

（5）常用再灌注活动：同侧转头抗阻，同侧侧头抗阻；对侧转头加压，对侧侧头加压（如图 4-1-10）。

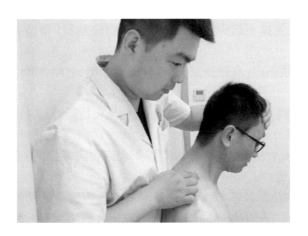

图 4-1-10　斜角肌同侧转头抗阻

4. 头夹肌、颈夹肌　头颈夹肌和胸锁乳突肌呈倒"V"字形,顶点在乳突附近,胸锁乳突肌斜向前下,头颈夹肌斜向后下。所以可以协同向同侧侧头,在头颈部前屈和后伸的动作上,则是一对拮抗肌。

(1) 肌肉附着处:头夹肌:上方附着于乳突、上项线外 1/3;下方附着于第三颈椎棘突到第三胸椎棘突。颈夹肌:上方附着于颈 1~3 横突的后结节;下方附着于胸 3~6 棘突(图 4-1-11、4-1-12)。

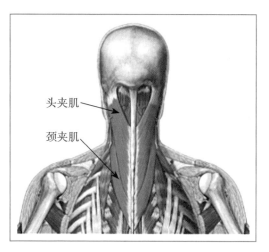

图 4-1-11　头夹肌、颈夹肌附着处

头夹肌
颈夹肌

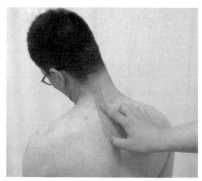

图 4-1-12　头夹肌、颈夹肌大致走行

(修自:http://classconnection.s3.amazonaws.com/423)

(2) 主要功能:头颈夹肌单侧收缩时耳朵向同侧肩膀靠近,下颌转向同侧肩头;双侧收缩时下颌远离胸骨(仰头)。

(3) 临床表现:头颈夹肌出现问题会导致:颈项部和背部僵硬、酸痛,转头受限、颈部无力、支撑不起头颅;还会出现头痛(较剧烈)、眼睛胀痛、眼眶疼、视物模糊等。

(4) 主要关联肌肉:肩胛提肌、胸锁乳突肌上端、上斜方肌、枕下肌群、竖脊肌、菱形肌等。

(5) 常用再灌注活动:同侧转头抗阻;同侧侧头抗阻;仰头抗阻(图 4-1-13)。

5. 肩胛提肌

(1) 肌肉附着处:肩胛提肌上方附着于上四位颈椎横突,下方附着于肩胛骨内上角的内侧缘(图 4-1-14、4-1-15)。

(2) 主要功能:顾名思义,肩胛提肌具有上提肩胛骨的功能。单侧收缩可使耳朵靠近同侧肩膀,下颌转向同侧肩头;双侧收缩使下颌远离胸骨(仰头)。

(3) 临床表现:肩胛提肌出现问题可导致:颈肩部僵硬、酸痛;还会出现仰

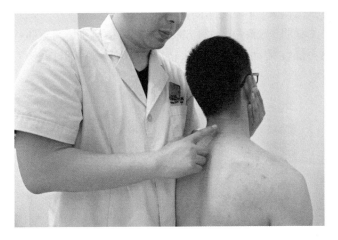

图 4-1-13 头夹肌同侧转头抗阻

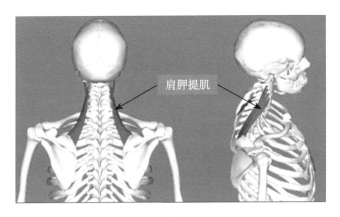

图 4-1-14 肩胛提肌起止走行

（修自：https://upload.wikimedia.org/wikipedia）

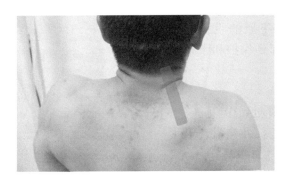

图 4-1-15 肩胛提肌大致走行

头受限、无法鼻孔朝天；下颌转向同侧肩头受限。

（4）主要关联肌肉：斜角肌、斜方肌、头夹肌、冈上肌、冈下肌、菱形肌等。

（5）常见再灌注活动：耸肩；仰头抗阻；同侧转头抗阻；低头对侧转头加压等（图 4-1-16）。

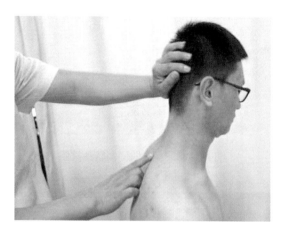

图 4-1-16　肩胛提肌仰头抗阻

第二节　肩背部肌肉

肩背部肌肉主要有冈上肌、冈下肌、小圆肌、大圆肌、背阔肌、肩胛下肌、菱形肌。

以上这些肌肉都是附着在肩胛骨，肌肉另一端都是附着于肱骨上端（除了菱形肌），具有固定肩胛骨、活动肩胛骨（内收外展，内旋外旋）、运动肩关节的功能。特别是冈上肌、冈下肌、小圆肌、肩胛下肌的肌腱形成肩袖，对肱骨头起到保护和限制的作用。

1. 冈上肌

（1）肌肉附着处：冈上肌内侧位于肩胛骨冈上窝，外侧附着于肱骨大结节（图 4-2-1、4-2-2）。

（2）主要功能：冈上肌收缩能使上臂外展；还可以将肱骨头向内

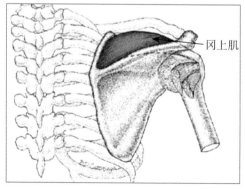

图 4-2-1　冈上肌起止走行

（修自：http://anatomy.askthetrainer.com）

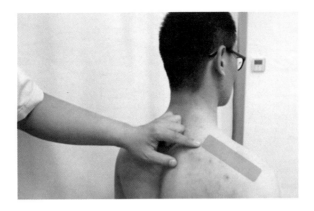

图 4-2-2 冈上肌大致走行

拉,固定于肩盂窝。

（3）临床表现：冈上肌出现问题会导致肩关节外展疼痛、肩关节弹响声、上臂不能长时间外展,如：梳头、刮胡子、刷牙等。

（4）主要关联肌肉：中斜方肌、肩胛提肌、三角肌、肱二头肌长头等。

（5）常用再灌注活动：外展肩关节抗阻；坐位拉凳子等（图 4-2-3）。

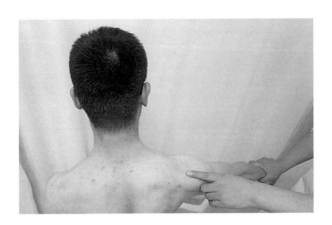

图 4-2-3 冈上肌肩关节外展抗阻

2. 冈下肌、小圆肌

（1）肌肉附着处：冈下肌内侧附着在冈下窝,外侧附着在肱骨大结节；小圆肌内侧附着于肩胛骨外侧缘的上 2/3,外侧附着在肱骨大结节（图 4-2-4、4-2-5）。

（2）主要功能：冈下肌能使上臂水平外展、外旋；小圆肌能使上臂外展、外旋,还能增加肱骨头在肩关节盂内的稳定性。

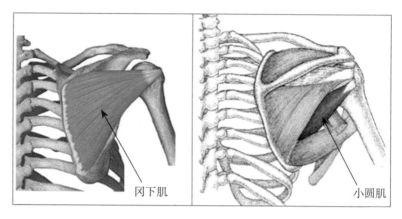

图 4-2-4　冈下肌和小圆肌起止走行

（修自：http://img7.ph.126.net/RiYHlfQ1KUGkVtYWDLC2kw 和 http://anatomy.askthetrainer.com/muscle-images）

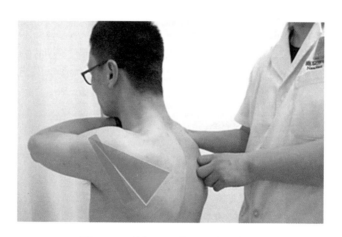

图 4-2-5　冈下肌、小圆肌大致走行

（3）临床表现：冈下肌和小圆肌出现问题会导致：肩部疼痛以外侧为重，肩关节外展受限，后伸内旋受限，还会影响到上肢，导致上肢疼痛、麻木，如上臂后面疼痛、网球肘、高尔夫球肘、手指麻木等。

（4）主要关联肌肉：肱三头肌、三角肌、肩胛下肌、大圆肌、菱形肌等。

（5）常用再灌注活动：水平外展抗阻；水平外展位外旋上臂抗阻；水平内收加压（图 4-2-6）。

3. 大圆肌、背阔肌

（1）肌肉附着处：大圆肌内侧附着于肩胛骨背侧外缘下 1/3，外侧附着于肱骨结节间沟的内侧缘（肱骨小结节嵴）。

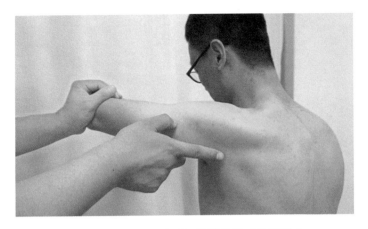

图 4-2-6　冈下肌、小圆肌再灌注运动常见形式

背阔肌内侧附着于下六位胸椎棘突和所有的腰椎棘突、骶骨、髂骨嵴部，外侧附着于肱骨小结节嵴（图 4-2-7、4-2-8）。

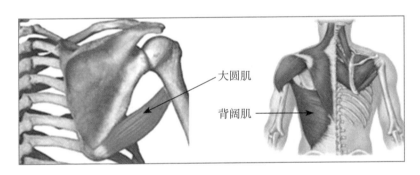

大圆肌

背阔肌

图 4-2-7　大圆肌和背阔肌起止走行

（修自：http://talkaboutweight.com/wp-content/uploads）

（2）主要功能：大圆肌收缩能使上臂内收、内旋；背阔肌除了具有以上功能，还有上拉肢体的功能，比如爬山攀岩上肢攀爬时、引体向上时，背阔肌均起到主要作用。

（3）临床表现：大圆肌、背阔肌出现问题会导致肩部疼痛，休息时症状轻微，活动时出现症状，前屈加重，上臂无法贴近同侧耳朵。背阔肌出现问题还会表现为做投降动作时腰部出现疼痛，走路夹着胳膊，不能甩臂大步走，还会出现腰骶部疼痛。

（4）主要关联肌肉：冈下肌、小圆肌、肩胛下肌、肱三头肌、三角肌后部纤维、胸大肌等。

（5）常用再灌注活动：外展肩关节加压（图 4-2-9）；膝胸位上肢伸直下压（类

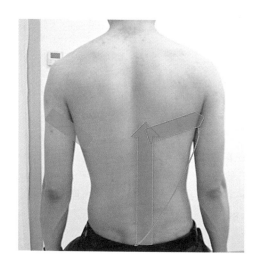

图 4-2-8　大圆肌、背阔肌大致走行

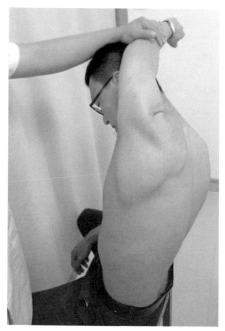

图 4-2-9　背阔肌外展肩关节并加压

似于藏族拜佛）。

4. 肩胛下肌

（1）肌肉附着处：肩胛下肌内侧附着于肩胛下窝,外侧附着于肱骨小结节（图4-2-10）。

（2）主要功能：肩胛下肌可使上臂内收、内旋,还能增加肩盂肱骨关节的稳定性。

（3）临床表现：肩胛下肌出现问题可表现为肩痛。一般症状较剧烈,仰卧位加重,患者常常痛不能卧,彻夜不眠；上臂水平外展受限；外展疼痛,甚至外展小于45°就出现疼痛；患手无法触及对侧腋下；多会出现冻结肩。肩胛下肌成为患

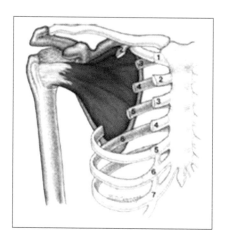

图 4-2-10　肩胛下肌走行

肌还会影响到上肢肌肉,出现上肢酸痛、手腕部酸痛,以腕背部为甚。肩关节长时间的内收、内旋还会出现假性胸廓出口综合征,如：硬瘫、上肢骨折后长时间保持内收、内旋位。临床症状表现为胸廓出口综合征合并滑膜炎、腱鞘炎等

症状。

（4）主要关联肌肉：大圆肌、背阔肌、胸大肌、菱形肌、前锯肌、冈下肌、小圆肌、肱三头肌等。

（5）常用再灌注活动：掰手腕；肩关节内收抗阻＋外展加压（图4-2-11）。

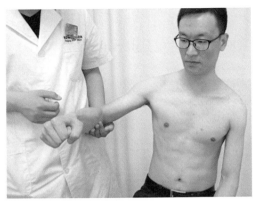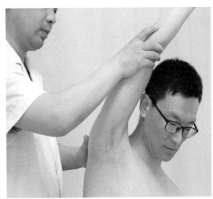

图 4-2-11　肩胛下肌再灌注活动形式肩关节内收抗阻＋外展加压

5. **菱形肌**　小菱形肌和大菱形肌。

（1）肌肉附着处：菱形肌外侧附着于肩胛骨内侧缘，内侧附着于下位颈椎和上位胸椎棘突（图4-2-12、4-2-13）。约呈菱形，故名之。

（2）主要功能：菱形肌具有耸肩的功能，可使肩胛骨向脊柱靠拢，还可以使肩胛骨旋前固定于胸廓。

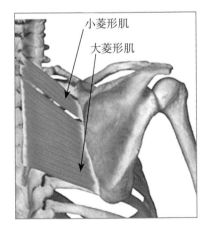

图 4-2-12　菱形肌起止走行

（修自：http://anatomy.askthetrainer.com/
muscle-images）

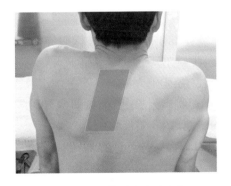

图 4-2-13　菱形肌大致走行

（3）临床表现：菱形肌出现问题表现为弹响肩胛，后背酸痛、僵硬，患侧卧位时症状加重。胸大肌收缩紧张，菱形肌被拉长会出现圆肩，还会引起胸闷、心慌。菱形肌还可以影响到上肢，出现手臂手指麻木、疼痛，如网球肘、高尔夫球肘等。

（4）主要关联肌肉：肩胛提肌、胸大肌、胸小肌、前锯肌、斜方肌、冈下肌、斜角肌等。

（5）常用再灌注活动：扩胸加压；耸肩（猫头鹰式）（图4-2-14）。

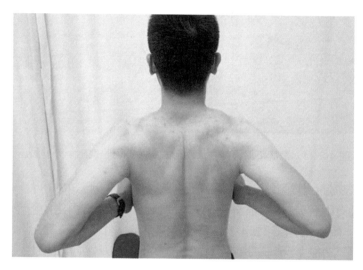

图 4-2-14　菱形肌再灌注活动扩胸加压

第三节　胸腹部肌肉

胸腹部肌肉主要有前锯肌、胸大肌、胸小肌、锁骨下肌、竖脊肌、腰方肌、腹直肌、腹斜肌、膈肌、髂腰肌。

1. 前锯肌

（1）肌肉附着处：前锯肌内侧附着在肩胛骨内侧缘的前面，外侧附着于胸廓的侧面（图4-3-1、4-3-2）。

（2）主要功能：前锯肌可以向前拉肩胛骨，固定于胸廓；还是重要的呼吸肌，上提肋骨助吸气。

（3）临床表现：前锯肌出现问题，在临床表现为岔气、胁肋部疼痛、咳嗽，深呼吸加重。临床常见的肋间神经痛，多为前锯肌或肋间肌在作祟，并非真正神经的问题。前锯肌成为患肌还会出现心慌、胸闷、咳喘无痰。乳腺增生症出现

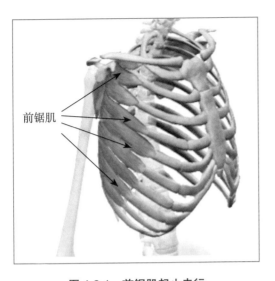

前锯肌

图 4-3-1 前锯肌起止走行

（修自：http://sportmassag.ru/assets/images/anatomy/
musculus）

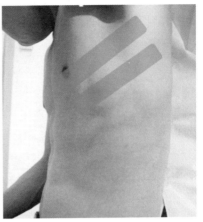

图 4-3-2 前锯肌大致走行

的疼痛和结节也要注意前锯肌。一部分肩关节活动受限也不要忽略前锯肌。

（4）主要关联肌肉：菱形肌、背阔肌、胸大肌、胸小肌等。

（5）常用再灌注活动：扩胸加压；肩胛骨向前加压（图 4-3-3）。

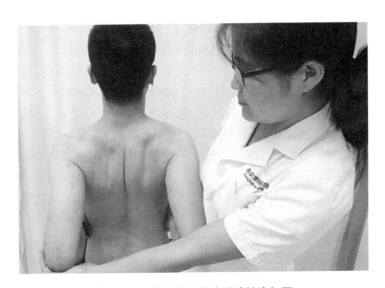

图 4-3-3 前锯肌再灌注活动扩胸加压

2. 胸大肌

（1）肌肉附着处：胸大肌呈扇形分布在胸廓前方，外侧附着于肱骨大结节嵴，内侧附着在锁骨内侧、胸骨、肋骨，下方连接到腹直肌鞘（图4-3-4、4-3-5）。

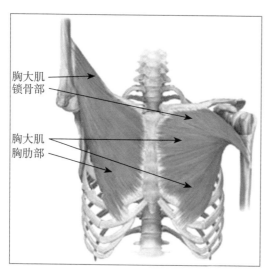

图 4-3-4　胸大肌起止走行

图 4-3-5　人体上清晰的胸大肌

（修自：http://www.nolanlee.com/uploads/3/0/9/6/
30966409/4145559.jpg？264）

（2）主要功能：胸大肌可使上臂屈曲、内收、内旋。

（3）临床表现：胸大肌成为患肌可出现胸骨疼痛、前胸疼痛、肩前疼痛、伸直肩关节外展后伸受限；长时间的胸大肌挛缩、紧张会出现圆肩；乳腺增生症的疼痛和结节也要注意胸大肌；后背疼痛、胸闷心慌、气短懒言、头晕、怕冷、供血不足的症状也要注意胸大肌的问题；肢体疼痛，如老年患者、肥胖患者的膝关节、髋关节疾患，也要注意供血的问题，不要忽略胸大肌。

（4）主要关联肌肉：肱二头肌、三角肌前部纤维、胸小肌、斜角肌、锁骨下肌以及后背菱形肌、前锯肌等。

（5）常用再灌注活动：扳手腕；上臂水平内收抗阻；上臂屈曲抗阻；扩胸等（图4-3-6）。

3. 胸小肌

（1）肌肉附着处：胸小肌位于胸大肌的深部，上方附着在肩胛骨喙突，下方附着在第3~5肋骨（图4-3-7、4-3-8）。

（2）主要功能：胸小肌可将肩胛骨向前、向下拉，固定肩胛骨；还是呼吸相关肌肉，提肋助吸气。

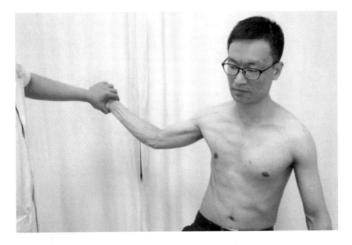

图 4-3-6 胸大肌再灌注活动扳手腕

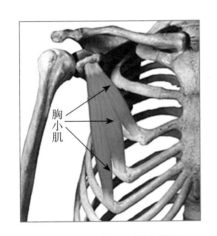

图 4-3-7 胸小肌起止走行

（修自：http://classconnection.s3.amazonaws.
com/376/flashcards）

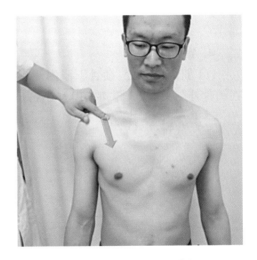

图 4-3-8 胸小肌大致走行

（3）临床表现：胸小肌出现问题可表现为前胸疼痛；长时间紧张会出现圆肩；胸闷心慌、乳腺增生症等要注意胸小肌；胸小肌成为患肌会影响到上肢相关肌肉，引起手麻、上臂疼痛等症状。

（4）主要关联肌肉：胸大肌、喙肱肌、肱二头肌、斜角肌、前锯肌、菱形肌等。

（5）常见再灌注活动：肩关节外展 120°向前抗阻（图 4-3-9）；肩头向前下抗阻。

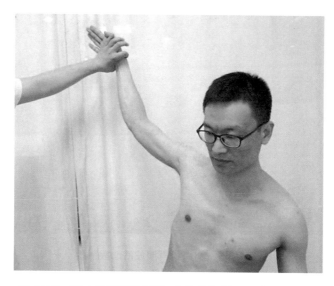

图 4-3-9　胸小肌再灌注活动,肩关节外展 120°向前下抗阻

4. 锁骨下肌

（1）肌肉附着处：锁骨下肌内侧附着于第一肋骨的内侧头附近,外侧附着在锁骨外侧头下方（图 4-3-10、4-3-11）。

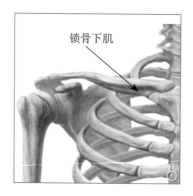

图 4-3-10　锁骨下肌起止走行
（修自：https://static.kenhub.com/images/library/）

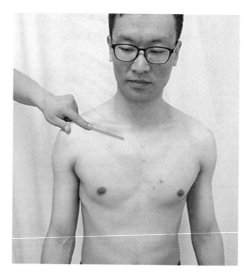

图 4-3-11　锁骨下肌大致走行

（2）主要功能：锁骨下肌的功能尚存争议，可能具有将肩膀向前、向下拉的功能。

（3）临床表现：锁骨下肌出现问题会导致锁骨下酸痛，特别是长时间伏案工作者；胸闷久咳也要注意锁骨下肌；锁骨下肌成为患肌会影响到上肢，出现上臂疼痛、上肢麻木、手麻等。

（4）主要关联肌肉：胸大肌、胸小肌、肱二头肌、斜角肌、三角肌等。

（5）常用再灌注活动：深呼吸；吹气球（图4-3-12）。

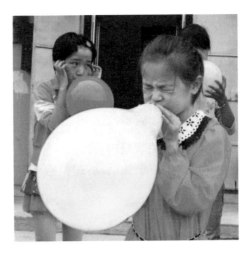

图4-3-12　锁骨下肌再灌注活动，吹气球

5. 竖脊肌

（1）肌肉附着处：竖脊肌由三组平行的肌肉组成，从外向内：髂肋肌、最长肌和棘肌；下方附着在骶骨背面和髂嵴的后面，上方附着于枕后和乳突；中间从外向内附着在肋角、脊柱横突、棘突（图4-3-13、4-3-14）。

（2）主要功能：竖脊肌能使脊柱伸展、侧屈、旋转；竖脊肌还是重要的姿势

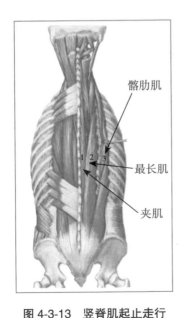

图4-3-13　竖脊肌起止走行

（修自：http://classconnection.s3.amazonaws.com/714/flashcards）

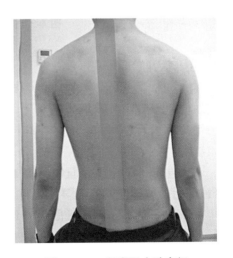

图4-3-14　竖脊肌大致走行

肌,是核心肌群的重要组成部分。

（3）临床表现:竖脊肌出现问题会导致颈后、后背、腰部的疼痛、僵硬;表现为弯腰疼痛、翻身困难,咳嗽加重。内科杂病的表现因分段分区而不同,上胸部可出现咳嗽、气喘、胸闷、心慌等心肺部疾患;胸背部出现消化系统的表现;腰骶部出现泌尿生殖系统的症状。竖脊肌还会影响到臀部和下肢肌肉,表现为腰骶部疼痛、臀部酸痛、下肢后侧疼痛麻木。

（4）主要关联肌肉:腰方肌、臀部肌肉、腹斜肌、腹直肌、髂腰肌等。

（5）常用再灌注活动:跪位抱头弯腰(图4-3-15);左右扭动腰臀部;小燕飞;伸懒腰。

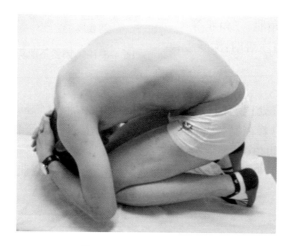

图 4-3-15　跪位抱头弯腰

6. 腰方肌

（1）肌肉附着处:腰方肌上方附着在第 12 肋缘下;内侧附着于腰 1~4 横突;下方附着在髂嵴的后面(图 4-3-16、4-3-17)。

（2）主要功能:腰方肌收缩具有使脊柱向后伸展和向同侧侧腰的功能。

（3）临床表现:腰方肌出现问题表现为腰痛、腰两侧疼痛和腰骶部疼痛,常常弯腰加重,深呼吸、咳嗽时加重,腰痛不能翻身,多伴有腰椎侧弯,不能久坐久卧。腰方肌会影响到腹部肌肉和臀部肌

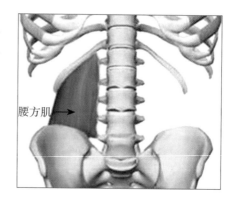

图 4-3-16　腰方肌起止走行

(修自:http://a0.att.hudong.com/53/48/011 00000000000143972485093544_s.jpg)

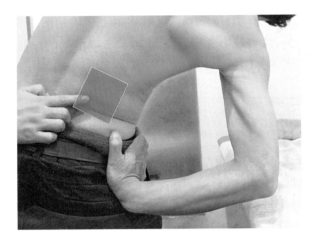

图 4-3-17 腰方肌大致走行

肉,出现臀部疼痛,甚至下肢出现症状。腰方肌成为患肌还会表现为髂嵴后疼痛、长短腿、骨盆倾斜等临床表现。临床诊断的"肾虚腰痛""腰三横突综合征"多为腰方肌的问题。

（4）主要关联肌肉:竖脊肌、臀中肌、梨状肌、阔筋膜张肌、腹斜肌、髂腰肌、股二头肌、半腱肌、半膜肌等。

（5）常用再灌注活动:弯腰找膝盖,左右交替叉腰侧身;左右扭动腰臀部（图 4-3-18）。

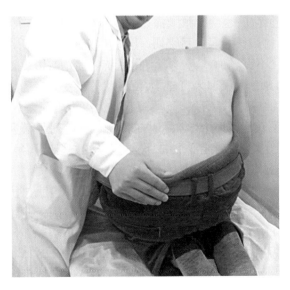

图 4-3-18 腰方肌再灌注活动,弯腰使头靠近膝关节处

7. 腹直肌

（1）肌肉附着处：腹直肌上方附着在剑突，第 5~7 肋骨的外侧；下方附着于耻骨联合耻骨嵴（图 4-3-19、4-3-20）。

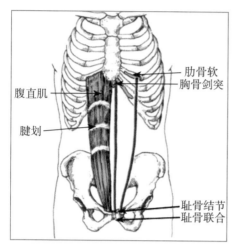

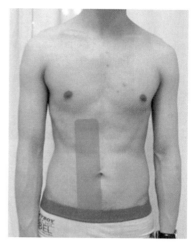

图 4-3-19　腹直肌起止走行

（修自：http://www.tengtongyixue.com/upload/image/f.jpg）

图 4-3-20　腹直肌大致走行

（2）主要功能：腹直肌收缩能使脊柱屈曲（双侧收缩）和侧屈（单侧收缩）。

（3）临床表现：腹直肌出现问题可表现为腹部的疼痛和无力，剑突附近疼痛，耻骨联合附近疼痛；也会导致腰痛、腰骶部疼痛不适。

腹直肌和内科妇科杂病关系密切。上段腹直肌出现问题临床可见上腹痛，胁肋部胀痛，消化不良、烧心、反酸等消化系统病症，如：慢性胃炎，慢性胆囊炎等。中段腹直肌为患可表现为腹痛、大便性状的改变，如：肠易激综合征，慢性肠炎、慢性溃疡性结肠炎等病症。下段腹直肌为患可表现为下腹部疼痛、便秘、腹泻、泌尿生殖系疾患，如中老年漏尿，前列腺炎、前列腺增生出现的尿频、尿无力、夜尿多、尿等待、性功能低下、阳痿早泄以及妇科杂病盆腔痛、痛经、月经不调等疾患。

（4）主要关联肌肉：胸大肌、腹斜肌、股内收肌、股直肌、竖脊肌等。

（5）常用再灌注活动：双下肢伸直并拢屈髋 30°；抱头仰卧起坐；按压患肌鼓肚子（图 4-3-21）。

8. 腹斜肌　腹内斜肌和腹外斜肌。

（1）肌肉附着处：腹内斜肌上方附着在胸廓第 10~12 肋的内侧面；下方附着在髂嵴和腹股沟韧带外侧半；内侧附着于腹白线；外侧联系到胸腰筋膜。

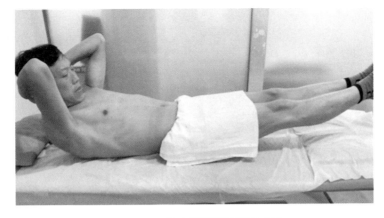

图 4-3-21　腹直肌再灌注活动方法

　　腹外斜肌上方附着在胸廓第 5~12 肋骨的外侧面；下方附着在髂嵴前部和腹股沟韧带；内侧形成腹直肌鞘的浅层（图 4-3-22、4-3-23）。

　　（2）主要功能：双侧收缩使脊柱前屈；单侧收缩使脊柱旋转（腹外斜肌收缩向对侧旋转脊柱；腹内斜肌收缩向同侧旋转脊柱）；腹斜肌同时收缩可以向同侧侧屈。

　　（3）临床表现：腹斜肌出现问题可导致腹肌无力、腹痛。腹斜肌成为患肌和内科妇科杂病相关，如消化系统腹胀、腹痛、消化不良、便秘、腹泻等；泌尿生

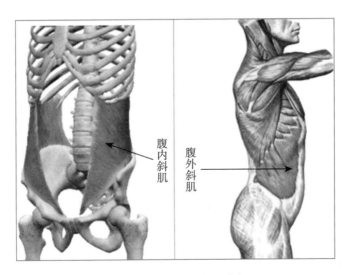

图 4-3-22　腹斜肌起止走行

（修自：http://sportmassag.ru/assets/images/anatomy/musculus 和 http://s223.photobucket.com/user/healthy-back）

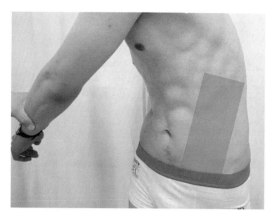

图 4-3-23　腹外斜肌大致走行

殖系疾患,如漏尿、尿频、尿急、尿无力、盆腔痛、月经不调、痛经、睾丸疼痛等。腹斜肌为患还会引起腰痛,仰肚子加重,甚至不能直腰。腹斜肌还可以影响到下肢肌肉,导致下肢疼痛麻木。

（4）主要关联肌肉:胸大肌、腹直肌、髂腰肌、股内收肌群、股直肌、腰方肌、臀中肌等。

（5）常见再灌注活动:翻身;仰卧起坐左右转身;叉腰侧身等(图 4-3-24)。

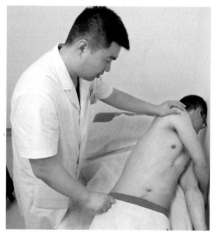
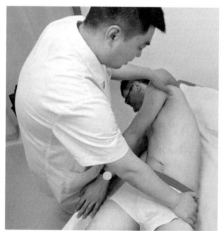

图 4-3-24　腹外斜肌再灌注活动,左右翻身

9. 膈肌

（1）肌肉附着处:膈肌是重要的呼吸肌,是胸腔和腹腔的分界,通过三个裂孔联系胸腹腔。膈肌的前面附着在剑突内侧上面,两侧附着在第 7~12 肋骨肋

软骨的内侧,后面通过膈肌脚附着在第1~2腰椎椎体的前面(图4-3-25、4-3-26)。

(2)主要功能:膈肌下方周围为肌性组织,向上移行为腱性结构称为中心腱。膈肌是重要的呼吸肌,当膈肌收缩,中心腱下拉,有助于吸气;膈肌舒张,中心腱上升,有助于呼气。膈肌还是维持腹压的重要肌肉。

(3)临床表现:膈肌出现问题会导致膈肌痉挛,中医称为"呃逆",俗称"打

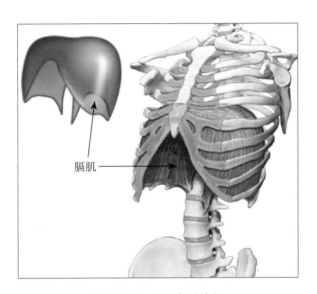

膈肌

图 4-3-25 膈肌起止走行

(修自:https://www.nlm.nih.gov/medlineplus/ency/images/
ency/fullsize/19072.jpg)

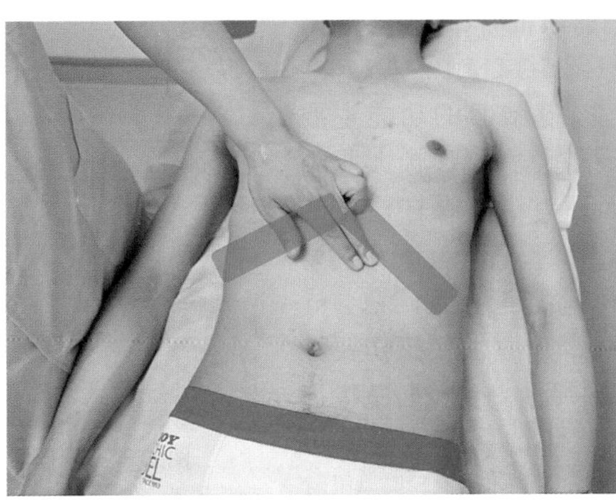

图 4-3-26 膈肌大致走行位置

嗝"。还会出现腹痛、腹胀、消化不良、胁肋部胀痛,如慢性胆囊炎、慢性胃炎的临床表现。临床出现的顽固性漏尿和便秘也不要遗漏膈肌。

(4) 主要关联肌肉:腹直肌、腹斜肌、腰方肌、髂腰肌、竖脊肌、胸锁乳突肌等。

(5) 常用再灌注活动:按压腹部鼓肚子;吹气球等(图 4-3-27)。

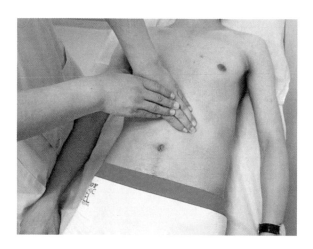

图 4-3-27　膈肌再灌注活动,按压腹部鼓肚子

10. 髂腰肌

(1) 肌肉附着处:髂腰肌是腰大肌和髂肌的合称,腰大肌上方附着在胸 12 和所有腰椎体、横突的前面,向下在腹股沟处和起于髂窝的髂肌汇合,下方共同附着在股骨小转子(图 4-3-28、4-3-29)。

(2) 主要功能:髂腰肌的功能主要为屈曲髋关节、外旋髋关节,腰大肌附着在腰椎的前面还有维持脊柱稳定的作用。

(3) 临床表现:髂腰肌出现问题会导致腰痛、背痛。一部分急性腰扭伤要注意腰大肌,表现为腰部疼痛剧烈,咳嗽加重;不能直腰;不能仰肚子;患者蹲下可以减轻疼痛;睡觉时不能伸直下肢、屈膝曲髋时舒服。髂腰肌挛缩紧张可使腰曲

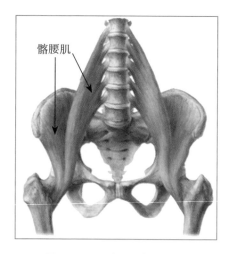

图 4-3-28　髂腰肌起止走行

(修自:http://321gomd.com/wp-content/uploads/2012/09)

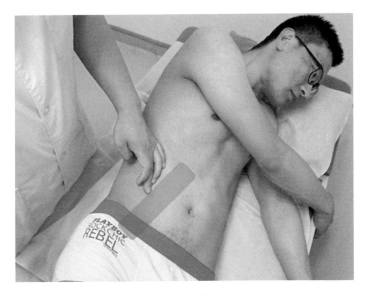

图 4-3-29　髂腰肌大致走行

加大,骨盆前倾;髂腰肌也会影响到下肢肌肉,导致下肢疼痛麻木。

　　(4) 主要关联肌肉:腹直肌、腹斜肌、腰方肌、竖脊肌、臀大肌、臀中肌、股内收肌群等。

　　(5) 常用再灌注活动:屈髋抗阻;伸髋加压;站立时高抬腿大踏步等(图4-3-30)。

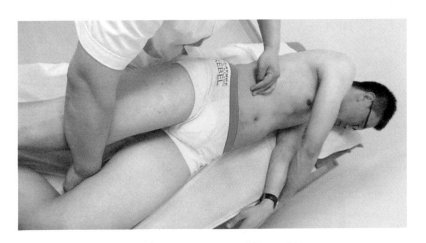

图 4-3-30　髂腰肌再灌注活动,屈髋抗阻

第四节 上 肢 肌 肉

上肢肌肉主要有三角肌、喙肱肌、肱三头肌、肱二头肌、肱肌、肱桡肌。

1. 三角肌

（1）肌肉附着处：三角肌约为三角形，下方附着在肱骨外侧的三角肌粗隆，上方前部纤维附着在锁骨下方外 1/3；中部纤维附着在肩峰附近；后部纤维附着在肩胛冈外侧下面（图 4-4-1、4-4-2）。

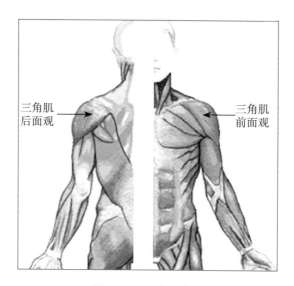

三角肌
后面观

三角肌
前面观

图 4-4-1 三角肌走行

（修自：https://upload.wikimedia.org/wikipedia/commons）

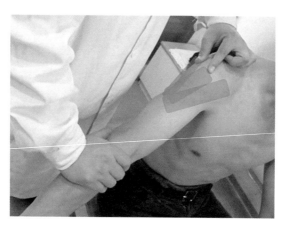

图 4-4-2 三角肌大致走行

（2）主要功能：三角肌具有外展功能，前部纤维能使肩关节屈曲、内旋、水平内收，后部纤维能使肩关节伸展、外旋、水平外展。

（3）临床表现：三角肌出现问题可表现为三角肌局部疼痛，上臂外展疼痛加重，甚至功能受限；前屈、后伸、水平内收、水平外展时疼痛和受限也要注意三角肌是否有问题；三角肌常常会影响到其他协同肌。

（4）主要关联肌肉：前部纤维和肱二头肌、喙肱肌、胸大肌、胸小肌、锁骨下肌关系密切；中部纤维和冈上肌、斜方肌关系密切；后部纤维和肱三头肌、冈下肌、小圆肌关系密切。

（5）常用再灌注活动：外展上臂抗阻；水平内收抗阻；屈曲上臂抗阻；（前部纤维）水平外展抗阻；（后部纤维）后伸抗阻（图4-4-3）。

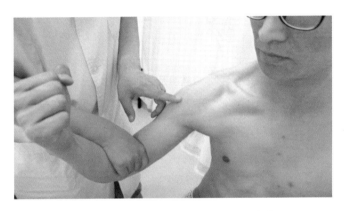

图4-4-3　三角肌再灌注活动，屈曲上臂抗阻

2. 喙肱肌

（1）肌肉附着处：顾名思义，喙肱肌联系喙突和肱骨内侧中部，下方附着处和三角肌粗隆几乎在同一水平（图4-4-4、4-4-5）。

（2）主要功能：喙肱肌收缩时可以前屈肩关节，还具有内收肩关节的作用。

（3）临床表现：喙肱肌出现问题可表现为肩膀疼痛，外展梳头的动作时疼痛加重，甚至无法完成，上臂后伸受限；喙肱肌会影响到上臂和前臂相关协同肌，导致前臂内侧疼痛麻木，手指麻木以尺侧为重。

（4）主要关联肌肉：肱二头肌、三角肌、胸大肌、胸小肌、锁骨下肌、背阔肌、大圆肌等。

（5）常用再灌注活动：屈曲上臂抗阻；内收上臂抗阻；外展上臂加压；后伸上臂加压（图4-4-6）。

3. 肱三头肌

（1）肌肉附着处：肱三头肌下方附着于尺骨鹰嘴，上方分为三个头：长头附

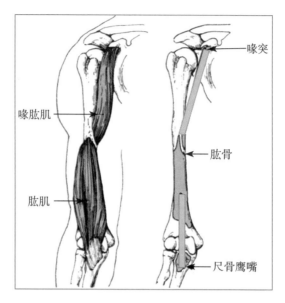

图 4-4-4　喙肱肌及肱肌起止走行

（修自：http://www.tengtongyixue.com/upload/image/g2.jpg）

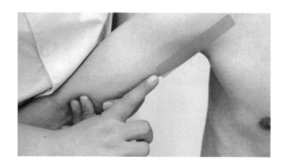

图 4-4-5　喙肱肌大致走行

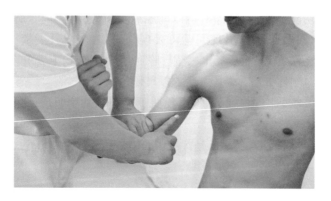

图 4-4-6　喙肱肌再灌注活动，上臂屈曲抗阻

着在肩胛骨的盂下结节;外侧头附着在肱骨后面桡神经沟外上;内侧头位于桡神经沟内下方(图 4-4-7、4-4-8)。

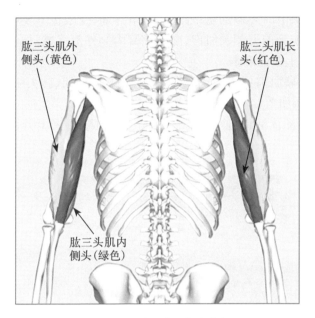

图 4-4-7　肱三头肌起止走行

(修自:https://upload.wikimedia.org/wikipedia/commons)

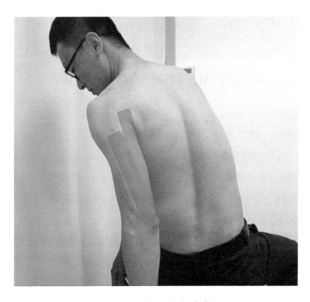

图 4-4-8　肱三头大致走行

（2）主要功能：肱三头肌主要具有伸肘功能，长头附着在肩胛骨盂下结节，还能使肩关节外展、后伸。

（3）临床表现：肱三头肌出现问题会导致尺骨鹰嘴处疼痛、上臂后侧疼痛、伸肘或后伸肩关节时疼痛加重；外展肩关节疼痛、受限也不要遗漏肱三头肌；肱三头肌会影响到前臂相关肌肉，出现前臂内侧外侧疼痛，如网球肘、高尔夫球肘，还会引起上肢的麻木。

（4）主要关联肌肉：肱二头肌、肱桡肌、肱肌、喙肱肌、胸大肌、冈下肌、小圆肌、大圆肌、背阔肌等。

（5）常用再灌注活动：伸肘抗阻；后伸上臂抗阻；外展上臂抗阻（长头）（图4-4-9）。

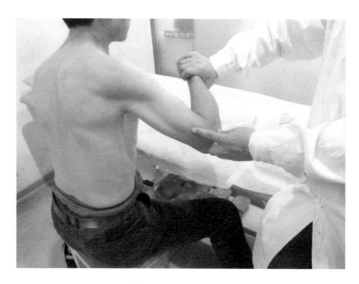

图4-4-9　肱三头肌再灌注活动，伸肘抗阻

4. 肱二头肌

（1）肌肉附着处：肱二头肌下方附着在桡骨粗隆，上方分为两个头，长头附着在肩胛骨盂上结节，短头附着在肩胛骨喙突（图4-4-10、4-4-11）。

（2）主要功能：肱二头肌有两大功能：一个是针对肘关节，具有屈肘、前臂旋后（外旋）的功能；另一个就是针对肩关节，主要有屈曲肩关节的功能，长头还有外展肩关节、短头还有内收肩关节的功能。

（3）临床表现：肱二头肌出现问题可导致前臂近端疼痛，外旋时加重，伸肘受限；还会导致肩关节疼痛，外展、前屈、后伸加重或受限。

（4）主要关联肌肉：肱肌、肱桡肌、喙肱肌、三角肌前部纤维、胸大肌、胸小肌、肱三头肌等。

（5）常用再灌注活动：外旋前臂抗阻；屈肘抗阻；屈曲上臂抗阻（图 4-4-12）。

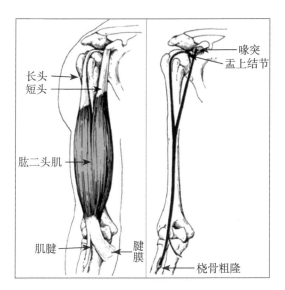

图 4-4-10 肱二头肌起止走行
（修自：http://pic.baike.soso.com/p/20140220）

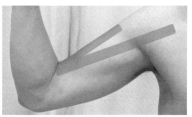

图 4-4-11 肱二头肌大致走行

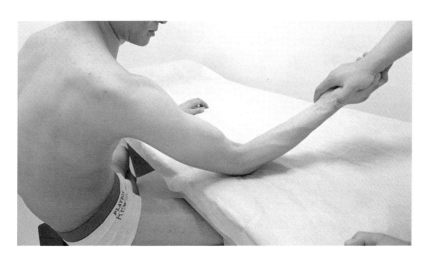

图 4-4-12 肱二头肌再灌注活动，外旋前臂抗阻

5. 肱肌

（1）肌肉附着处：肱肌位于肱二头肌的深部，下方附着在尺骨粗隆，上方大约在三角肌粗隆下面（图 4-4-13）。

（2）主要功能：肱肌具有屈肘、前臂旋前（旋内）的功能。

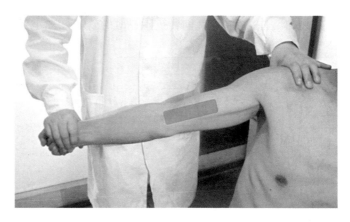

图 4-4-13 肱肌大致走行

（3）临床表现：肱肌出现问题可导致前臂疼痛，内旋屈肘时加重，甚则伸肘障碍。肱肌会影响到桡神经，导致前臂和手指的麻木。

（4）主要关联肌肉：肱二头肌、肱桡肌、腕屈肌群等。

（5）常用再灌注活动：内旋前臂屈肘抗阻（图 4-4-14）。

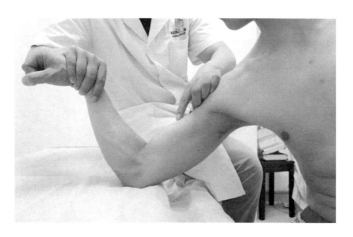

图 4-4-14 肱肌再灌注活动形式，内旋前臂屈肘抗阻

6. 肱桡肌

（1）肌肉附着处：肱桡肌上方附着在肱骨外上髁上方，下面附着在桡骨茎突外侧（图 4-4-15、4-4-16）。

（2）主要功能：肱桡肌具有屈肘功能，主要在中立位时屈肘；还可以使外旋和内旋的前臂恢复到中立位。

（3）临床表现：肱桡肌出现问题可导致前臂疼痛、腕关节外侧疼痛，临床多见肱骨外上髁炎、桡骨茎突狭窄性腱鞘炎。

（4）主要关联肌肉：肱肌、肱二头肌、肱三头肌、冈下肌、冈上肌等。

（5）常用再灌注活动：中立位屈肘抗阻（图 4-4-17）。

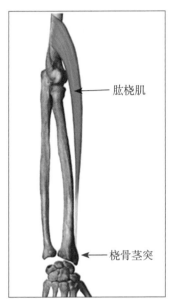

图 4-4-15　肱桡肌起止走行

（修 自：http://images.slideplayer.
com/11/3318675/）

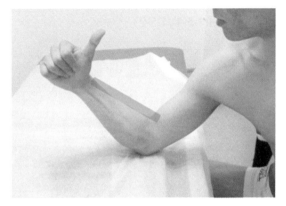

图 4-4-16　肱桡肌大致走行

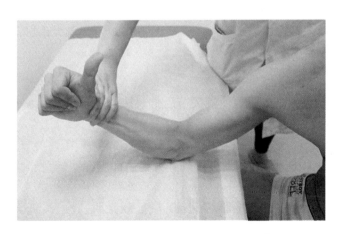

图 4-4-17　肱桡肌再灌注活动，中立位屈肘抗阻

第五节　下肢肌肉

下肢肌肉主要有臀大肌、臀中肌、臀小肌、梨状肌、阔筋膜张肌、股四头肌、缝匠肌、股二头肌、半腱肌、半膜肌、股内收肌群、腘肌、腓肠肌、比目鱼肌、腓骨长肌、腓骨短肌、第三腓骨肌、胫骨前肌。

1. 臀大肌

（1）肌肉附着处：臀大肌是臀部最大，最丰满的肌肉，上方附着在髂骨后面，骶骨背面；下方分为两部分，前部纤维连接到髂胫束，后部纤维附着到股骨臀肌粗隆（图 4-5-1、4-5-2）。

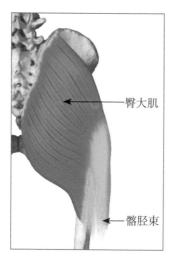

图 4-5-1　臀大肌起止走行

（修自：http://depts.washington. edu/msatlas/images/213.jpg）

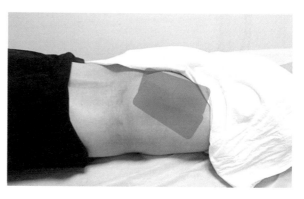

图 4-5-2　臀大肌大致走行

（2）主要功能：臀大肌能使髋关节后伸、外旋，前部纤维能使髋关节外展，后部纤维能使髋关节内收。

（3）临床表现：臀大肌出现问题可导致腰骶部疼痛、骶髂关节处疼痛、尾骨疼痛，攀爬和上坡时疼痛明显；会影响到大腿后面腘绳肌，弯腰时腘绳肌紧张，直腿抬高试验（+）。

（4）主要关联肌肉：臀中肌、臀小肌、阔筋膜张肌、股二头肌、半腱肌、半膜肌、腹直肌、髂腰肌等。

（5）常用再灌注活动：外展髋关节抗阻；后伸髋关节抗阻；屈髋加压（图 4-5-3）。

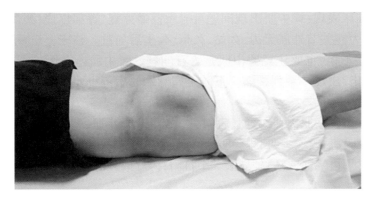

图 4-5-3　臀大肌再灌注活动,后伸髋关节抗阻

2. 臀中肌

(1) 肌肉附着处:臀中肌上方附着在髂骨的前后臀线之间,下方附着在股骨大转子外侧(图 4-5-4、4-5-5)。

(2) 主要功能:臀中肌是人体最重要的外展髋关节的肌肉,前部纤维能使髋关节屈曲、内旋,后部纤维能使髋关节伸展、外旋。

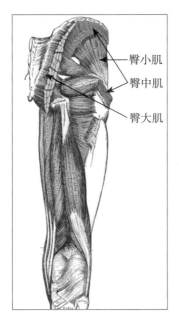

臀小肌

臀中肌

臀大肌

图 4-5-4　臀中肌起止走行

(修自:https://upload.wikimedia.org/wikipedia/commons)

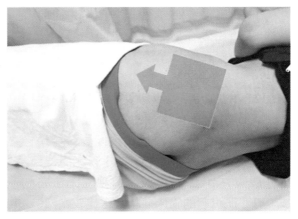

图 4-5-5　红色指示臀中肌

（3）临床表现：臀中肌出现问题可导致髂嵴疼痛、臀部疼痛、腰骶部疼痛，还会表现为髋关节外展无力，久站、久行、久坐后加重。临床上出现单脚站立不稳，走路不稳，也要注意臀中肌是否有问题。臀中肌还会影响到腰部肌肉和下肢肌肉，出现一系列腰痛。下肢疼痛麻木的病例也要注意臀中肌是否有问题。

（4）主要关联肌肉：腰方肌、腹斜肌、梨状肌、臀小肌、臀大肌、阔筋膜张肌、半腱肌、半膜肌、股二头肌、腓肠肌、腓骨长肌等。

（5）常用再灌注活动：外展髋关节抗阻；内旋或外旋髋关节（图 4-5-6）。

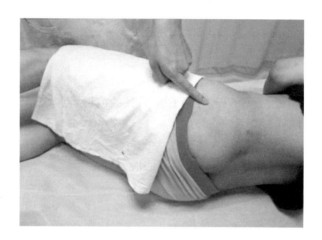

图 4-5-6　臀中肌再灌注活动，外展髋关节抗阻

3. 臀小肌

（1）肌肉附着处：臀小肌位于臀中肌的深部，上方附着在前后臀线之间的髂骨外面，下方附着在股骨大转子的前缘（图 4-5-7、4-5-8）。

（2）主要功能：臀小肌具有外展和内旋髋关节的功能，还有轻微的屈髋功能。

（3）临床表现：臀小肌出现问题会导致腰骶部疼痛，久站加重；臀部外侧疼痛；甚则外展髋关节无力，患肢金鸡独立无法完成。臀小肌引起的临床症状常常比较剧烈，会引起臀部、大腿、小腿疼痛麻木。

（4）主要关联肌肉：梨状肌、臀中肌、阔筋膜张肌、腓骨长肌、腰方肌、腹斜肌等。

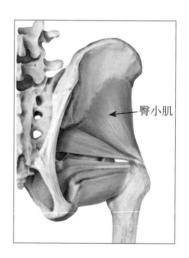

臀小肌

图 4-5-7　臀小肌起止走行

（修自：http://www.yoganatomy.com/wp-content/uploads）

（5）常用再灌注活动：外展髋关节抗阻；外展内旋髋关节（图 4-5-9）。

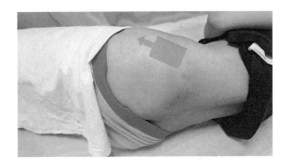

图 4-5-8　臀小肌大致位置

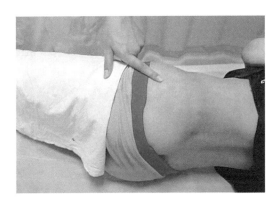

图 4-5-9　臀小肌再灌注活动，外展髋关节抗阻

4. 梨状肌

（1）肌肉附着处：梨状肌属于深部旋髋肌，内侧附着于骶骨前面第 2、3、4 骶前孔边缘，外侧附着在股骨大转子上缘（图 4-5-10、4-5-11）。

（2）主要功能：梨状肌具有外展、外旋髋关节，稳定髋关节的功能。

（3）临床表现：梨状肌出现问题常常表现出比较剧烈的腰臀腿部疼痛，内收内旋时加重，外展外旋时疼痛减轻或消失。梨状肌会影响到深部旋髋肌和下肢肌肉，导致下肢麻木疼痛，即所谓的坐骨神经后侧的问题。

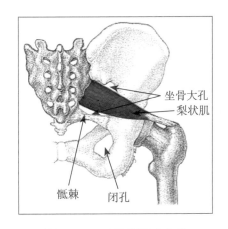

图 4-5-10　梨状肌起止走行

（修自：http://www.tinengwang.com/uploads/allimg）

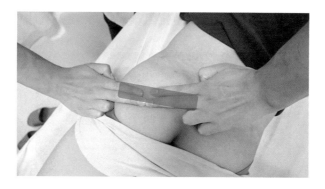

图 4-5-11　梨状肌大致走行

（4）主要关联肌肉：腰方肌、臀大肌、臀中肌、臀小肌、深部旋髋肌、股二头肌、半腱肌、半膜肌、腓肠肌等。

（5）常用再灌注活动：内收髋关节加压 + 外展髋关节抗阻（图 4-5-12）。

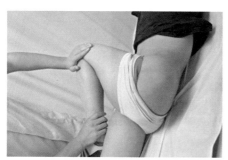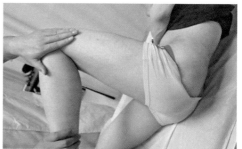

图 4-5-12　梨状肌再灌注活动，内收髋关节加压 + 外展髋关节抗阻

5. 阔筋膜张肌

（1）肌肉附着处：阔筋膜张肌上方附着在髂前上棘、髂嵴的前外侧缘，下方移行为髂胫束（图 4-5-13、4-5-14）。

（2）主要功能：阔筋膜张肌具有屈曲、外展、内旋髋关节的功能，还具有固定约束股外侧肌的作用。

（3）临床表现：阔筋膜张肌出现问题可导致大腿外侧疼痛，髋关节外侧疼痛，髂骨外侧疼痛，外展、屈髋时疼痛加重或出现功能受限，侧卧时疼痛加重。弹响髋要特别注意阔筋膜张肌。阔筋膜张肌会影响到小腿，导致小腿外侧疼痛。内外侧膝关节疼痛都不要遗漏阔筋膜张肌。

（4）主要关联肌肉：臀大肌、臀小肌、臀中肌、腰方肌、腹斜肌、缝匠肌、股四头肌、腓骨长肌等。

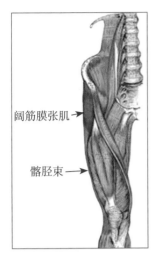

图 4-5-13　阔筋膜张肌起止走行
（修自：http://thewellnessdigest.com/
wp-content/uploads）

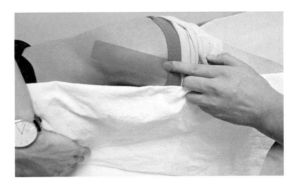

图 4-5-14　阔筋膜张肌大致走行

（5）常用再灌注活动：外展髋关节抗阻；屈髋抗阻；外展内旋髋关节等（图4-5-15）。

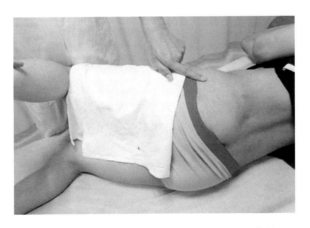

图 4-5-15　阔筋膜张肌再灌注活动,外展髋关节抗阻

6. 股四头肌

（1）肌肉附着处：股四头肌下方通过髌韧带附着在胫骨粗隆,上方分为四个头,分别为股外侧肌、股中间肌、股内侧肌和股直肌。股外侧肌通过股骨粗线外侧唇向上至股骨臀肌粗隆、大转子;股中间肌附着在股骨前方的上 3/4;股内侧肌通过股骨粗线内侧唇向上至股骨转子间线；股直肌附着在髂前下棘和髋臼上缘(图4-5-16、4-5-17)。

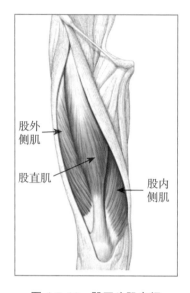

图4-5-16　股四头肌走行

(修自:http://imgc.allpostersimages.com/images)

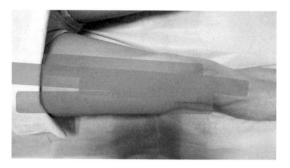

图4-5-17　股四头肌大致走行

(2) 主要功能:股四头肌是人体中唯一具有伸膝功能的肌肉,另外股直肌还具有屈曲髋关节的功能。

(3) 临床表现:股四头肌出现问题可表现为膝关节疼痛、肿胀、弹响、无力。无力主要表现为走路打软腿,久坐或蹲下时站立困难;髌韧带附近疼痛,胫骨粗隆附近疼痛;甚至膝关节屈伸疼痛,活动障碍;髋关节前方疼痛,屈髋疼痛加重伴无力。一部分青少年生长期膝关节疼痛,股神经牵拉试验(+),都要注意股四头肌是否存在问题。

(4) 主要关联肌肉:阔筋膜张肌、腹直肌、腹斜肌、缝匠肌、股内收肌群、腓骨长肌、胫骨前肌、腓肠肌等。

(5) 常用再灌注活动:伸膝抗阻;伸髋抗阻(股直肌);向下推髌骨(图4-5-18)。

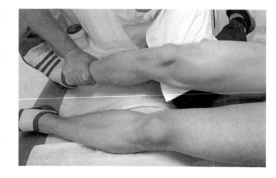

图4-5-18　股四头肌再灌注活动,伸膝抗阻

7. 缝匠肌

（1）肌肉附着处：缝匠肌上方附着在髂前上棘，下方附着在胫骨上段内侧面（图4-5-19、4-5-20）。

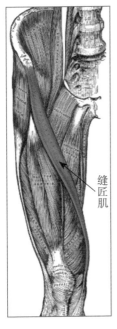

图4-5-19　缝匠肌起止走行

（修自：http://www.nabla.cz/obsah/biologie/kapitoly）

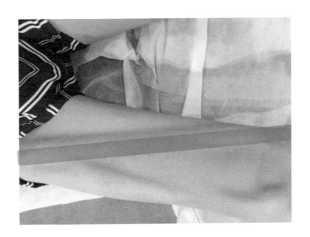

图4-5-20　缝匠肌大致走行

（2）主要功能：缝匠肌具有屈曲、外展、外旋髋关节，屈曲膝关节，内旋膝关节的作用（图4-5-21）。

（3）临床表现：缝匠肌成为患肌会出现髂前上棘附近疼痛，大腿前面疼痛，膝关节内侧疼痛，屈膝屈髋时症状明显，做踢毽子的动作时会出现疼痛，"4"字试验（+），髋关节内收障碍。

（4）主要关联肌肉：阔筋膜张肌、内收肌群、股四头肌、半肌、臀部肌肉等。

（5）常用再灌注活动：伸膝位内旋髋关节＋外旋髋关节；屈髋抗阻（图4-5-22）。

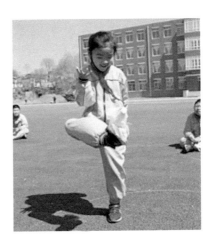

图4-5-21　缝匠肌功能表现

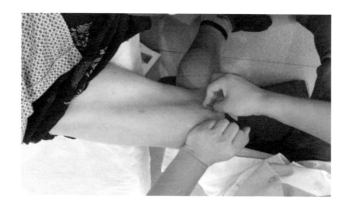

图 4-5-22 缝匠肌再灌注形式,屈髋抗阻

8. 股二头肌

（1）肌肉附着处：股二头肌下方附着在腓骨头和胫骨外侧髁，上方分为两个头：长头附着在坐骨结节；短头附着在股骨粗线外侧唇（图 4-5-23、4-5-24）。

（2）主要功能：股二头肌具有后伸、外旋髋关节，屈曲、外旋膝关节的功能。

（3）临床表现：股二头肌成为患肌可出现坐骨结节处疼痛，膝关节外侧疼痛，屈膝下蹲加重，上下楼梯加重。站立位，伸直膝关节，弯腰摸脚尖时，大腿后面紧绷受限。若出现大腿后面、小腿后面疼痛麻木，直腿抬高试验（+）等所谓坐骨神经症状，要

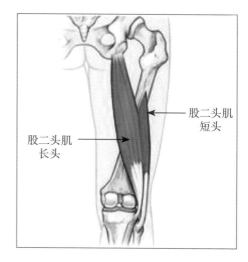

图 4-5-23 股二头肌起止走行

（修自：http://3.im.guokr.com/1sugW3nsvqWwPiEaraN24JF04g2NgHxcO7TbiJnWmBjhAAAA-gAAAEpQ.jpg）

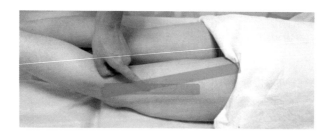

图 4-5-24 股二头肌大致走行

注意股二头肌是否出现问题。股二头肌还会影响到腰部臀部,出现腰骶部疼痛、臀部疼痛。

(4) 主要关联肌肉:半腱肌、半膜肌、腓肠肌、腓骨长肌、臀大肌、臀中肌、臀小肌、竖脊肌、腰方肌、髂腰肌等。

(5) 常见再灌注活动:伸髋抗阻;屈膝抗阻;伸膝位屈髋加压(图4-5-25)。

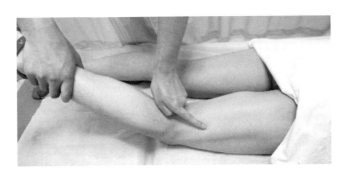

图 4-5-25　股二头肌再灌注活动,屈膝抗阻

9. 半腱肌、半膜肌

(1) 肌肉附着处:半腱肌、半膜肌合称半肌,上方都附着在坐骨结节,半膜肌下方附着在胫骨内侧髁的后内侧,半腱肌下方附着的位置比半膜肌靠下一点,位于胫骨上端内侧(图4-5-26、4-5-27)。

(2) 主要功能:半肌的功能具有伸展、内旋髋关节,屈曲膝关节,内旋膝关节(屈膝时)的作用。

(3) 临床表现:半肌成为患肌的临床表现和股二头肌有很多相似之处:坐骨结节处疼痛,膝关节内侧疼痛,内膝眼疼痛,屈膝加重,上下楼梯加重,下楼梯会更明显,完全下蹲困难。站立位伸直膝关节,弯腰摸脚尖受限,大腿后面紧绷感。若出现直腿抬高试验(+)、大腿和小腿后面疼痛麻木等所谓坐骨神经的症状时,要注意半肌是否出现问题。半肌还会影响到腰臀部肌肉,出现腰骶部疼痛、臀部疼痛。

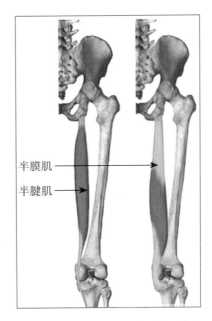

半膜肌

半腱肌

图 4-5-26　半膜肌和半腱肌起止走行

(修自:http://tieba.baidu.com/p/1516375582)

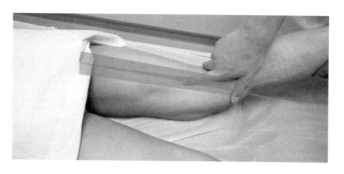

图 4-5-27　半腱肌、半膜肌大致走行

(4) 主要关联肌肉：股二头肌、大收肌、臀大肌、臀中肌、臀小肌、髂腰肌、竖脊肌、腰方肌、腓肠肌、比目鱼肌等。

(5) 常见再灌注活动：伸髋抗阻；屈膝抗阻；伸膝位屈髋加压(图 4-5-28)。

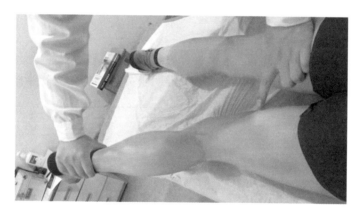

图 4-5-28　半膜肌、半腱肌再灌注活动，屈膝抗阻

10. 股内收肌群

(1) 肌肉附着处：股内收肌群包括：耻骨肌、短收肌、长收肌、大收肌、股薄肌。耻骨肌上方附着于耻骨上支，下方附着于股骨耻骨肌线；短收肌上方附着于耻骨下支外面，下方附着于股骨耻骨肌线和股骨粗线内侧唇近侧半；长收肌上方附着于耻骨嵴和耻骨联合之间，下方附着于股骨粗线内侧唇中 1/3；大收肌上方附着于耻骨下支、坐骨支、坐骨结节，下方附着于股骨粗线内侧唇、股骨内侧髁上线和收肌结节(图 4-5-29)；股薄肌上方附着于耻骨下支，下方附着于胫骨上段内侧。

(2) 主要功能：内收肌群的共同功能是内收、屈曲髋关节；不同功能是大收肌可以伸展髋关节,股薄肌还有屈曲膝关节的功能。

（3）临床表现:内收肌群出现问题会导致弹响髋、膝关节内侧疼痛、外展髋关节受限、屈髋受限。临床不少内科妇科杂病,要注意股内收肌群,如:腹痛、盆腔痛、痛经、月经不调、前列腺炎、前列腺增生、顽固性漏尿、输尿管结石、痔疮、肛门收缩无力等。

（4）主要关联肌肉:股四头肌、缝匠肌、腹直肌、腹斜肌、髂腰肌等。

（5）常用再灌注活动:髋关节内收抗阻;髋关节屈曲抗阻;髋关节外展加压（图4-5-30）。

11. 腘肌

（1）肌肉附着处:腘肌外侧附着在股骨外侧髁的外侧部,内侧附着在胫骨近端的后面（图4-5-31、4-5-32）。

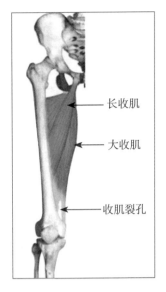

图 4-5-29　部分内收肌
（修自:http://tieba.baidu.com/p/1516375582）

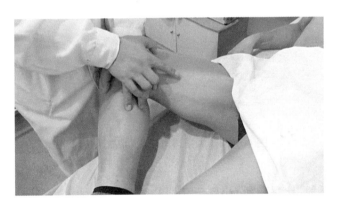

图 4-5-30　内收肌群再灌注活动,髋关节内收抗阻

（2）主要功能:腘肌主要具有屈曲膝关节的功能,特别是屈膝起始时起到解锁作用。

（3）临床表现:腘肌出现问题会导致腘窝后疼痛、肿胀;过度伸展膝关节时疼痛;屈伸膝关节疼痛、不能完全屈膝,上下楼梯加重,尤其是下楼梯时。

（4）主要关联肌肉:小腿三头肌、半腱肌、半膜肌、股二头肌、股四头肌、腓骨长肌等。

（5）常用再灌注活动:屈膝抗阻（图4-5-33）。

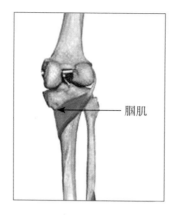

图 4-5-31　腘肌起止走行

（修自：http://tieba.baidu.com/
p/1516375582）

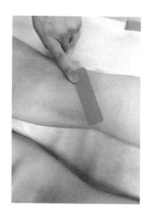

图 4-5-32　腘肌大致走行

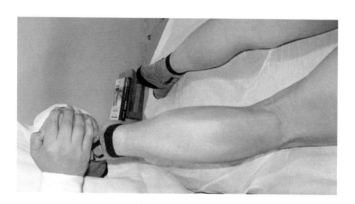

图 4-5-33　腘肌再灌注活动，屈膝抗阻

12.腓肠肌、比目鱼肌(小腿三头肌)

（1）肌肉附着处：腓肠肌和比目鱼肌合称小腿三头肌，下方通过跟腱附着于跟骨结节，上方腓肠肌内外侧头分别附着于股骨内外侧髁后面；比目鱼肌附着在胫骨后面、比目鱼肌线、腓骨头后面（图 4-5-34、4-5-35）。

（2）主要功能：小腿三头肌的共同功能是跖屈踝关节，另外腓肠肌还有屈膝的功能。

（3）临床表现：小腿三头肌出现问题可表现为膝关节疼痛，上下楼梯加重，特别是下楼梯时；疼痛在屈膝时明显，不能完全下蹲；跟骨疼痛，脚底疼痛、麻木，小腿疼痛，小腿抽筋，劳累或受凉后加重。还有部分腰骶部疼痛等和小腿三头肌密切相关。

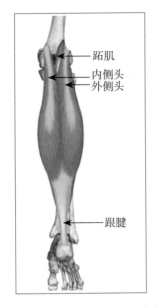

图 4-5-34　小腿三头肌起止走行
（修自：http://tieba.baidu.com/p/
1516375582）

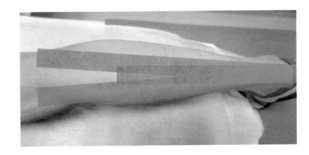

图 4-5-35　小腿三头肌大致走行

（4）主要关联肌肉：股二头肌、半腱肌、半膜肌、腘肌、臀大肌、臀中肌、臀小肌、梨状肌、竖脊肌等。

（5）常用再灌注活动：踝关节跖屈抗阻；屈膝抗阻（腓肠肌）（图 4-5-36）。

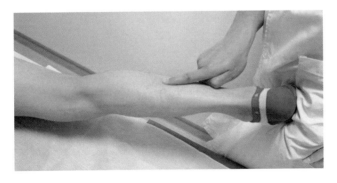

图 4-5-36　小腿三头肌再灌注活动，踝关节跖屈抗阻

13. 腓骨长肌、腓骨短肌、第三腓骨肌

（1）肌肉附着处：腓骨长肌、腓骨短肌、第三腓骨肌合称腓骨肌。腓骨长肌上方附着于腓骨头和腓骨外侧的上 2/3，下方附着于第一趾骨和中间楔骨外

侧面；腓骨短肌上方附着于腓骨外侧面的下 2/3，下方附着于第五跖骨基底部；第三腓骨肌上方附着于腓骨前面下 1/3，下方附着于第五跖骨背面（图 4-5-37、4-5-38）。

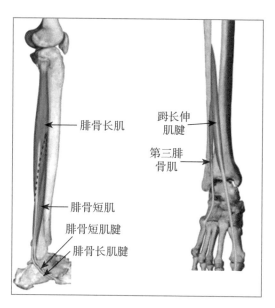

图 4-5-37　腓骨长肌、腓骨短肌起止走行
（修自：http://tieba.baidu.com/p/1516375582）

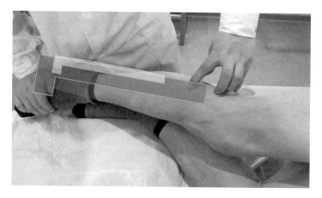

图 4-5-38　腓骨长肌、腓骨短肌、第三腓骨肌大致走行

（2）主要功能：腓骨肌的共同功能是使足外翻，另外腓骨长肌和腓骨短肌能使踝跖屈，第三腓骨肌能使踝背屈。

（3）临床表现：腓骨肌成为患肌表现为膝关节外侧疼痛，小腿外侧疼痛、麻木，脚趾麻木，脚掌疼痛，活动后加重。腓骨肌会影响到大腿肌肉，出现大腿外侧疼痛。陈旧性踝扭伤（外侧韧带）、髋关节外侧疼痛、膝关节内侧疼痛也不要忽略腓骨肌。

（4）主要关联肌肉：趾长伸肌、胫骨前肌、小腿三头肌、阔筋膜张肌、臀小肌、臀中肌、腰方肌等。

（5）常用再灌注活动：足外翻抗阻；踝跖屈抗阻；下肢外展抗阻（图 4-5-39）。

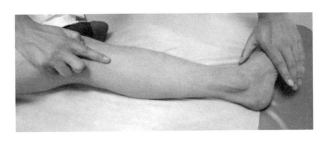

图 4-5-39　三块肌肉再灌注活动，足外翻抗阻

14. 胫骨前肌

（1）肌肉附着处：胫骨前肌上方附着于胫骨外侧髁、胫骨近侧段，下方附着于内侧楔骨跖面和第一趾骨底部（图 4-5-40、4-5-41）。

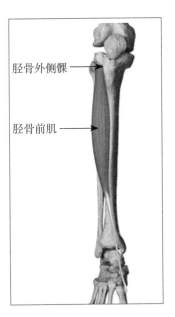

胫骨外侧髁

胫骨前肌

图 4-5-40　胫骨前肌起止走行
（修自：http://tieba.baidu.com/p/
1516375582）

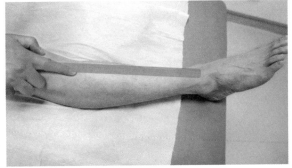

图 4-5-41　胫骨前肌大致走行

（2）主要功能：胫骨前肌能使踝背屈和足内翻。

（3）临床表现：胫骨前肌成为患肌表现为胫骨前面疼痛，大脚趾疼痛、麻木，脚踝无力，大脚趾背屈障碍，甚则胫前肌肌肉萎缩。陈旧性踝扭伤，膝关节疼痛、大脚骨疼痛（拇指外翻疼痛）、脚内侧疼痛也要注意胫骨前肌的问题。

（4）主要关联肌肉：腓骨肌、股直肌、姆长伸肌等。

（5）常见再灌注活动：足内翻抗阻；足背屈抗阻（图4-5-42）。

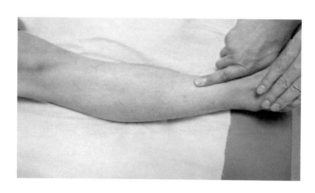

图4-5-42　胫骨前肌再灌注活动，足内翻抗阻

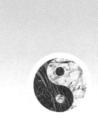

第五章　功能性肌肉病理学

上一章主要介绍的是浮针作用的相关生理学。本章要讨论的主要内容是相关浮针适应证的病理学,我们称它为功能性肌肉病理学。

功能性肌肉病理学这个词是我们自创的。读完本章,大家就会明白浮针适应证的主要病因是肌肉发生了功能性的改变,这个变化主要是电生理的变化,并没有明显的可以从影像学显示出来的器质性变化。因此,我们命名为功能性肌肉病理学,是否合适请各位专家拍砖。

介绍功能性肌肉病理学之前,我们先从慢性疼痛形成原因的诸多学说谈起。

第一节　几个典型的病理观点

一、粘连瘢痕说

在疼痛的形成原因中,很多医生认为粘连瘢痕是主要原因,需要松解粘连。不仅仅是国内医生,西方也曾有很多学者认为瘢痕粘连是罪魁祸首,因为疼痛部位触摸时硬实,很像肌肉纤维化(瘢痕),认为相关肌肉曾经受到损伤,产生瘢痕而愈合[1]。可是,至今为止,没有一篇报道证实相关肌肉中有瘢痕的病理切片。只有两篇论文论及于此,一篇用狗为模型[2],另一篇以人为模型[3],

[1] Fischer AA.Trigger point injection:In:Physiatric Procedures in Clinical Practice. Edited by Lennard TA [M]. Hanley & Belfus,Philadelphia,1995:28-35.

[2] Simons DG,Stolov WC. Microscopic features and transient contraction of palpable bands in canine muscle [J]. Am J Phys Med,1976(55):65-88.

[3] Reitinger A,Radner H,Tilscher H,et al. Morphologische Untersuchung an triggerpunkten [Morphologic study of trigger points][J]. Manuelle Medizin,1996(34):256-262.

两篇论文都显示收缩结节的存在,可是都没有在病理切片上发现瘢痕的蛛丝马迹。我们认为粘连学说一般情况下应该不成立,因为:①没有影像学上的支持。②如果粘连导致疼痛,那么皮肤上的瘢痕也应该疼痛,可是事实不是这样。③用针或刀深入到肌肉、骨膜,会造成渗出,形成新的粘连。推断下去,应该更为疼痛,这也与事实不符。④如果真的粘连,那么不仅仅中医的诸多方法应该没有效果,西药也应该没有效果,即使临时缓解也应该不可能。

二、筋出槽、骨错缝

"筋出槽、骨错缝"也被认为是疼痛的原因之一。该学说分析:如果骨关节正常的间隙或相对位置关系发生了细微的变化,并引起关节活动范围受限时,则称之为"骨错缝"或"骨缝开错"。"筋出槽、骨错缝"可发生于任何关节部位,而脊柱则是好发的部位之一。可惜,"筋出槽、骨错缝"都没有影像学的支持,而且完全解释不了针灸、药物等治疗的有效性。

三、神经病变学说

加拿大温哥华有位华裔教授 Dr. Chan Gunn,中文名字叫颜质灿,出生在马来西亚,在剑桥大学学的医学,他的治疗方法 Intramuscular Stimulation(IMS)很有名,在西方疼痛学界享有盛誉。有个网站 http://istop.org/,大家可以参看。不少同行把 IMS 看做是干针的一种。Dr. Gunn 认为,慢性疼痛的形成是因为运动神经(特别是神经根)的病变(neuropathy)引起[1][2]。虽然肌肉,尤其是骨骼肌,与脊髓、运动神经紧密相关,没有脊髓和运动神经的参与,肌肉就是一堆废肉,但把多数慢性疼痛的原因归咎于神经,得不到临床的支持。因为如果真的是由于运动神经病变造成,那么:①慢性疼痛就难以恢复,因为神经细胞的修复能力很差。事实上,大部分慢性疼痛持续的时间都不很长。②这类疼痛就应该与天气变化、活动体位没有关联,事实并非如此。③非甾体类镇痛药就应该完全没有效果。

慢性疼痛是困扰人类的大问题。古今中外,对其病因病理的认识庞杂繁多,治疗方法更是五花八门。上面举了几个典型例子,感谢众多前辈的努力,但我们认为这些观点都有很大偏颇。那么,慢性疼痛的原因究竟是什么呢?本章介绍一个新观点:患肌。

患肌(pathological tight muscle)是我们在 2014 年 12 月提出的概念,其含

[1] Gunn CC.Neuropahtic Pan:a new theory of chronic pain of intrinsic origin [J]. Ann Roy Col Phys Surg Canada,1989(22):327-330.

[2] Gunn CC.Neuropahtic Pan:Diagnosis and treatment of segmental irritation or sensitization [J]. J Musculoske Pain 1997(4):119-134.

义是:存在一个或多个 myofascial trigger points(MTrP)的肌肉,也就是,在运动中枢正常的情况下,肌肉放松时,出现病理性紧张的肌肉。因此,要了解患肌,必先了解 MTrP。

第二节　´MTrP、患肌的由来

患肌与 myofascial trigger point(MTrP)密切相关。

MTrP 是由于肌电生理的变化,造成受累肌上的某些局限小区或者局限点较其他区域敏感,在外界较轻的压力下可激发出压痛或者疼痛。虽然常常被大多数的医学工作者所忽略,但对于疼痛研究来说,尤其是在非药物治疗疼痛的领域内,MTrP 是个非常重要的概念。MTrP 的重要性不仅仅体现在浮针疗法的临床,也体现在其他疼痛治疗方法、疼痛疾病的诊断以及对疼痛机制的理解上。

myofascial 是合成词,myo- 表示"肌肉的",-fascial 作"筋膜的"解,trigger 既动词也是名词,意思是"引发、引起、触发、扳机",point 表示"点",所以 myofascial trigger point 常被直接翻译为"肌筋膜触发点",有时也翻译成"扳机点"。台湾的一些学者根据其意思翻译为"MTrP"——激发出疼痛的点。这三个常用的翻译:肌筋膜触发点、MTrP、扳机点,前两者能够表达意思,"扳机点"容易被误解为扳机指的疼痛点,"扳机点"还容易被误解为诱发三叉神经痛的特别敏感的区域。三叉神经痛患者面部三叉神经分布区域内某个区域特别敏感,稍加触动就可引起疼痛发作,且疼痛从此点开始,立即放射至其他部位,该点常被称为"扳机点"。

这些翻译过来的中文词至今没有统一,我们用不常用的中文还不如直接用英文缩写来得简洁。因此,为了让读者不产生歧义,本书直接用 MTrP 这个最常用的英文缩写。缩写是为了更简便,可 myofascial trigger point 为什么不被简写为 MTP 呢? 这是因为 MTP 更常指 myofascial tender point——肌筋膜压痛点,而压痛仅仅是 MTrP 的一个特征。所有的 MTrP 都有压痛点,但并非所有的压痛点都是 MTrP。

在中国传统医学中,MTrP 没有被系统地认识,但先人们还是对 MTrP 现象有了相当的了解,常常称之为"阿是穴、天应穴、结节、条索、压痛点"等,还有人称之为"结筋病灶"[1]。这些名称从侧面反映了 MTrP 的部分特征,但可惜的是,由于在基础医学和科研思路方面受到限制,传统医学对 MTrP 的了解还处于直观模糊的层次,这可以从名字的多样化和随意性看出来。

---

[1] 薛立功,张海荣.经筋理论与临床疼痛诊疗学[M].北京:中国中医药出版社.2002:5.

因此,MTrP并非全新的名词,并非"空降兵",这在我们古代书籍中经常可以见到。我们的先人们已经对MTrP有过相当多的了解,可惜的是,由于缺乏科学条件和意识,先人们没有深入系统研究,没有形成系统理论,仅仅是对MTrP的某些特点或者某个侧面进行描述。

说MTrP古已有之,并不是希望大家盲目自大,相反,要请大家努力学习人家先进的理论、先进的研究方法,不能因为狭隘的自尊心而做井底之蛙,放弃求索。自尊心本来是好东西,可是太过了就不好。经常听到人们说对MTrP的认识,我们古人老早就完成了。确实,阿是穴、结节等都反映了MTrP的部分特征。但是,这些描述大多零散,不成系统,缺乏实证研究,而如果不重视实证研究方法,再过多少年,依旧不会产生新的观点、新的理论。正如不能因为我们古代已经有爆竹而不去学习火箭的理论和制造。

其实,不仅仅我们停留在直观模糊的层次,西方医学也曾经停留在这个层次至少一百多年。MTrP曾经被称为:纤维肌痛症(fibromyalgia)[1]、纤维组织炎(fibrositis)[2]、肌肉硬结(muskelhärten)[3]、非关节性风湿病(nonarticular rheumatism)[4]、软组织风湿病(soft tissue rheumatism)、肌腱肌病变(tendomyopathy)[5]等等。

1940年代,欧洲Michael Gutstein[6]、澳洲Michael Kelly[7]、北美Janet Travell[8]三个报道等分别提出MTrP的四个基本特征:①肌肉内存在结节或条索。②在结节或条索上有定位明确的压痛点。③按压压痛点时可产生远隔部位的疼痛。④通过压痛点按摩或注射可缓解疼痛。三个报道使用了不同的名称:myalgia——肌痛(Gutstein命名)、fibrositis——肌纤维炎(Kelly命名)、myofascial trigger point(Travell命名),但观察结果基本一致。当时文章发表后,

[1] Wolfe F,Smythe HA,Yunus MB. et al.American College of Rheumatology 1990 Criteria for the Classification of Fibromyalgia:Report of the Multicenter Criteria Committee [J]. Arthritis Rheum,1990 (33):160-172.

[2] Smythe HA,Moldofsky H.Two controbutions to understanding the "fibrositis syndrome."[J].Bull Rheum Dis,1977(28):928-931.

[3] Lange F,Eversbusch G:.Die Bedeutung der Muskelhärten für die allgemeine Praxis [J]. Münch Med Wochenschr,1921(68):418-420.

[4] Romano TJ.Non-articular rheumatism [J]. J Musculoske Pain,1993(2):133-143.

[5] Fassbender HG,Martens KD.(Critical considerations of the pathogenesis of soft tissue rheumatism (fibromyalgia) and its therapeutic consequences.) Zeitschrift für Orhtopadie und Ihre Grenzgebiete,1992 (2):99-103.

[6] Gutstein M.Five hundred cases of myalgia in the British army:Ann Rheum Dis,1942(3):118-138.

[7] Kelly M.The treatment of fibrositis and allied disorders by local anesthesia [J]. Med J Aust,1941(1): 294-298.

[8] Travell J,Rinzler S,Herman M.Pain and disability of the shoulder and arm:treatment by intramuscular infiltration with Procaine hydrochloride [J].JAMA 120:417-422.

不被人们重视。因为用了不同的名称，人们以为他们谈论的内容不一致。几十年后，被 M. Reynolds[1]发现，认为他们同指一物，并认可 Janet Travell 的命名：MTrP。后来，人们发现了 MTrP 的另一个特征：所累肌肉活动受限或无力。

　　这些学者当中，Janet Travell（1901-1997，图5-2-1）是首屈一指的功臣。通过几十年来对疼痛治疗积累的临床经验总结，她发现众多的来自非器质性神经源性的疼痛综合征都是由于 MTrP 所造成的。Travell 仅用一些简单的、可以在任何地方和任何条件下都可以用的治疗方法得到一定程度的缓解，甚至治愈。

　　一些临床医学的专家将 MTrP 观念和Travell 提供的治疗方法用于他们对疼痛治疗的临床实践中，收到了相当不错的疗效，大批患者的疼痛得到了缓解和治愈，大量的对 MTrP 治疗的经验在许多医学文献中被发表，而且还发现了各个部位的 MTrP，并且还将其诊断和治疗方法加以更大的发展。其中，David G. Simons

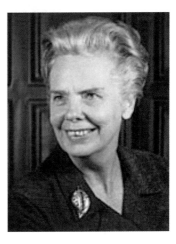

图 5-2-1　Janet Travell

（1922-2010）是其中最为出类拔萃者。作为事业有成的美国空军太空生理学家（Aerospace physiologist of US Air force），把自己的后半生完全献给了 Travell 的高尚事业，边临床边科研，成为成绩非凡的集大成者，写成了上下两册的《Myofascial Pain and Dysfunction：The Trigger Point Manual》，该书被业界称为"红色圣经"。本书主要的贡献者是 Simons，但他为了对表示 Travell 所作开创性工作的敬意，把 Travell 作为第一作者，成为疼痛学界的佳话（图5-2-2）。

　　在 MTrP 研究史上，还有一个重要的人物，Chang-Zern Hong 洪章仁教授（1946-），出生在台湾彰化，在美国加州大学（University of California Irvine）工作的二十余年时间里，为探索 MTrP 的机制做出了杰出的贡献，尤其是在动物实验模型上做出了开创性的工作，是我们中国人的骄傲。在台湾的研究团队中，成功大学医学院的官大绅医师将英文的《Myofascial Pain and Dysfunction：The Trigger Point Manual》翻译成《肌筋膜疼痛与机能障碍 MTrP 手册》，洪教授担任该书的总校阅。今年，以洪章仁教授、周立伟副教授为总编辑，编写了《肌肉疼痛》一书，其中对 MTrP 的研究工作着墨甚多，请对 MTrP 有兴趣的读者参看该书（图5-2-3）。

---

[1] Reynolds MD.Myofascial trigger point syndromes in the practice of rheumatology［J］. Arch Phys Med Rehabil,1981（62）:111-114.

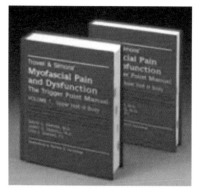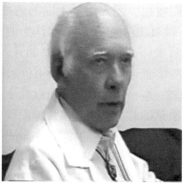

图 5-2-2　"红色圣经"和 Simons

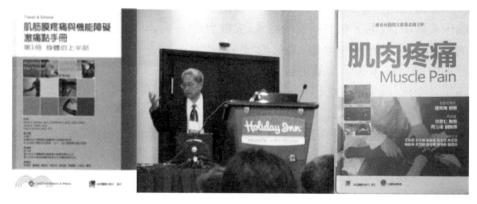

图 5-2-3　台湾学者洪章仁教授、MTrP 相关著作

可惜在大陆，还没有 MTrP 的系统研究工作，人们更多地关注骨骼、椎间盘、神经或者经络穴位，而对肌肉及其他软组织熟视无睹，似乎肌肉是台机器，不会生病，或者不值一提。近年来，有些医生提出"经筋理论"，提出"经筋疗法"，可能是受到 MTrP 理论的影响，到目前为止，我们还没有看到高质量的相关论文。

先贤已经对 MTrP 研究了很多，而且患肌就是存在有一个或多个 MTrP 的肌肉，我们为什么不直接使用 MTrP 的提法，还要提出患肌的观念？因为：① myofacia(肌筋膜)这个词用得太宽泛，myo- 是肌肉的意思，fascia 是肌腱或韧带、骨膜等意思[1]。临床中，我们发现，绝大多数的病理性紧张部位都在肌腹，而不在其他部位，肌腱或者髂胫束等的病理性紧张都同时伴随相关联肌腹

---

[1] http://jenings.com/what-is-fascia.html.

的病理性紧张。因为只有肌腹才有收缩功能,肌腱等没有收缩功能,其紧张是因为肌腹的病理性紧张所引发。② trigger(激发、扳机)一词在浮针临床上没有意义,只是在实验中才能反映出"激发"的特征,对于临床医生,该词不"接地气"。③ point 是"点"的意思,实际上,在临床,手下没有出现"点"的感觉,往往是片状、带状、圆状等等,没有发现过点状的。④患肌明确了病理学载体,明确了肌肉在其中的作用,使得医生们从找"点(point)"转向找功能性病理改变的"肌肉"或者"肌肉"中的不正常部分。⑤患肌的英文,我感觉 pathological tight muscle 这个词较好,当然,taut muscle 这词似乎也不错,只是 pathological tight muscle 更贴切一些。在英文中,有个词有点相近:taut band(图 5-2-4)。taut band 是指由 MTrP 引发的紧密肌纤维束[1]。不过,band 这词指的是带状的东西,人们很容易把肌腱、韧带或者条带状硬物都称之为 taut band。

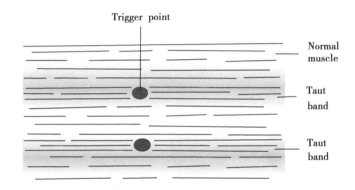

图 5-2-4 taut band 与 MTrP 关系示意图
(修自:http://medical-dictionary.thefreedictionary.com/)

因此,我们根据自己的临床经验,根据自己的感受,2014 年 12 月创造了一个新词:患肌 pathological tight muscle。经过一年半的思考提炼、临床检验,这个中文化的新词受到了广大学员的欢迎,希望读者能喜欢。

第三节 MTrP 形成机制

关于 MTrP 形成原因,有多种学说,Hubbard 及 Berkoff 提出的肌梭假说(muscle spindle hypothesis),Gunn 提出的神经病理过程假说(hypothesis of neuropathic process)、瘢痕组织假说(scar tissue hypothesis)和 Simons 的能量危

---

[1] http://medical-dictionary.thefreedictionary.com/_/viewer.aspx?path=mosbyCAM&name=500239-fx5.jpg&url=http%3A%2F%2Fmedical-dictionary.thefreedictionary.com%2Ftaut%2Bband.

机学说（energy crisis theory）。随着时间的推移，其他的假说渐渐失去影响力，而能量危机学说以其卓越的公信力被越来越多的同仁接受。

　　总的来说，MTrP 由神经 - 肌肉失调引起，或与其有关联。MTrP 可因某些复发因素而难愈或加重。关于复发因素，下面章节会专门讨论。

　　通俗地说，除了神经细胞本身发生病变的原因还没有清楚以外，肢体疼痛的原因是组织或者细胞在哭泣。哭泣的眼泪被外周神经系统感受，通过高级中枢显示出来。哭泣的原因是组织或者细胞在挨饿。挨饿的原因是食物供应管道受到外界压力而不畅，外界压力主要由于组织或细胞的哭泣。就是所谓的能量危机导致肌肉挛缩，肌肉挛缩又加重能量危机的恶性循环（图 5-3-1）。

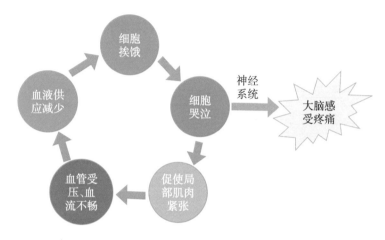

图 5-3-1　能量危机学说比喻图

　　我们治疗的主要目标是解除外界压力，恢复食物正常供应。

　　这是个比喻，小孩没有奶粉会哭泣，细胞缺血也会哭泣，小孩哭泣的目的是让大人喂食物，细胞哭泣的目的是让人保护它，不要让它干活。

　　生理病理的机制究竟是什么呢？

　　内因是由于遗传、老化等造成神经肌肉功能下降（Simon 称之为机能障碍的神经末梢），外因是相关肌肉的过度劳累（关于病因，请参见"复发因素"节）。

　　这些内外因在神经 - 肌肉接头处的兴奋传递过程中，使得运动终板乙酰胆碱大量持久地量子式释放，细胞膜持续去极化。在骨骼肌的兴奋 - 收缩耦联过程中，肌质网对 Ca^{2+} 贮存、释放和再聚积大量增加，导致肌肉持续挛缩，出现结节、条索或者局部紧张。在这些复杂的过程中，由于乙酰胆碱的释放、持续去极化、Ca^{2+} 的运动、肌肉的收缩等环节都需要大量的能量，可是这个时候能量的供应出现了问题：上面所说的这些结节、条索、局部紧张压迫血管，血液供应减少（持续性收缩在超过负荷的 30%~50% 时，肌肉里的循环即告失败），造成与外界相对隔绝的封闭小区域,这个小区域中代谢产物中的生化物质(组胺、5-羟色胺、激肽、前列腺素、P物质、钙基因相关肽等)不能输出到小区域之外。这些生化物质又刺激运动终板使得释放更多的乙酰胆碱,形成新的去极化(图5-3-2)。如此反复,循环无端,形成一个恶性循环(vicious circle)。

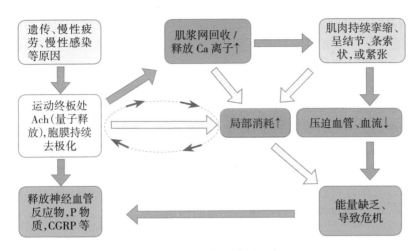

图 5-3-2　能量危机学说示意图

能量危机学说得到持续不断的大量证明,例如持续去极化在肌电图上显示出终板噪音(图5-3-3),肌肉硬度增加(如本章第二节提及的Chen用MRE检测条索的硬度的工作)。最近Shah等人[1]运用微分析技术(microanalytic technique)证明了MTrP局部的缓激肽、P物质、降钙基因相关肽(CGRP)、肿瘤坏死因子α、白细胞介素1β、白细胞介素-6、白细胞介素-8、5-羟色胺和去甲肾上腺素等生化反应物远超周边正常组织,pH值低于周边。

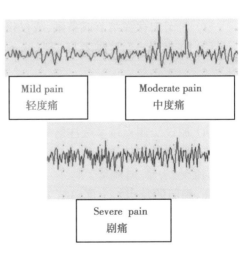

图 5-3-3　程度不同的终板噪音,本图由洪章仁(CZ Hong)教授提供

[1] Shah JP, Danoff JV, Desai MJ, Parikh S, Nakamura LY, Phillips TM, Gerber LH. Biochemicals associated with pain and inflammation are elevated in sites near to and remote from active myofascial trigger points [J]. Arch Phys Med Rehabil. 2008;89(1):16-23.

第四节　MTrP、患肌的特点和临床表现

有关 MTrP 的理论,是目前西方针刺疗法、牵张疗法、注射疗法等疼痛治疗方法的理论基础,现在也是患肌理论的基础。

刚发明浮针疗法的时候,还没有了解 MTrP,随着浮针疗法研究的不断深入,也随着我们对 MTrP 的不断了解,越来越认识到:查找患肌或者寻找出患肌中紧张部位的边界是浮针疗法的一个核心环节。

经过这么些年的临床观察、研究总结,我们认识到:由 MTrP 引起的患肌是临床慢性病痛的主要原因,浮针疗法和其他外治疗法能够影响机体的主要环节也是患肌,当然,浮针疗法也能治疗麻木、耳鸣、失眠、多汗、怕冷等等病症,但所有能够治好的这些病症都是因患肌引起,不是患肌引起的耳鸣、失眠、多汗、怕冷就不容易治疗,也就是说,这些麻木、耳鸣、失眠、多汗、怕冷的效果并不是浮针直接针对这些病症,而是通过治疗患肌这个中介桥梁,麻木、耳鸣、失眠、多汗、怕冷的效果是治疗患肌后附带的作用。

一、主要特点

1. MTrP 的特点

(1) 肌肉内存在结节或条索,或仅仅是局部紧张。

(2) 在结节、条索或者局部紧张的部位上有定位明确的压痛点或者激惹点。

(3) 按压压痛点或者激惹点时可产生局部抽搐反应(local twitch response,LTR)或者远隔部位的疼痛或者其他局部反应。

(4) 通过压痛点按摩或注射等方法可减缓病痛。

(5) 所累肌肉伸直受限或无力,还可诱发自主神经症状,如血管收缩、局部肿胀、流涎、头晕、耳鸣等。

2. 患肌的特点　
上面总结了 MTrP 的临床和实验特征,不过,浮针人在临床上运用起来并不接地气,这两年我们多使用患肌一词。患肌有两大临床特点:①在运动中枢正常的患者相关肌肉放松情况下,医生触摸该肌肉时医生指腹下有"紧、僵、硬、滑"的感觉,患者局部常有酸胀不适感。②该肌肉的相关活动范围减小,时有乏力现象。

患肌特点①是每个患肌都具备的,是确定患肌的主要标准。无论肌肉活动范围大小,都能被触摸到,只是需要用心去练习,用心体会。特点②常常被用于关节肌肉的评估,这个特点在活动范围大的肌肉上表现得尤为明显,活动范围不大的肌肉常常难以评估。活动评估较为容易掌握,有客观化指标,常常

被康复科、运动医学科等科室使用。特点①和特点②，也就是触摸和评估，在临床上要结合使用。特点②可以说是宏观大体判断、可以量化、较为客观，特点①是精确判断、难以量化，只能根据感觉认定，较为主观。问诊时，使用特点②，触诊时利用特点①。比如：颈椎病在触诊前，可以请患者做低头、仰头、左侧头、右侧头、左转头、右转头等六个动作，看看哪个动作受限，然后根据功能解剖的知识大体确定哪些肌肉可能处于病理性紧张的状态，也就是确定嫌疑肌。因为特点②只有在活动范围大的肌肉上才能显示出来，因此，在临床慢性病的运动评估有时难以进行，所以，请大家一定要依靠、利用特点①，把触摸的功夫练好。

二、临床表现

患肌引起的症状分为五大类，分别为患肌直接引起、间接引起、或者由肌性内脏引起的病症。

(一) 第一大类

患肌直接引起的临床主诉，可分为四种情况。

1. 疼痛是患肌直接引起的，最为常见　这种疼痛多半表现为酸痛、胀痛、牵拉痛、冷痛、麻痛、绞痛、酸胀痛、酸麻痛、坠痛、下坠痛、坠胀痛、揪样痛、抽痛、窜痛、搏动样痛等等，很多还会表现为压紧感、束带样、持续性疼痛。疼痛的程度和范围经常随着休息的多寡、情绪的好坏而上下变动。一般不会表现为灼痛、刀割样痛。这些疼痛如果出现在关节周围，其程度往往遇到阴雨天加重。

但有时患者表达为局部"麻木"。不要听到麻木就以为真的是麻木，有时患者所说的麻木仅仅是酸痛、胀痛的另一种说法。真正的麻木很少出现在肌肉部位，所以，出现在肌肉部位的"麻木"读者要注意鉴别。

2. 功能障碍　主要体现在患肌协同运动丧失、向心收缩和离心收缩的能力下降，临床表现为关节活动范围减少，左右机体活动不协调不对称。

3. 乏力　患肌功能减弱、工作耐力减退，患者主诉：无力，乏力，疲劳，畏惧劳动，容易感冒等等。

(二) 第二大类

患肌影响其内部或邻近的神经、动脉、静脉而引起以下临床表现。

1. 神经相关　主要表现为麻木。此类麻木常常出现在患肌的下游(本书中的下游指的是患肌外离开心脏更远的区域)，麻木范围内麻木的程度基本一致，没有渐进性的变化，这是临床中最常出现的一类麻木，常常被误以为是由于相关的神经根在颈椎或者腰椎受到压迫造成。

2. 动脉相关　主要表现为患肌的下游畏寒、怕冷、触摸时感觉温度下降，有时，表现为一个上肢或者下肢都冷得可怕。

3. 静脉相关　多表现为患肌下游水肿、酸胀、瘙痒、皮肤变暗。

(三) 第三大类

邻近骨骼肌的病理性紧张与肌性内脏的病变同时发作。骨骼肌的患肌与肌性内脏病变常常伴发,这两者究竟是什么关系,是前者影响到后者,还是后者影响到前者,我们至今不是很明白。但可以确定的是,两者常有很密切的关系,因此,两者常常同时出现,治疗后同时消失。这些临床表现纷繁复杂。

1. 呼吸系统平滑肌　干咳、久咳、哮喘、胸闷气促、呼吸不畅等。

2. 心脏心肌　胸闷、心慌、气短、胸痛等。

3. 胃肠平滑肌　胃痛胃胀、烧心反酸、嗳气欲呕、食欲不振、消瘦、习惯性便秘、慢性腹泻、畏惧凉食冷饮等。

4. 泌尿系统平滑肌　尿频、尿急、尿不尽、尿无力、输尿管结石、漏尿等。

5. 生殖系统平滑肌　女性:痛经、月经异常、出现血块等;男性:阳痿、不举等。

(四) 第四大类

情绪与睡眠。

情绪和肌肉之间的关系深层原因还不清楚,但很明显,肌肉与情绪大有关联,这种关联在日常生活中就可以明显地感受到,过度劳累时情绪败坏,严重时会有厌世情绪,休息充足睡眠后神清气爽,感觉到生活的美好。

多年的排他性浮针临床让我们深深地感觉到患肌可以影响情绪,尤其是多个部位出现患肌时,会引起长期失眠,主要表现为入睡困难,同时还表现出情绪低落、悲观厌世。

对于慢性软组织疼痛与失眠之间的关系,Moldofsky[1]有过一系列的研究,他认为许多感觉性的失调,包括疼痛,都会严重地干扰到睡眠。这样的睡眠失调,也会增加次日的疼痛程度和范围。当肌肉长期地保持在紧张状态下,而且如果体重也压迫到患肌的话,使得患肌表现更为疼痛,失眠也更严重。所以,对于这些患者,不但要避免不必要的睡眠打扰,还要调整睡姿。

(五) 第五大类

不明原因的一类病症。

有人认为,MTrP 可以引起自主神经机能失调的症状,如异常的出汗、持续性的流泪、持续的卡他性鼻炎、过度的流涎、心前区不适、竖毛活动,以及本体感受性失调,包括不平衡、眩晕、耳鸣,还有举起物体时重量感知的紊乱[2]。

---

［1］Moldofsky H:The contribution of sleep-wake physiology to fibromyalgia. Chapter 13. In:Advances in Pain Research and Therapy. Vol. 17:Myofascial Pain and Fibromyalgia. Edited by Fricton JR, Awad EA. Raven Press, New York, 1990:227-240.

［2］特拉维尔,西蒙斯著,王祥瑞等译.肌筋膜疼痛与机能障碍激痛点手册［M］.北京:人民军医出版社,2015:109-110.

我们在临床上,还没有观察到浮针对异常流汗、流泪、竖毛活动有作用。有时可以缓解卡他性鼻炎,治疗过一例过度流涎,但卡他症状、过度流涎的治疗例数不足,我们还难以判定是否确实有效,是否确实就是由于患肌造成,是直接原因还是间接原因,我们还难以判断。

本体感受不平衡治疗后有效,确实应该与患肌有密切关联,临床上很多被诊断为小脑共济失调的似乎也有一些效果,是误诊还是什么原因我们还不能判定。

少部分耳鸣有效,但仅仅少数,大概 1/3 左右,这类耳鸣与胸锁乳突肌常常有关。

多数眩晕与患肌有关联,这可能与多数头昏一样,与缺血有关,与供应脑部血液的血管的周围肌肉有关。

三、患肌体征

1. **相关肌肉紧僵硬滑** 很多中医人常常去触摸结节、条索,把这些东西就理所当然地看成是 MTrP。事实上,只有肌肉才会出现患肌(存在 MTrP 的肌肉),千万不要把脂肪瘤、血管瘤、囊肿等也看成是 MTrP,更不能把肌腱、韧带等看成是 MTrP。运动中枢正常,在肌肉放松的情况下,肌肉触摸时应该呈现为松软有弹性。出现紧张、僵硬、无弹性、滑溜的情况,多数属于患肌。

2. **触摸时患者局部酸胀不适** 大多数患者常常述说"痛、酸、胀",尤其是稍用力或者弹拨时,常常出现闪避的动作。

3. **活动范围受限** 受累的肌肉或多或少地缩小其活动范围。

4. **无力** 受累肌肉的力量下降,反应速度减慢。

四、检测

目前,尚未有实验室的检测或是影像学的技术,广泛地被用来确立 MTrP 的诊断。然而,目前有四种价值很高的研究工具可能有助于 MTrP 的检查。

1. **针极肌电图(needle electromyography)** 在 1957 年,Weeks 和 Travell[1] 就预见到 1993 年 Hubbard 和 Berkoff[2] 的报告,他们发现了被指为肌筋膜

---

[1] Weeks VD,Travell J:How to give painless injections [M]. Ama Scientific Exhibits New York,1957:318-322.

[2] Hubbard DR,Berkoff GM.Myofascial trigger points show spontaneous needle EMG activity [J]. Spine,1993(18):1803-1807.

MTrP特定性的肌电图活动。接续的兔子和人体的研究[1][2][3]都证实了自发性低电位的运动终板噪音（endplate noise）活动，与高电位尖峰（spike）活动的存在，这些都是肌筋膜MTrP所高度特征性的，但并非该疾病所特有的。

2. **超声波影像（ultrasound imaging）** 利用超声波来观察LTR，最先是由Michael Margolis提出的[4]。这项观察后来由Gerwin和Duranleau[5]跟进。除了肌电图（EMG）记录之外，这种影像学技术不仅提供了具体化与研究LTR的另一种方法，它也有极大的潜力来提供一种极为需要的影像学技术，以广泛地被用来客观性地具体化MTrP的临床诊断。然而，这种检测仍需要检查者熟练地使用弹拨式触诊的技术，或是以针头刺入MTrP之内，以诱发出这种抽搐的反应。

3. **表面肌电图（surface electromyography）** MTrP会扭曲或扰乱正常肌肉的功能，会加重肌肉过度的负荷、减低其工作的耐受性。早先的观察者已经报道了MTrP在这一方面对于肌肉活动的影响[6][7]。受累肌肉增加的反应度，会在当肌肉做随意性收缩或承载负荷时，通过异常高振幅的肌电图活动所显现出来。上斜方肌（upper trapezius）被认为是一块易被兴奋化的肌肉，虽然该肌肉在休息状态下没有不正常的运动单元活动，但如果它拥有MTrP的话，当它做随意性收缩时，就容易有"过度反应"的现象发生[8]。当头部屈曲与伸直时，有MTrP的上斜方肌和/或胸锁乳突肌（sternocleidomastiod）之表面肌电图的振幅会比没有MTrP的高出许多。Headley[9]的研究也显示，当患者尝试同时耸动其双肩时，与对侧没有受到侵犯的肌肉相比较，有MTrP的上斜方肌也会有相似的、显著的肌电图活动增强现象。

———————————————

[1] Simons DG, Hong CZ, Simons LS. Prevalence of spontaneous electrical activity at trigger spots and control sites in rabbit muslce [J]. J Musculoske Pain, 1995(1):35-48.

[2] Simons DG, Hong CZ, Simons LS. Spontaneous electrical activity of trigger points [M]. J Musculoske Pain, 1995:124.

[3] Simons DG, Hong CZ, Simons LS: Presence of electrically active loci in human trigger points, endplate zones, and taut bands.

[4] Margolis M: Personal communication, 1996.

[5] Gerwin RD, Duranleau D. Utrasound indentification of the myofascial trigger point (Letter) [J]. Muscle Nerve, 1997(20):767-768.

[6] Donaldson CCS, Skubick DL, Clasby RG, Cram JR. The evaluation of trigger-point activity using dynamic EMG techniques [J]. Am J Pain Manag, 1994(4):118-122.

[7] Headley BJ. Evaluation and treatment of myofascial pain syndrome utilizing biofeedback. In: Clinical EMG for Surface Recordings, Vol. 2. Edited by Cram JR. Clinical Resources, Nevada City, and treatment of myofascial pain syndrome utilizing biofeedback. In: Clinical EMG for Surface Recordings, Vol. 2. Edited by Cram JR. Clinical Resources, Nevada City, 1990:235-254.

[8] Donaldson CCS, Skubick DL, Clasby RG, Gram JR. The evaluation of trigger-point activity using dynamic EMG techniques [M]. Am J Pain Manag, 1994(4):118-122.

[9] Headley BJ. The use of biofeedback in pain management [M]. Physial Therapy Practice, 1993(2):29-40.

4. 磁共振弹性成像（magnetic resonance elastography，MRE）　MRE 是在磁共振（MRI）基础上研制出来的一种新型的无创成像方法，能直观显示和量化组织弹性，使"影像触诊"成为了可能。美国 Rochester 市的 Chen 和他的同事们用 MRE 进行了关于 MTrP 的开创研究[1]，发现条索（taut band）的硬度（9.0±0.9 KPa）高出周围肌肉组织的 50% 多。这是很有前途的检查方法，可能为几个世纪以来 MTrP 的客观化研究的努力打开新的篇章[2]。

第五节　患肌、MTrP 的分类

人们习惯把 MTrP 分类。

最常用的是根据患者表述局部疼痛与否分为两类：显性 MTrP（active MTrP）和隐性 MTrP（latent MTrP）。显性 MTrP 就是除了满足 MTrP 的特点外，在没有外界压力的情况下，患者还感觉到局部疼痛，比如说，患者主诉斜方肌上缘疼痛，医生检查该处有 MTrP，这个 MTrP 就是显性 MTrP。隐性 MTrP 是指在没有外界压力时，患者不感觉到自发性疼痛，但医生可以检查到该处有 MTrP，这个 MTrP 就是隐性 MTrP。显性 MTrP 和隐性 MTrP 两者之间在一定的条件下可以互为转换。在按摩、膏药或者天气好转、情绪好转等情况下，显性 MTrP 可以转变为隐性。当延误治疗、治疗不当、天气阴凉、情绪郁闷、相关肌肉劳累等情况下，隐性 MTrP 也可以转变为显性（图 5-5-1）。如果把显性

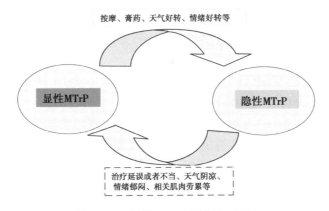

图 5-5-1　显性 MTrP 和隐性 MTrP

［1］Chen Q，Bensamoun S，Basford JR，Thompson JM．An KN Identification and quantification of myofascial taut bands with magnetic resonance elastography［J］．Arch Phys Med Rehabil．2007，88（12）：1658-61．

［2］Simons DG．New views of myofascial trigger points：etiology and diagnosis［L］．Arch Phys Med Rehabil．2008；89（1）：157-9．

MTrP 比喻为交通信号灯的红灯,而把没有 MTrP 形容为绿灯的话,隐性 MTrP 就是黄灯。黄灯也很危险,很容易转换为红灯。

　　还有一种分类方法,是把 MTrP 分为原发 MTrP(key MTrP,primary MTrP)和继发 MTrP(也称为卫星 MTrP,secondary MTrP,satellite MTrP)。因为疼痛是可以扩散的,最先出现的 MTrP 即是原发 MTrP,扩散后形成的 MTrP 就是继发 MTrP(图 5-5-2)。治疗原发 MTrP 后有助于继发 MTrP 的缓解[1]。甚至有人只要治疗原发 MTrP,可以置继发 MTrP 于不顾,不过根据我们的临床经验,主张这两种 MTrP 都必须兼顾。

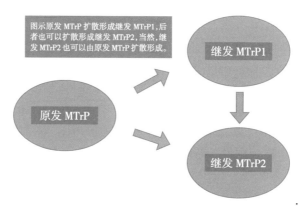

图示原发 MTrP 扩散形成继发 MTrP1,后者也可以扩散形成继发 MTrP2,当然,继发 MTrP2 也可以由原发 MTrP 扩散形成。

继发 MTrP1

原发 MTrP

继发 MTrP2

图 5-5-2　原发 MTrP 和继发 MTrP

　　多数情况下,原发 MTrP 为显性 MTrP,但少数情况下,原发 MTrP 可为隐性 MTrP,或者刚发病时原发 MTrP 为显性的,而来诊时已经变为隐性的。继发 MTrP 可为显性也可为隐性。

　　在临床上,把 MTrP 分为原发与继发似乎意义不大,而且大部分情况下,实在难以确定。分为显性和隐性,是有临床意义的,但有时,一些对临床价值不大。显性和隐性 MTrP 与本章第六节所说的第一现场和第二现场的概念有相同的地方,但也有很大不同:①患肌的概念来源于 MTrP,两者表达的着重点不一样。②显性 MTrP 常常被理解为痛点,而第二现场大都在非肌肉部位。例如,通常所谓颈椎病引起的头昏就是第二现场,膝关节局部的疼痛也是第二现场。③第一现场都在肌肉肌腹部位,有时表现出显性 MTrP 的特征,有时表现出隐性 MTrP 的特征。

　　对于患肌,我们分为责任患肌和非责任患肌。责任患肌就是与患者主诉

[1] Hsieh YL,Kao MJ,Kuan TS,Chen SM,Chen JT,Hong CZ. Dry needling to a key myofascial trigger point may reduce the irritability of satellite MTrPs [J]. Am J Phys Med Rehabil.2007(5):397-403.

相关的患肌,非责任患肌与患者主诉不相关。年长的患者常常有非责任患肌,治疗时一般可以不理会,嘱咐患者生活中多注意休息,锻炼时少劳累非责任患肌即可。

患肌的部位有时就在症状分布的部位,但多数情况下,患肌和主诉部位常常不在一起,主诉部位为第二现场,患肌是第一现场。如何根据第二现场的部位查找患肌呢? 患肌和临床症状之间有紧密联系,也有规律可循。这个规律我们命名为第二现场规律,具体如下:①不在肌腹部位的慢性非感染性疼痛一定是由于患肌引起。②引发第二现场的患肌至少一个。③患肌的附着点,或患肌延伸的筋膜处于第二现场。④如果患肌和第二现场之间没有直接联系,那么两者之间一定还有其他患肌存在。

我们把那些附着点或延伸筋膜处于第二现场的所有肌肉称为嫌疑肌,于是就有这样的分类:嫌疑肌和非嫌疑肌。嫌疑肌是个很重要的概念,请初学者在触摸患肌之前先罗列嫌疑肌,然后逐一触摸、排除。

第六节 第一现场、第二现场

从患肌这个词,大家可以看出,在没有外伤、没有炎症的情况下,没有肌肉部位的疼痛似乎就不该疼痛。可是,临床上这种情况比比皆是,肘膝关节、腕踝关节这些地方没有肌肉,为什么还经常发生疼痛?

这种现象在膝关节病痛中最为常见。很多临床医生通常都把膝关节病痛的原因归咎于骨质增生、关节间隙变窄、半月板损伤等骨性变化,归咎于膝关节退行性改变,治疗时也围绕这些所谓的病因展开。无论中西医,都迷信影像学给出的结果,眼睛紧盯膝关节局部,实在可惜。

通过这些年的临床、思考、反复临床试验,我们发现这些慢性膝关节疼痛的根本原因绝大多数都不在膝关节局部,我们把这种现象称为第二现场现象。

第二现场(the second spot)是我在广东省中医院临床带教时,在孙健博士的诊室首次提出的,后来发现这个通俗的称呼很容易被大家理解,也确实能够反映临床的很多现象,因此专门单列一节详细论述。

第二现场借用自警察破案的一个术语。警察在河流里发现一具尸体,并非是在河里淹死,而是在小树林里被勒死是被凶手扔到河里的。这个案件中,河流是第二现场,小树林是第一现场。警察分析案情得牢牢抓住第一现场。

临床中,很多没有肌肉的部位发生疼痛多是由于附着在该处或者与该处有紧密联系的患肌引起。这些病痛部位我们称之为第二现场,患肌或者患肌中的紧张部位是第一现场。

了解 MTrP 理论的朋友们会联想到一个词：referred pain（引传痛）。临床上经常看到，一个地方痛了一段时间后，周边也常常出现疼痛。有些学者认为这是疼痛传导现象，认为可能是因为反射弧造成[1]。

我们不认为疼痛有传导现象，因为：①所有后来出现的疼痛都在肌肉上或者在肌肉的附着处或紧密连接处，在没有肌肉的地方，如耳朵、鼻尖等处，从没有见到钝痛。②这些后来出现疼痛的肌肉终板上也能发现电生理异常。③浮针很少对神经痛有效，而这种疼痛浮针也常常可有立竿见影的表现。

在这里，有必要对疼痛科经常使用的一个词表达出我们的意见，即"放射性疼痛（放射痛，radiation pain）。这个词几乎每个与疼痛相关专业的医生都清楚明了，指的是某一神经根起始阶段受到病理刺激后，引起沿着该神经走行的疼痛。这种情况人们通常指的是坐骨神经痛。

我们的观点是疼痛没有放射的可能，因为：①感觉神经是传入神经，如果放射，按理只能从远端向中枢方向放射，而不能倒过来。②坐骨神经管辖整个单侧下肢，直到下肢末端，如果真有放射痛，应该一直放射到末端，即使不是所有发生，至少可以发现这种现象。可是，迄今，我们没有发现过一例。③所有的疼痛都出现在肌肉或者肌肉附着处。④神经压迫只会出现麻木感或者触电感。

还有一个词也较为常用：牵涉痛。牵涉痛为起源于内脏疾病的痛觉冲动使机体产生疼痛感，并使痛觉发生在相应的脊髓后根支配的体表区域。例如，膝关节没有肌肉，但与肌肉紧密相关，肌肉通过肌腱和韧带与膝关节紧紧连在一起。所以，如果没有感染、没有外伤，膝关节的疼痛常常就是由于患肌引起的。膝关节局部本身没有问题，问题的根本就在患肌。

很多人把患者的主诉或者痛点当做患肌，实在大谬，这样的主诉或痛点属于第二现场。浮针医学中患肌才可能是第一现场，由患肌引发的症状所在部位就是第二现场。这种第二现场现象很多，如刚才所说的膝关节病痛，膝关节周围疼痛部位是第二现场，而股四头肌可能是第一现场，即患肌。再如大部分头昏、肢冷、麻木等等（如图 5-6-1）。

---

[1] https://en.wikipedia.org/wiki/Referred_pain

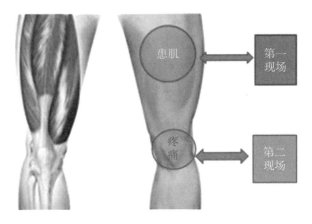

图 5-6-1　第一现场和第二现场

第七节　检查患肌的意义和方法

学习浮针疗法初看起来很简单,其实,要很好地掌握它是要下一番功夫的,有三座大山需要翻越:第一座是操作方法,第六章将详细论述;第二座就是如何触摸患肌;第三座是诊断,在各论和浮针疗法一般规律章论述。

触摸患肌对于针灸工作者、推拿工作者、伤科医生,原本应该不难,难的是改变触摸习惯和思维习惯。针灸医生们容易受传统针灸理论影响,沿着经络或者常见的反应点去查找,推拿师们容易大力按压局部,伤科医生干脆不重视,部分人只愿意看片子。

检查患肌无论怎么强调都不过分,其意义有四。

一、对诊断意义重大

很多人迷信影像学的资料,认为那些骨质增生、突出的髓核等等是问题的关键,而忽略肌肉的病变。其实,除了神经元本身病变、外科病痛造成的疼痛外,绝大部分疼痛直接原因来自于肌肉的病理性紧张。不去检查患肌,而只关注骨头,无疑是缘木求鱼。有些医师唯片子为尊,片子报告写什么,他就诊断什么,不知道诊断是临床医师而不是医技科室医师的事情。有没有患肌是关键,是诊断的直接要素,影像学的资料是间接的、辅助的,只具有参考作用。

二、对治疗重要

迄今为止,我们认为患肌几乎是浮针疗法的唯一目标。当我写下这句话的时候,语气并不很坚定。只是不这样描述,似乎不足以强调其重要性。从临床角度看,确实有极少数情况手下没有感觉,但实际效果也不错,我们认为这是数量多而体积小的肌纤维紧张,用手触摸不到。患肌是敌人,浮针是机关枪。如果没有敌人,或者没有发现敌人,机关枪再强大,做的也是无用功。

三、对预后也重要

相对来说,明确责任患肌比没有明确患肌时相比较,前者的浮针疗法的效果预测要乐观很多。能否触摸到患肌是我们在临床判断预后的重要指标,甚至是我们是否给予治疗的重要指标。

可能是因为长期浸在传统思维习惯中,人们习惯不重视触摸患肌,以为只要对着病痛点扎针就可以了,不知道这样做的弊病:①单纯听患者主诉,也就是第二现场,就会忽略第一现场,第一现场才是疼痛的发动机,如果仅仅处理第二现场,就相当于打蛇打在尾巴上,而没有打在七寸上。打在七寸,才能置蛇于死地;打在尾巴,不损筋骨,与大局无碍。②老年患者常常感觉不灵敏,表述不清,若不检查,会丧失大量有用资料。③触摸越多,手指越灵敏,经验越丰富,对疼痛的理解认识越深刻。④浮针治疗没有针对性。⑤对于部分慢性患者,第二现场和第一现场常常是分开的。如果不检查责任患肌,不把患者忽略的第一现场找出来,不找出患者没有发现的病痛,患者指到哪里,就治在哪里,无论是效果,还是患者对医生的感觉,都不会好。

四、对治疗过程中调整方案也重要

在浮针治疗过程中,不是一矢中的,相关患肌的寻找也是在治疗过程中确定的,患肌的触摸和评估一直伴随整个治疗过程。在治疗过程中,要看现在处理的患肌是否彻底,如果处理彻底,病情不好转,就继续寻找处理。

检查患肌,一定要用心,手随心动。患肌是初学者的一道坎,有的人学得快,有的人学得慢,但只要用心,都能学会。主要的注意要点:

1. 检查前一定要确保患者体位适当,局部处于放松状态。这很重要,因为任何肌肉不放松都会处于紧张状态,与患肌难以区分。因为颈椎病患肌检查坐位方便,但这时也请大家不要忘记放松相关肌肉。我习惯使用的方法是:在一手检查颈部患肌时,另一手扶着患者头部,使得头部有依靠,然后再和缓轻轻活动头部,使得目标肌肉放松。

2. 主要是触摸检查,而不是按压检查,只有当你感觉到手下紧僵硬滑或者有摩擦感等异常感觉时,才能问患者是否在你触摸时局部感觉酸胀不适,甚至感觉异常时,最好再感觉身体对称的部位是否也有异常,切忌心急重压痛处,任何地方重压都会出现疼痛。

3. 用大拇指或食、中、无名指三指的指腹触摸。因为这些指腹感觉灵敏。一般不要用指尖,绝对不能用指甲、指间关节,更不能用肘尖。

> 压痛一词,在临床各科常常用到,但在软组织伤痛或者慢性内科妇科病痛的诊治中,我们反对使用,因为会误导医生。

4. 不能听命于患者,患者指出的位置常常不是第一现场,而是第二现场。

5. 初学者检查患肌的五步骤:①标记出患者告知的病痛处。②罗列所有嫌疑肌。③复习相关肌肉的两端附着点和走向。④在肌肉的肌腹沿着与肌肉走向垂直的方向用指腹触摸(图 5-7-1A),用力的程度在指甲后方的白色弧线刚刚出现时即可(图 5-7-1B),触摸时不能固定在一点,而要上下滑动指腹,然后再左右探查,把发现的异常感觉区域标记出来,最好每个患肌都能清晰地标记出边界。⑤把所有与病痛处相关的患肌标记后,再对比这几个患肌的手下感觉哪个糟糕一些,哪个相对好些,最糟糕的打 4 个"+"号,正常的打"-",以此类推。

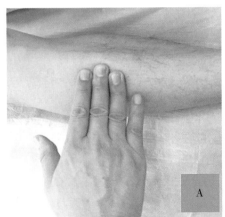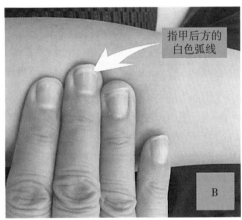

指甲后方的
白色弧线

A

B

图 5-7-1　触摸患肌手指方向和用力程度

触摸时常见的两种错误姿势:①食指、中指、无名指三个手指分开(图 5-7-2A)。②指尖触摸(图 5-7-2B)。

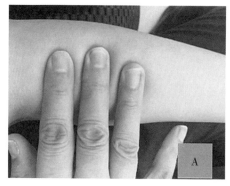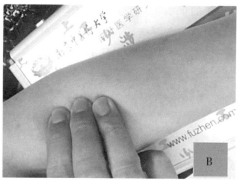

图 5-7-2　触摸患肌常见的错误姿势

第八节　传统针灸与 MTrP、患肌

针灸学是我们祖先留下的宝贵财富,也是我们中华民族对世界的重要贡献。但是,我们不能因为我们曾经的贡献而不再正视自己的不足,必须清醒地认识到:针灸学中的一些相近的概念和 MTrP 毕竟不是同一回事。已经有不少学者比较了针灸穴位和 MTrP 之间的异同。

MTrP 是指按压时可出现局部敏感痛点,甚至可引起远端疼痛,有时还可产生感传性自主神经症状及本体感觉障碍的部位。它的产生常与内脏性疼痛、神经根性疼痛及肌筋膜性疼痛有关。从其临床特征来看,它与传统针灸学中的阿是穴十分类似,但它更系统,且有其现代医学的理论与临床基础。由于它与包括阿是穴在内的传统针灸穴位无论是主治、针感,还是生理、病理特征、临床主治均有一定的联系,因此,积极跟踪 MTrP 与穴位比较研究的有关成果,对于阐述循经感传现象的机制、穴位的实质,甚至针灸治疗的原理等无疑有重要的帮助,同时加深我们对 MTrP 的理解。

《Myofascial Pain and Dysfunction:The Trigger Point Manual》这本红色圣经记载全身存在 255 个 MTrP,数量大约是中国传统针灸经穴的 2/3 稍多。我们认为统计 MTrP 的个数是不可取的,所以,创立了患肌的概念。

由于 MTrP 所诱发的疼痛可以沿整块肌肉向远端部位传导,产生远隔部位的疼痛,且当机械刺激针刺它时,可减缓疼痛。这与针刺刺激穴位的效应十分相似。早在 1977 年,提出疼痛"闸门学说"的 R. Melzack 等比较了二者的疼痛主治及感传路线,发现 MTrP 与传统针灸穴位具有高度的一致性,二者符合率达71%。但由于他将 3cm 范围内的穴位与 MTrP 均视为重叠,这一结果遭到 MTrP 理论的创始人 Travell 和 Simons 的否定。Travell 和 Simons 认为,传统的针灸穴位是固定的,而每个人的 MTrP 位置都不一样,只是为了叙述方便,才在书上标记出来,没有任何两个人的 MTrP 位置完全一样。此后,Birch 发现,传统针灸教科书中许多针灸穴位的主治中并没有提到主治局部疼痛病症。通过进一步的分析与比较,他认为,较之经穴及经外奇穴,MTrP 跟阿是穴更相似。但是,Travell 等并不认同这些观点,认为 MTrP 不同于正常的腧穴,也不同于中医的阿是穴。

早期的针刺部位实际上就是当今我们所谓的阿是穴,即"以痛为腧"。如《灵枢·背俞》说:"则欲得而验之,按其处,应在中而痛解,乃其俞也。"后来发展为孙思邈的"阿是之法"。正是随着这种"阿是穴"的增加,人们发现有些穴位的位置相对固定,才逐渐开始有了固定的名称,并逐渐积累,越来越多。随着经络理论的发展,由于许多腧穴位于经络线上或附近,这样,古人逐渐给这些穴位安个"家"——"归经",于是便有了"经穴"与"非经穴"的区别。《黄帝内经》成书时,归经的腧穴只有 161 个;《针灸甲乙经》问世时,经穴已达 349 个。由于不同时代、不同医家的观点各异,因此,对同一穴位便出现了不同的归经。直至清代《针灸逢源》问世,361 个穴位才有了统一的,并被公认的"家"。这是一个渐进的过程,不是一蹴而就地形成的。例如,膏肓俞、厥阴俞、风市等在《备急千金要方》还原本是经外奇穴,后来才被归为经穴;现在所谓的"阑尾穴""胆囊穴"最初也只是阿是穴,后来才逐渐成为奇穴。由此可见,阿是穴、经外奇穴、经穴不过是腧穴的三个总结阶段,没有绝对明确的界限。很多经穴、经外奇穴和阿是穴一样,是几千年中国的医生们触摸出来的,要说 MTrP 和腧穴没有关系,肯定是说不通的。

尤其是阿是穴,既无定位,又无穴名,更无归经。阿是穴首见于孙思邈的《备急千金要方》:"有阿是之法,言人有病痛,即令捏其上,若果当其处,不问孔穴,即得便快或痛处,即云'阿是',灸刺皆验,故曰'阿是'也。"检查 MTrP 触摸到结节、条索、局部紧张后,稍按局部,问病痛有酸胀不适否,几乎和阿是穴的探查如出一辙。虽然不能说阿是穴是 MTrP,但是完全可以说:所有的 MTrP 都是阿是穴或者潜在的阿是穴。

不仅仅部位的重叠,干针针刺 MTrP 时的局部抽搐反应(LTR),与针灸针在穴位内的得气或者滞针现象,也相当相似[1]。但是,不能因为部分腧穴和 MTrP 重叠,不能因为检查阿是穴和触摸 MTrP 相似,不能因为得气类似 LTR,就认为 MTrP 和阿是穴一样,就认为 MTrP 不过尔尔,不值一学。

针灸学中的腧穴与 MTrP 确有不同之处。前者不仅有病理属性,还有生理属性;而后者则主要属于病理属性。但中国古代人在长期的临床实践中,不可

---

[1] Hubbard DR:Chronic and recurrent muscle pain:pathophysiology and treatment,and review of pharmacologic studies[J]. Musculoske Pain 4,1996:124-143.

能没有发现 MTrP,只是他们没有把这个病理属性系统化理论化,而是把它当做一种兼具生理和病理特性的医学现象,因为古代人对生理和病理往往区分得不很严格,甚至现在还有很多人把生理和病理现象混为一谈。例如:针灸学认为阳陵泉穴位常常因为胆囊炎而有压痛现象,针刺阳陵泉可以治疗胆囊炎,压痛现象是病理现象,针刺治疗是一种生理功能。这种现象比比皆是。连最基本的病理和生理现象都没有很好地区分开,深入了解病理、掌握生理规律的积极性就要大打折扣了。

当人们谈及腧穴的时候,首先想到的是这是一个针灸进针的部位,而论及 MTrP,更应该知晓这是肌肉内局部敏感的压痛点,是肌肉处于病理状态的挛缩。只有对病理状态的充分认识和了解,才有可能洞窥疼痛医学之奥秘,才有可能掌握解决疼痛问题之钥匙。

因此,我们既要认识到 MTrP 不是外国人的专利,也要知道我们腧穴认识中的不足,既不盲目崇洋,也不盲目自大。

近年来,在 MTrP 相关理论和临床实践的基础上,西方提出了所谓的西方医学针灸疗法(western medical acupuncture)或西方针灸疗法(western acupuncture),由于其主要刺激点是 MTrP(trigger point),所以又称之为 MTrP 针刺疗法(trigger point acupuncture)或干针疗法(dry needling)。这种新针刺疗法在欧美等国家和地区迅速发展并成熟,影响越来越大。干针疗法与《黄帝内经》中的合谷刺、传统针灸中的白虎摇头或者苍龟探穴等方法有相似的地方,这也说明我们祖先当年的探索何等了得。

事实上,干针疗法中的所有操作技术,我们在古代文献中或者现代临床都被零散地运用着。可惜,我们没有强大的理论,没有进行经得起反复推敲的试验,更没有强力地向国内外推介,导致藏在深巷人不识,不仅仅国外的人不识,

　　干针疗法(dry needling):用不同的药物注射在 MTrP 上都能缓解病痛,人们怀疑并非药物起作用,而是注射本身发挥了作用。于是,用空针(没有药物的注射针)进行试验,证实了这个判断。该方法徒手重复地扎入肌肉的触发点来引起局部抽动反应,使得肌肉放松,也有人不用空针而用针灸针。也有学者不称之为干针疗法,而叫做 intramuscular stimulation(肌肉内刺激,IMS)。

　　合谷刺,属于《黄帝内经·官针》中"五刺"中的一种。"合谷刺者,左右鸡足,针于分肉之间,以取肌痹"。这种刺法多治肌肉病。操作方法为斜刺入肌肉间,深入后,又退出至皮下,再向左右侧斜刺,犹如鸡爪形状。

白虎摇头,针刺手法名。又名赤凤摇头。《金针赋》:"白虎摇头,似手摇铃,退方进圆,兼之左右,摇而振之。"指进针后,先插针左转,再提针右转,同时左右摇动如手摇铃状,如此反复操作六次或六的倍数。

国内的针灸工作者也有很多人对此陌生,不知道为什么会造成这样的局面。

不仅仅由 MTrP 研究发展来的干针与针灸技术相似,由 MTrP 理论发展来的患肌也与针灸理论之间有密切关系。我们以为,患肌不仅仅与穴位有关,也与经络的形成有关。难以想象,千百年来,历代先贤都没有触摸过肌肉,他们或许只是把肌肉与其他软组织混在一起了。在检查慢性胃病的时候,我们经常能够发现,患肌不仅仅出现在腹直肌,也出现在股直肌或者股四头肌的其他肌束,也常常出现在胫前肌,这不正是足阳明胃经的循行路线。因此,我们合理推测:先贤们发现了这些患肌,但因为没有肌肉的概念,只能用经络这样的天才想象表示了出来,这种情况也发生在足少阳胆经、手厥阴心包经上。

穴位的产生应该与患肌有关联,理由是:①部分患肌,尤其是急性肌肉劳损,往往就是痛点,不很严格地说,就是阿是穴的另外一个称呼。②"远程轰炸"是浮针治疗时对付在一个区域内出现多个患肌的办法,古人也很可能根据他们的经络学说运用了。只是先贤们没有细针,也没有皮下组织的概念。

不过,传统穴位与患肌还是有很大的区别:①传统穴位的概念常常兼具生理和病理两重特性,既是病理点,也是治疗点。患肌仅仅是功能性病理的概念,治疗进针点常常在患肌的周边或者邻近四肢。②一般理解,穴位是点的概念,而患肌则是立体概念。③阿是穴常常是第二现场,与患肌截然不同。④经穴都是固定的位置,而患肌常常不固定,尤其是浮针的进针点更不固定。

第九节 以往MTrP治疗方法

对于 MTrP 的治疗,事实上我们国家使用的方法比国外还要丰富,还要名目繁多,理论也精彩纷呈。只是大家针对 MTrP 治疗了,因为不具备相关的理论知识,以为治疗后改变的不是 MTrP,而是突出的椎间盘、错位的小关节、出槽的筋肉、入侵的风寒湿邪气、持久的粘连。这些方法不同程度地都有效果,不深入思考,感觉每一个理论都有道理。当年我学习这些方法和理论的时候,也奉为经典,强行记忆,并把这些理论运用于临床,只是渐渐地发现这些理论都只反映了某些侧面,总有一大堆解释不了的问题。尤其是随着自己的科研能力和思维逐渐提高的时候,更感觉到原有理论的残缺。细评国内各家,不是本书的重点,这里不一一详述。

现在我们介绍国外治疗 MTrP 的诸多方法。

不管采用什么方法,MTrP 总的治疗原则是:使肌纤维内肌小节的长度均等,舒展短缩的肌肉,也就是舒缓(英文中常用 deactive 或者 release 来表示这层意义,直接翻译过来为灭活或减低活性,但我们感觉舒缓这个词似乎更贴切本意)MTrP。

一、局部喷洒与牵拉

W. Modell[1]在 1952 年,首先描述在皮肤上喷洒氯化乙烷(ethyl chloride)可以缓解骨骼肌肉的疼痛,因为喷洒合并局部组织牵拉有较好的效果。可是氯化乙烷太冷,如果喷嘴与皮肤稍远,这种喷雾可以产生低于冰冻的温度,而且这种麻醉剂容易爆炸,风险太大。后来,Travell 支持发展一种混合物 Fluori-Methane,这种混合物无毒、无爆炸性、也不刺激皮肤。可惜的是,这种混合物可以破坏大气臭氧层,现在已经不被各个国家允许用于商业。

几乎任何轻轻牵拉受累肌肉,增加其无痛性活动范围的做法,都有益处。但是,不能进行快速大力的牵拉,因为这样可以引起保护性的收缩,肌肉反射性的痉挛。

这种牵拉的有效性现在被扩展到了牵引,如图 5-9-1。不过,很多人没有

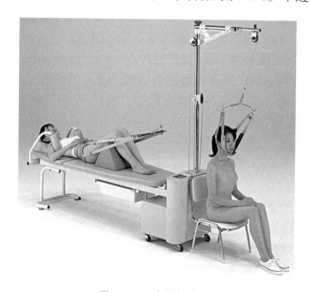

图 5-9-1　牵引治疗图

(修自:http://www.cnszxh.com)

[1] Modell W,Travell J,Kraus H,et al..relief of pain by ethyl chloride spray [J]. NY State J Med,52:1550-1558.

明白牵引的原理,以为牵引造成了椎间隙的扩大,从而使得根性症状消失。这是有意思的事情:错误的理论有时会导致正确的实践。这在疼痛学界表现得尤为突出,啼笑皆非的理论指导下的实践有时也能取得不错效果。

二、超声波

临床上,很多医生运用超声波治疗 MTrP,也有很多报道证明其有效性,但至今没有循证医学的支持。当然,超声波治疗的机制未明。

三、经皮电神经刺激

经皮电神经刺激(transcutaneous electrical nerve stimulation)可能人们还不很熟悉,它的缩写 TENS 可能更有名。TENS 是一项被确定可以用于缓解疼痛的一种方法,如图5-9-2。

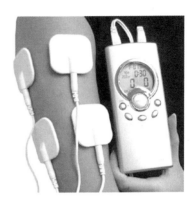

四、药物治疗

非甾体类消炎药,可以部分缓解 MTrP,可惜没有针对性,而且常有比软组织伤痛还可怕的副作用。

图 5-9-2　TENS 治疗图

五、注射治疗

注射治疗是西方运用得比较普遍的一种治疗 MTrP 的方法(图 5-9-3)。注射的要点是针头碰触到 MTrP 并引起 LTR 时效果最佳。注射药物主要是:普鲁卡因、利多卡因、长效的局麻药、生理盐水、肾上腺素、激素、肉毒杆菌毒素 A 等。人们发现,不管用什么药物,只要没有毒害,都有一定效果。于是,人们进行了比较研究。CZ Hong[1]和 B Jaeger 等[2]发现,空针针刺与注射普鲁卡因、利多卡因等麻醉溶液疗效一样,这些结果显示治疗的关键因素不是药物,而是针刺本身。这是后来干针的理论基础。

六、干针治疗

干针疗法是用不含注射液的注射针(即空针)或者针灸针,重复扎入肌肉

[1] Hong CZ.Lidocaine injection versus dry needling to myofascial trigger point:the importance of the local twitch response [J]. Am J Phys Med Rehabil,1994(73):256-263.

[2] Jaeger B,Skootsky SA.Double blind,controlled study of different myofascial trigger point injection techniques [J]. Pain 4(Suppl),1987:S292.

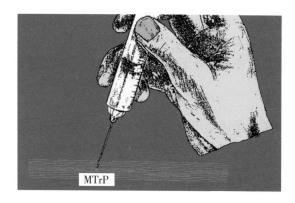

图 5-9-3　注射治疗（本图由洪章仁教授提供）

的 MTrP，引起局部抽搐反应，造成肌肉放松（图 5-9-4）。

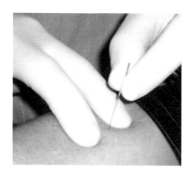

关于干针疗法的机制，现在还没有一致的认识：Fischer 认为在于打破组织的 MTrP[1]；Gunn 认为组织胺的释放才是关键[2]；Ingber 的观点与他们两个都不相同，认为是透过电流来缓解紧绷的肌肉[3][4]。

比较常规西方的治法，干针疗法的优点在于起效快捷，可以马上改善关节活动范围。缺点是治疗过程较痛，容易产生治疗后的局部酸痛。

图 5-9-4　干针疗法

第十节　复发因素

复发因素，是指那些使得病痛持久或者是已经通过治疗缓解的病痛复发的种种原因，是从英文 perpetuating factors 翻译过来的。按照字面 perpetuating factors 更应该译为"维持因子"或"持久因素"。我们翻译为"复发因素"，是结合浮针疗法的临床实际翻译的。因为浮针疗法具有卓越的当场效果，所以翻

[1] Fischer AA. Reliability of the pressure algometer as a measure of myofascial trigger point sensitivity [J]. Pain, 1987(28):411-414.

[2] Gunn C. The Gunn approach to the treatment of chronic pain—Intramuscular Stimulation for myofascial pain of radiculopathic origin. London：Churchill Livingstone；1996.

[3] Ingber RS. Iliopsoas myofascial dysfunction：a treatable cause of 'failed' low back syndrome [J]. Arch Phys Med Rehabil, 1989(70):382-386.

[4] Ingber RS. Shoulder impingement in tennis/racquetball players treated with subscapularis myofascial treatment [J]. Arch Phys Med Rehabil, 2000(81):679-682.

译成"复发因素"较为贴切。对于当场效果不佳的其他疗法,似乎翻译成"持续因素"更好。

复发因素也可以称之为诱发因素。

复发因素是慢性疼痛的治疗中非常重要的一个环节。可惜,复发因素的重要性常常被医生和患者低估。骨折的复发因素多数情况下一目了然,可软组织伤痛的复发因素要复杂很多倍。中国传统医学中有"宁治十个骨折不治一个脱臼,宁治十个脱臼不治一个筋伤"的说法。虽然这种说法不无夸张成分,但也从一个侧面说明软组织伤痛之难对付。难对付的一个重要原因就是复发因素。

复发因素无论对于什么样的治疗方法都很要注意,不过,浮针似乎更要注意。因为浮针的即时效果太好,人们常常对远期效果的期望值很高。所以,医生们一方面在治疗上要精益求精,另一方面需要在复发因素上高度重视。

浮针的即时效果好,相应地人们对远期效果的期望值也就水涨船高。很多患者或者初学者因为忽视复发因素导致病情有所加重而对浮针产生误解,以为浮针仅仅有即时效果,类似麻醉药一样。因此,浮针人更要重视复发因素。

关于复发因素,很多专家有不少论述,很多人把两腿的稍有长短、走路姿势、女性胸脯大小,甚至刘海儿是否遮住眼睛都当作是复发因素。到现在为止,我们没有观察到这些因素对疾病恢复的影响。因此,下面谈的复发因素都是我们自己的感受,不一定正确,请读者们在临床上继续观察。

复发因素最常见的原因粗略分为机械性因素、受凉和血环境不良。如果浮针治疗后复发现象严重,首先考虑有哪些机械性因素可能存在。

一、机械性复发因素

常见的不良姿势见图 5-10-1。

机械性复发因素	
打麻将	咳嗽
玩扑克	喷嚏
打毛衣	长时间行走(散步)
十字绣	爬坡或上下楼梯
沉迷网络	长时间坐位(固定姿势)
卧床过软	长时间乘车(尤其是拥挤的坐位)
枕头过高过低	弯腰劳累
坐在或躺在床上看书看电视	提重物

图 5-10-1　常见的机械性复发因素

打麻将、玩扑克，很容易引发肌肉损伤，尤其是喜欢赌博的人，特别要改变这些习惯。有些朋友，当我们关照不要打麻将、玩扑克后，确实不玩了，可是耐不住好奇，依旧去观摩，这种观摩也断断不可。

打毛衣、十字绣对颈项部、上背部肌肉的影响很大，由此也影响到脊柱和骨骼，这个大家都较为明白，不需赘语。

电脑，每个现代人几乎都不可能摆脱。一般用 OFFICE（办公）软件影响不是最大，影响最大的是玩电脑游戏或浏览网页，请大家要注意。平时使用电脑，建议的方法是：①缩短时间，或者不要连续使用电脑。②抬高显示器或者放低椅凳。③右手前臂完全摆放在桌面上。

卧床过软也能影响颈项部和腰背部的肌肉，也得改变。

高枕是引起落枕、颈椎病的常见原因之一。正常人去枕长期睡低枕，同样也会改变颈椎生理弧度。那么对正常人而言，枕头的高度究竟多高才合适呢？一般的认识是：习惯仰卧的人枕高一拳，习惯侧睡的人枕高一拳半较为合适。但健康人在 8 小时睡眠中，姿势变换约 20~45 次，而且有一半的姿势在不到 5 分钟就变换一次，其中 60% 是仰卧、35% 是侧卧、5% 是俯卧。所以虽然说人们所需要的枕高度往往因人而异，与每个人胖瘦、肩的宽窄、脖子的长短有关，并无一定标准，但是一般人睡眠由于使用仰卧姿势时间较多，建议使用一拳左右的高度为宜，不宜达到一拳半的高度！

躺在床上看电视很容易诱发颈腰部病痛，尤其是颈部病痛，如落枕、颈椎病等。人们对躺在床上看电视，常常知道要不得，但对坐在床上看电视的危害不甚了了。其实，坐在床上看电视的危害不低于躺着看。为什么呢？这是因为坐在床上时，膝关节往往处于伸直状态，这种状态牵拉整个背部肌肉，使得背肌长时间处于紧张状态，从而使得上背（颈部和胸部）以及下背（腰部）容易患病，或者已经缓解的病痛复发。事实上，在卧室摆放电视不是一个有利于健康的习惯。

散步常常被认为是有百利而无一害的习惯，其实，对于腰背痛、臀部、膝关节疼痛的人常常不利。如果散步实在已经成为习惯，可以试用倒走方法或者走 Z 字形方法。

二、感冒或者受凉

感冒、受凉对浮针的适应证有着很大影响。

感冒对全身肌肉有明确的影响，尤其是对还没有恢复的肌肉。感冒的症状复杂多变，请大家不要以为只要打喷嚏、流鼻涕才是感冒，周身酸楚、精神萎靡、低热都可以是感冒的表现，如果见到本来恢复得不错，突然效果差了，这时要当心感冒。受凉加重病情的现象很好理解，不须多解释。大家在天冷或者天气转凉时多会当心一些。

不过,有一种情况容易被大家忽视。很多人在炎炎夏日喜欢用空调,为了保护身体不受凉,一边吹空调一边盖被子。以为盖了被子睡觉,空调的冷风妨碍不了身体。其实不然。因为:①睡着后身体热,多半会无意识地掀开被子。②即使被子裹得严实,也容易受到空调中冷空气的侵袭,因为睡着后静止不动,血流速度慢,体表温度下降,抵挡空调中冷空气侵袭的能力下降。

刚才所说的情况对于电扇同样适用,因此,电扇也不能用。如果实在热,可以用芭蕉扇。

三、血环境不良

有相当多的医生都认为肢体不等长,造成肢体力量不平衡,最后引起软组织病痛,尤其是腰部臀部的疼痛。但我们在临床上似乎对这种现象发现得不多,没有总结出规律来。这里把这个原因罗列在此,主要是提醒读者们注意,请在临床上再细加观察。我们发现更多的是血环境不良对疗效的影响。

这一部分在第八章细述。

第六章　浮针针具和操作方法的介绍

很多浮针初学者都不重视操作方法的学习,因为这些初学者大多是资深针灸工作者或者针刀从业人员。浮针疗法有其独特的操作方式,和针灸、针刀完全不同。如果忽视这些差异,疗效就会受到影响,因为操作手法的准确与否直接关系到疗效的取得和取得的程度。

很多浮针疗法的学习者都深有体会,浮针疗法操作看似简单,但要做好并不容易。同样的患者,操作好的疗效就好,而操作不好就可能影响疗效让患者徒受苦痛。因此,请大家重视本章的内容,勤加练习,多多思考。

第一节　浮针针具的结构和规格

浮针针具(简称浮针)是浮针疗法的主要工具。该针具在 1997 年 12 月 12 日同时申请实用新型和发明专利;1998 年 7 月 8 日公开;1999 年 5 月 12 日获实用新型专利,专利号:ZL 97 2 46125.6;2002 年 8 月 7 日获得发明专利,专利号:ZL 97 1 14318.8;2015 年申请新一代浮针(FSN 5.0)的专利,申请号:CN201520373588.5,公开号:CN204932248U。虽然是从毫针(针灸针具)发展而来,浮针针具作为浮针疗法的专用工具比毫针有更好的可操作性,更多的适应证,以及更好的即刻疗效和可观的远期疗效。因此,我们这里主要介绍浮针的构造和规格。

一、浮针的结构

浮针是复式结构,分为三部分。

1. 针芯　由不锈钢针和硬塑料的芯座组成。该部分可使浮针达到足够的刚性以快速进入人体,运针到位并完成大幅度扫散动作。不锈钢针的针尖呈斜坡形。芯座的其中一面分布有点状突起,该面与针尖的斜坡一致,即点状突起面向上时,斜坡亦向上,同时可以在扫散过程中起到防滑作用。芯座前端有一纵向凹槽,凹槽一侧有一横向卡槽,用于扫散时软套管的固定(图 6-1-1)。

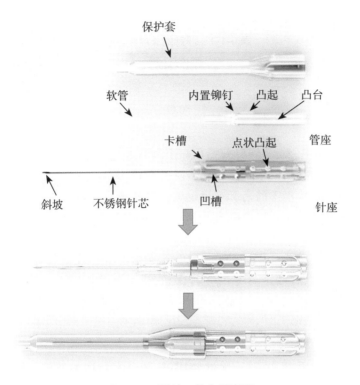

保护套

软管　　　　　　内置铆钉　凸起　　凸台

卡槽　　　　点状凸起　　　管座

斜坡　　不锈钢针芯　　凹槽　　　　针座

图 6-1-1　浮针三件套示意图

　　2. **软套管及管座**　软套管外包不锈钢针,通过内置的铆钉固定在塑料管座上。管座上的凸台,与芯座上的凹槽及其卡槽相互配套。平时管座上的凸台置于凹槽底部,扫散时该凸台放置于卡槽内。软套管的主要作用:①软管座和芯座吻合为一体,有利于进针、运针和扫散时的稳定。②扫散时不锈钢针针尖完全退入软套管可避免针尖伤及血管等组织引起刺痛。③因其具有足够的柔软度,治疗结束后可以数小时地留置于皮下,不会刺伤血管以及其他组织,不影响正常活动。

　　3. **保护套管**　为保护不锈钢针和软套管,避免与它物碰撞产生磨损,同时也有利于保持无菌状态,浮针采用了保护套管。扫散完毕后,针芯必须重新放回保护套管内而不能随意丢弃,以防止刺伤自己和他人。

二、浮针长度、直径、外观及保存

　　浮针针具全称为一次性使用浮针。现在浮针针具使用的长度如表 6-1-1

所示。

浮针针具只运用一种型号,即当初发明初期计划的中号(这么多年来一直用中号,大号和小号没有生产过)。

表 6-1-1 浮针的长度和直径

	针芯(MM)	软套管(MM)
长度	52	49
直径	0.6	1.05(外径)

浮针只需用一个型号的理由

1. 能引起病痛的患肌多数在腕踝关节以上。

2. 腕踝关节以下的患肌可通过远程轰炸解决问题。

3. 浮针进针点多选择肌肉的位置,多在腕踝关节以上。

4. 远端的小肌肉可以用远程轰炸的办法解决问题。

5. 关节部位没有肌肉,所以进针点也不会选择在关节部位。因为上述的理由,进针点选择都有足够的位置,再加上这么多年的临床实践,所以我们不再使用更细更短的浮针针具,为了安全,也不使用更粗更长的针具。

浮针针具为无菌产品,一次性使用,包装破损后请勿使用。打开包装后,检查浮针表面是否光洁、有无毛糙及加工缺陷,软管是否透明,浮针针尖是否锋利、有无毛刺和弯钩等缺陷,针芯有无松动。若发现上述问题,请停止使用,并通报生产厂家,由厂家处理。

浮针针具的保存请置于干燥、无热源的地方。

第二节　针刺前的准备

磨刀不误砍柴工,针刺前的准备很重要。一个好的准备,等于成功的一半。

一、选择治疗床和体位

治疗时,患者大多在治疗床上,或躺或坐或站都可以,有时还要根据治疗临时改变体位,因为医生操作时间较长,为了保护自己的脊柱,方便年老腿脚不方便的患者上下床,建议大家使用可升降的床。最好单纯升降,既达到保护目的又减少不必要的负担。关于治疗床不推荐多功能的,因为不需要复杂的功能,而且还容易损坏。

摆放治疗床时,最好两侧都不靠墙,预留空间,以方便医生两边走动和操作(图 6-2-1)。

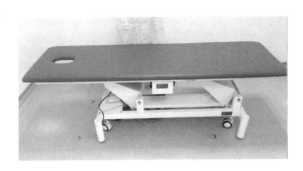

图 6-2-1　浮针治疗床

选择体位的两大原则:一是要有利于医生触摸患肌和浮针操作,也就是"顺手";二是要确保处于该体位时患者能舒适放松。

初学者在进针前,可先比划,看是否顺手,如若不然,则需调整患者的体位或卧姿方向。因为浮针疗法体位的选择很重要:①放松:选择好的体位首先有利于患者放松,其次有利于医生触摸患肌,同时放松的体位可以减少针刺产生刺痛。②顺手:浮针治疗时需要医者左手配合活动相应部位,若体位选择不当,左手不能顺利配合,就会影响疗效;同时还要有利于治疗过程中患者活动相应肢体,以观察、评估疗效。

临床上常用的体位,主要有以下六种。

1. **仰卧位**　适宜于取头、颈、胸、腹部进针点和上下肢部位的进针点。治疗膝关节病变时,膝下垫枕(图 6-2-2A)。

2. **侧卧位**　适宜于身体侧面和上下肢部位的治疗(图 6-2-2B)。

3. **俯卧位**　适宜于头颈部、脊背、腰臀部和下肢后侧的进针点。俯卧位时,枕头垫于患者胸下,患者双手交叉垫于前额(图 6-2-2C)。

4. **端坐位**　适宜于颈肩部、上背部、上肢部的进针点,对于颈椎病的治疗,该体位最为常用(图 6-2-2D)。年老体弱、初次治疗、恐惧打针者要注意尽可能卧位治疗。

5. **俯伏坐位**　适宜于后枕部、上颈部进针点的操作(图 6-2-2E)。

6. **坐位**　适宜于膝关节和下肢部分部位的进针点(图 6-2-2F)。

对于体位的选用,基本如上所述,但在临床需要灵活运用,不能拘泥。临床遇到以下情况则需要随时改变体位:①病痛随着体位的不同而不同。比如,对于那些卧位时病痛不明显而站立时明显的腰腿疼痛患者,站立就是临床操作的合适的体位,如图 6-2-3。②在一个区域内患肌众多。例如,颈部疾病的

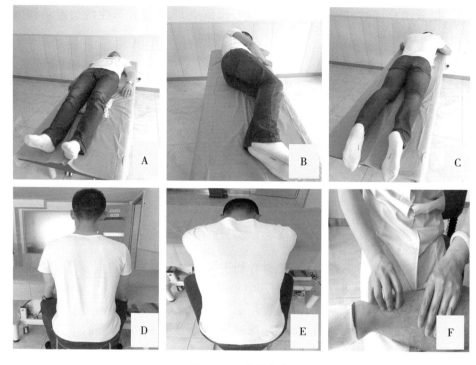

图 6-2-2   常用体位

治疗多采用坐位,但颈后部采用坐位不能很好放松,在其他部位的病痛通过采用坐位治疗后,可让患者更改体位为俯卧位。③病痛在活动过程中加剧。这种状况下必须使得局部肢体保持活动状态,才可以取得良好效果,如图 6-2-4。

二、解释说明

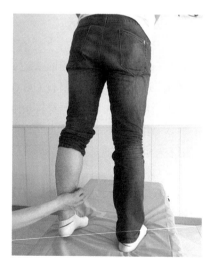

图 6-2-3   患者边行走边扫散

浮针疗法是个全新的治疗方法,对于绝大多数病患者来说,关于浮针疗法的认知,往往都是陌生和未知的,所以治疗前的解释说明工作尤为重要,其原则是:诚实、诚恳、换位思考,语言尽可能风趣,让其放松。

1. 告知患者本治疗方法不用任何药物,没有毒、副作用,甚至也可以直接跟患者讲:"治不好的可能性有,治坏的可能性没有"。

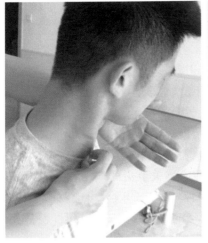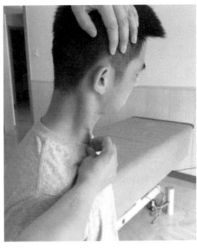

图 6-2-4　边活动边扫散

2. 告知患者本疗法的优势病种，一般情况下效果不错。对于自己没有把握的病症，如实告知患者。如果其配合，我们可以试试。

3. 如实告知患者进针时有少许疼痛，多数刺痛仅如蚊虫叮咬，不要说进针一点不疼。

4. 询问患者是否有晕针史，若有，请其进食进水，待情绪平稳后再进针。

5. 告知患者浮针疗法的简单机制，可以这样表述："通过松弛僵硬的软组织，使得原先缺血部位的缺血情况改善"，千万不要夸大其功效，更不要把那些似是而非的理论拉扯进来。

如果患者紧张，可以请其调节呼吸：深吸慢呼，即吸气尽可能快而深，呼气的速度则尽可能地慢而缓。如果患者还是十分紧张，则建议其放弃浮针治疗，不要勉为其难。

第三节　浮针疗法操作思路

一、明确诊断

在全面了解病因、病理、病情、病程长短、病变范围大小、病变位置等情况的基础上，对病痛的部位、程度、性质等加以综合分析，从而明确诊断，然后根据浮针疗法的机制和适应证，确定是否属于浮针疗法的主治范围，这是在临床中首先要考虑的问题。关于其机制、适应证等将在相关章节中做详细论述。

任何一种治疗方法都不是万能的,浮针疗法也并非对所有的病痛都有良好的疗效,在临床上我们必须认真评估、筛选适应证。在没有见到患者,没有做出相关检查之前,不要随意做出承诺。浮针疗法的诊疗思路、特点与传统针灸不同,所以患者即使在别的医院有过正确诊断,也不能向其保证治疗效果,因为同样命名的疾病,会因患者性别、年龄、体质、工作习惯、病程长短等等的不同,可能有着不同的疼痛程度、性质,病痛的位置、范围也不同,涉及到的患肌也不尽相同,那么治疗效果和方法就可能完全不同。

也就是说,同病不同症,效果不同;同症不同病,浮针疗法的处理方法和效果,可能完全相同。比如,两个同样是类风湿关节炎的病例,一个疼痛局限在肩关节部,另一个痛在手指小关节,那么浮针疗法的效果可能就截然不同。多数情况下,前者效果优于后者。如果同样的手腕疼痛,范围和程度都相近,一个是慢性软组织伤,一个是由于类风湿关节炎,检查患肌一样,那么对于这一点病痛的治疗而言,效果可能非常相似。

千万要防止一种倾向:只关心症状,而不管病因、病理。作为医生,首先要诊断清楚,才能判断预后,从而最大程度地帮助患者。

诊断永远第一位

关于局限性病痛的诊断,一定不能盲从专家,更不能盲从影像学的诊断。现在很多医院的诊断完全依据影像学,医生不认真检查触诊,不认真分析临床资料,就依据影像学诊断而做出相关诊断。临床上常常见到腰腿病痛的患者,仅仅因为影像学诊断而诊断为"腰椎间盘突出症",实际上很大一部分患者的腰腿病痛与患肌相关,所以请大家一定不要完全依赖影像学诊断。临证时要结合患者的主诉、体征和触诊结果进行综合分析评估,从而做出诊断。

诊断是个非常复杂的过程。不仅在治疗前需要诊断,对于浮针医学而言,还必须在治疗过程中经常反思我们先前的诊断是否明确,并利用在治疗过程中获得的新的临床资料重新诊断。在这个过程中,浮针疗法不仅是治疗手段,也是诊断方法。例如,一位患者初始诊断为"软组织伤痛"或者"肌筋膜疼痛",即时效果很好,再灌注活动到位,治疗后的休息也很充分,但第二天病痛依旧,发作如治疗前,这就有必要反思诊断,考虑该患者是否有可能罹患慢性感染等其他原因,并做相应检查。

诊断分三步:治疗前诊断过程中反思治疗后总结

读者朋友在关于诊断的问题上要做到:一不盲从,二不蒙人,三不虚化。什么叫虚化呢? 就是指在搞不懂时,不知道原因的情况下,不肯老实承认错误和无知,而是用自己也搞不清准确含义的词汇来大而化之。类似这样的词汇很多,如:平衡、筋出槽、骨错缝、神经压迫、粘连、免疫功能下降、内分泌失调等等。

二、明确患肌

根据我们这么多年的临床观察,可以这样说:除非是神经元病变、外科感染性病痛或者外伤所致疼痛,几乎所有的疼痛都由患肌引发。关于患肌,我们将另章专述。

痛点≠患肌

患肌是个非常重要的概念,患者所指病痛点并非一定就是患肌,很多时候患者不一定可以感觉得到患肌。例如,腰骶部慢性疼痛,以前常常被诊断为"骶髂关节炎",一般多是由于竖脊肌、腰方肌、臀中肌、背阔肌等出现病理性紧张造成,所以患者感受到疼痛的地方并非真正病变的地方。我们在临证时,必须根据患者提供的临床资料认真综合分析,查找相关患肌,针对治疗。

但在少数情况下可以不去检查患肌所在,而直接按照患者所指部位进行治疗,这些情况包括:①疼痛明显,在小关节,且分布广泛,例如类风湿关节炎患者的关节疼痛。②疼痛十分剧烈,例如,部分痛经或者泌尿管结石的患者。这些情况可以根据患者指向哪里,我们暂时就先对准哪里治疗,然后再细细检查患肌。

单纯根据病痛点进行治疗而不检查患肌,是少数情况下迫不得已的一种策略,读者一定要记住患肌才是我们治疗的根本目标。学过浮针疗法的很多朋友都有体会,进针操作并不困难,难的是如何确定患肌,若不明确患肌,草率施针,患者徒受痛苦,医生自毁声誉。临诊中,初学者可以先标记痛点,再根据所学解剖学知识大体猜测患肌,然后一个个排查,一个个确定。例如:刚才所说的骶髂关节痛,可以按照竖脊肌、腰方肌、臀中肌、背阔肌的顺序一个个触摸感受。

在基本明确诊断和触摸患肌后,治疗前务必要先嘱咐医嘱,并确保患者能够执行。否则,请放弃治疗。

三、确定进针点

浮针疗法的进针点和传统针灸的进针点——穴位有很大区别。传统穴位常常是病理部位和治疗部位的合二为一,位置多数是固定的,例如:合谷穴在第二掌骨中央桡侧肌肉丰厚处。而浮针疗法的进针点仅仅是治疗点,位置不固定。浮针疗法对进针点的选择是根据病痛部位查找相应患肌进而确定治疗部位,与中医学中的经络气血理论没有明确联系。因此,在选择进针点的时候,不要对中医学的经络穴位念念不忘。浮针疗法进针点的选择和传统穴位的

浮针进针点≠穴位

选取是截然不同的。

浮针疗法对进针点的选择与穴位、经络不相干,进针点的选择与患肌的多寡有很大关系。在选择进针点的过程中,可依据以下原则:

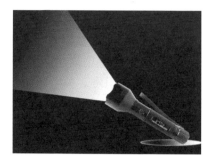

1. 小范围、少患肌进针点宜近,大范围、多患肌的宜远。进针点与患肌的距离越大,浮针疗法的效应越差,但影响的范围越大;反之,距离越小,效应越好,但影响范围越小。这种现象类似于手电光柱,越远的地方照射的范围越大,但光度越弱,反之亦然。因此,我们把浮针疗法的这种现象称为"手电光柱效应"(图 6-3-1)。

2. 从远到近。尤其是对于区域内多个患肌,如慢性颈腰部病痛,多伴上肢和下肢的异常,进针点的选取要从远到近,而不是相反。

3. 多数情况下,进针点选择在患肌周边,上、下、左、右或斜取皆可。为什么针刺方向大多平行肌纤维或者垂直肌纤维?并非因为效果,而是因为这样做针尖碰到静脉的可能性较小。

4. 尽量避开浅表血管,以免针刺时引起出血和刺痛。

5. 避开皮肤上的瘢痕、结节、破损、凹陷、突起等,也就是说,进针点与患肌之间不能有这些异常之物,但皮肤颜色的变化不包括在这些异常之物之列。只要是影响到皮下组织的异常之物,都是浮针治疗时应该避开的对象。所谓突起,不仅仅指肿瘤脓疡等病理现象,也包括关节突起。因此,进针点与病痛处之间不能有肘尖、髌骨、桡骨茎突、尺骨小头、内踝、外踝等。

四、消毒

针刺前必须做好消毒工作,其中包括进针部位的消毒和进针器前端的消毒。对于糖尿病等抵抗力弱的患者,尤其需要注意。

1. **进针部位消毒**　在需要针刺的部位,用 75% 酒精棉球(或用棉签)拭搽即可,用酒精消毒,必须等酒精干后才可进针,以免导致患者刺痛。或先用 2.5% 碘酒棉球拭擦,然后再用 75% 酒精棉球脱碘。当然,直接用碘伏消毒更为便捷。在擦拭消毒液时可由进针点的中心向四周按同心圆的方式擦拭,或者单向涂搽一遍。当进针点消毒后,勿再接触污物,以免重新污染。

2. **进针器前端消毒**　不用时,可将进针器前端浸泡在新洁尔灭溶液中或者碘伏消毒,使用时取出晾干即可,如图 6-3-2。有条件的医院,可以用等离子灭菌锅。

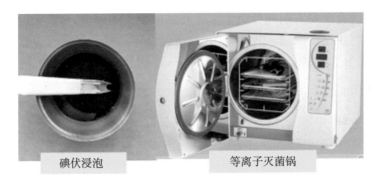

碘伏浸泡　　　　　　等离子灭菌锅

图 6-3-2　进针器消毒的方式

第四节　浮针操作的介绍

本节将介绍浮针的具体操作方式。

一、针刺的方向

浮针疗法对针刺的方向要求较为严格。针尖必须由远而近地直对患肌，偏差大了则效果不佳(图 6-4-1)。

浮针疗法的针刺方向问题，无疑是值得研究的焦点之一。随着研究的深入，不仅对浮针疗法的机制阐释得越来越清楚，而且几乎对所有外治疗法的改进提供了一个新思路。

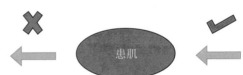

针刺方向正确是保证疗效的前提

图 6-4-1　针刺的方向正确是保证疗效的前提

关于这个问题，日本针灸家赤羽幸兵卫氏[1][2][3]关于皮内针的研究工作可作为参考。他在皮内针的远隔治疗的问题上做了这样的临床实验：为避免将实验用针的针尖刺深，改用 2mm 长的环形皮内针，针尖刺入皮内达表皮与真皮之间。结果见到，在同一经脉上用皮内针治疗有效，而且顺向患病部位刺入比逆向患病部位刺入效果更显著。避开经脉的问题不谈，就顺向还是逆向患病部位的问题，赤羽幸兵卫氏的结论与我们在临床上关于浮针疗法针刺方向的结果一致。赤羽幸兵卫氏是日本针灸史上的著名人物，做过很多贡献，但

[1] 近藤哲二.新经络疗法(1)医道の日本[J].1990,49(11):16-20.
[2] 近藤哲二.新经络疗法(2)医道の日本[J].1991,50(2):36-41.
[3] 近藤哲二.新经络疗法(3)医道の日本[J].1991,50(4):56-63.

他的这个研究并没有引起针灸学术界和临床学家的重视,希望今后的研究者们不要再忽视这个问题。我们认为,这个问题不仅是一种治疗手段的操作方法,而且也为生理学家和病理学家提供了一个有较大前景的课题。

二、进针、运针和扫散

(一)进针

进针前,首先要检查浮针的包装是否破损。取出浮针后,医者左右手的拇食指分别捏住针座和软管座,相反方向旋转用力,使两者少许分离后再回归原位。目的:确保针座和管座两者没有粘在一起,可自由分离。

浮针的操作方法在 2011 年 8 月前一直分为四步骤:进针、退针、运针、扫散[1]。这种操作方法不同于平时注射针的进针方法及传统针灸的操作方法,即使是内科医师或者针灸师,也需要熟悉一段时间才可以使用,更不谈平时少用针具的其他科的医生。但是经过一段时间的练习熟练后,这种操作方法还是相当好用,因此在浮针发明后差不多十五年的时间里,一直采用这种徒手进针方法。

在不断的使用和推广中,这种徒手操作方法的缺陷渐渐暴露出来,缺陷主要有:①徒手进针方法需要练习一段时间才可以灵活运用。②因为个体差异,皮肤厚薄不一致,徒手进针容易过深或者过浅。过深造成患者酸胀沉痛,犹如中医所谓得气;过浅针尖在真皮层,刺痛难忍。③由于徒手进针造成刺痛的概率较高,很多患者不愿意初学者操作,对浮针的推广不利。

因此,在 2011 年 3 月,我们组织了开发攻关小组专门攻关。一开始试图按照西方针灸师常采用的管针进针法的方案,即在一次性使用浮针外套个直筒塑料套,然后用手指叩击进入皮肤的方法,试验过程中发现两个问题不好解决:①浮针上粗下细,用直筒塑料套容易歪斜,把握不了方向。②浮针刺入在皮层,需要斜刺,如果垂直叩击进入皮肤,容易过深。而后仿照糖尿患者使用的胰岛素笔和圆珠笔,但发现也行不通。胰岛素笔和圆珠笔全封闭,进针后难以取出。最后,我们借鉴某款圆珠笔的构造,采用半开放设计和两个弹簧(图6-4-2)。

本设计对于工厂安装要求较高,一般需要两人配合才可,不过使得临床使用方便,单手可以轻松完成一系列动作。

装配好后进针器各组成部分,见图 6-4-3。

因为进针器操作时需要同时有向下的压力和向前的推力,需要大拇指和其他手指配合完成,控制按钮就不能由大拇指控制,所以,控制按钮设计时放

---

[1] 符仲华.浮针疗法治疗疼痛手册[M].人民卫生出版社,2001:28.

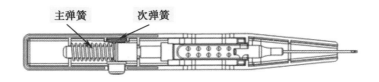

主弹簧　　次弹簧

去掉后盖时的上面观

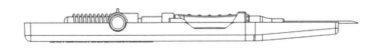

去掉后盖时的侧面观

图 6-4-2　安装浮针后的进针器（去掉后盖）

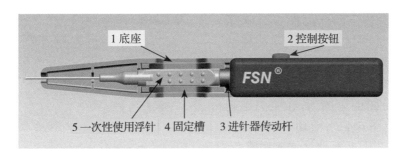

1 底座　　2 控制按钮

FSN®

5 一次性使用浮针　4 固定槽　3 进针器传动杆

图 6-4-3　安装一次性使用浮针后的进针器

在了侧面。

进针器使用方法如下：首先将浮针毛点面向上放入进针器传动杆，然后向后拉入，中指托在进针器底座的下面，食指扣在红色按钮上，拇指置在进针器的上面，然后放在消毒过的进针点的皮肤上，进针器与皮肤的角度尽可能小，左手配合，前推下压，将浮针快速刺入皮下层，如图 6-4-4、6-4-5、6-4-6。

因为在真皮层有大量的神经末梢，进针的速度越快患者越不会疼痛，所以使用进针器后浮针可迅速穿透真皮层，减少进针的刺痛。一般情况下，浮针可以直接进入皮下层，这时患者没有酸胀的感觉。

如果浮针针尖直接进入了肌层，患者有酸胀的感觉，医生持针的手指能够感觉到阻力，这时就退出肌层，回到皮下层。

退针时将拇指、食指和中指移到针体的上方来，提捏针柄。并用拇指、食指和中指的指腹感受

毛点面向上，往后拉进膛
中指托在下，食指扣于旁
拇指压在上，前压推成墙

图 6-4-4　关于进针的要点
（于波、李振提供）

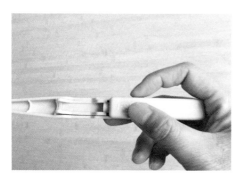

图 6-4-5　进针器持法

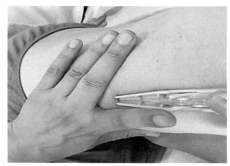

图 6-4-6　进针器使用

针尖移动时肌肉的松紧程度。然后轻柔缓慢提拉针身,使针尖离开肌层,退至皮下。

　　浮针在皮下的标志有二:①医生在提拉浮针的过程中有突然轻松的感觉。②医生能够看到针尖在皮下形成隆起。这时,若松开手指对针体的提捏,针身随即倾倒,若在肌肉层则不易倾倒(图 6-4-7),活动肌肉则浮针随之活动,并且出现胀痛或刺痛感。

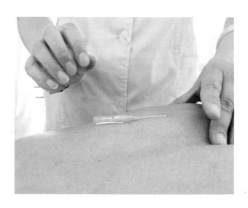

图 6-4-7　松开即倒

(二) 运针

　　运针,是指浮针刺入皮下后到扫散前的一段操作过程。

　　退针后,确保浮针针尖在皮下后,即可放倒针身,做好运针准备。

　　运针时,单用右手持针沿皮下向前推进。推进时将针体稍稍提起,使得针尖略微翘起,目的是为了不使针尖深入到肌层。运针时可见皮肤呈线状隆起(图 6-4-8)。在整个运针过程中,医生右手感觉空松软滑易进,患者没有酸胀麻痛等感觉,如若不然就是针刺太深或太浅,则需调节运针角度。

　　如果在运针过程中,患者突感刺痛,或者医生突感阻力,这时,多半是因为针尖刺到血管壁。因此,运针过程能慢则慢,如医生突感阻力而患者还没有感觉到刺痛,迅速将针稍退,

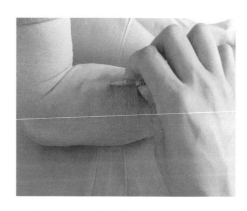

图 6-4-8　运针完毕后皮肤呈线状隆起

然后或上或下调整针尖方向,即可避免患者刺痛。

运针过程中患者如果没有酸麻胀痛等感觉,就是最佳的状况。如果你尽了最大努力,还有刺痛,也不要过于介怀,因为刺痛可能会影响情绪,但一般不会影响疗效。

运针过程中,如果患者感觉进针点周围麻木,不必紧张,多数是因为针触及细小皮神经的结果。

运针深度一般以将软套管全部埋入皮下为度。部分情况下,软套管不必全部埋入皮下,例如:在手指关节侧面或者其他小关节附近进针时。

(三) 扫散

扫散动作是浮针疗法的鲜明特色,是指运针完毕到抽出针芯前针身左右摇摆的系列动作。

扫散前,退后针芯,将软管座上的突起固定于芯座上的卡槽内。这时,针芯的针尖已经不再外露,而是几乎与软套管平齐。

操作方法:用右手拇指内侧指甲缘和中指夹持芯座,食指和无名指分居中指左右两边。拇指尖固定在皮肤上作为支点,食指和无名指一前一后作跷跷板样扇形扫散(图6-4-9)。

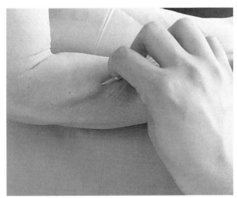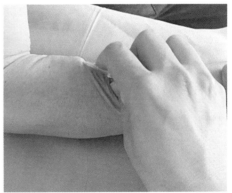

图 6-4-9　浮针扫散动作

请注意,扫散动作并不是以进针点为支点,也就是说,扫散时进针点也随针身做小幅度的左右摇摆。

扫散动作要做到大幅度,平稳有节律,不要忽上忽下、忽快忽慢,要圆中有方、方中带圆。扫散时神情要专注,心无旁骛,医者要细心体会针下的感觉和患者的反应。

扫散是整个浮针疗法操作中的主要环节,前期的所有操作都是为了扫散动作的进行。扫散过程中,右手的熟练重要,左手的配合也很重要。浮针治疗过程中左手配合的这种方式我们称之为再灌注活动（reperfusion approach，RA）。再灌注活动始于偶然。经过这些年的临床观察，我们越来越认识到再灌注活动的重要性和复杂性，下一章详细介绍。

扫散分为两种：平扫和旋扫。前者是针体在一水平面上左右摆动，后者是针体沿着顺时针或者逆时针方向做椭圆运动。平扫较为省力，比较常用，适合大多数情况。旋扫适用于比较顽固的病痛。由于有了再灌注活动的配合，现在大多数用平扫。

注　意

有些专家以为浮针扫散时是剥离软组织，这是误解，因为：①浮针碰到的组织都是健康的组织，没有粘连，没有剥离的必要。②浮针是针，不是剑，侧面没有刃，对筋膜难有分离作用。③实际上，浮针仅仅对皮下组织进行牵拉（图 6-4-10）。

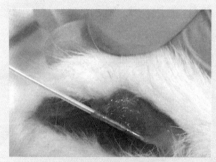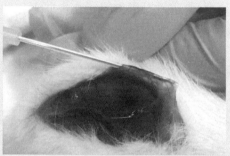

图 6-4-10　大鼠实验中，扫散动作对皮下筋膜的左右牵拉

一个进针点的扫散时间大约为两分钟，次数为 200 次左右。一般扫散半分钟，约 50 次左右，即可以检查评估患肌是否有变化。

扫散动作和推拿手法一样，看似简单，但想要做到流畅、舒张、省力并不容易。初学者必须多练习细体会，才能做到游刃有余。

三、留管和出针

扫散完毕，抽出针芯（见图 6-4-11），放回保护套管内。然后把胶布贴附于管座，以固定留于皮下的软套管，这个过程叫留管。胶布的选用请注意：用纸质胶布或者胶质胶布为佳；不要用胶布条，要用整块胶布，其大小要足以覆盖整个管座。

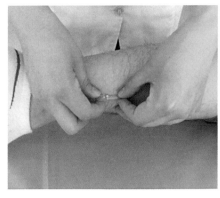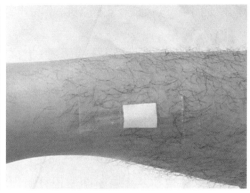

图 6-4-11 扫散完毕,抽出针芯,贴上胶布

留管的目的是为了维持治疗效果。因为浮针疗法有较好的即时疗效,临床上常常发现运针完毕疼痛即减或消失,但若随即起管,病痛复发的可能性较大。留管可维持即时疗效。

一般来说,在临床上如果即时疗效不好,留管后疗效也不会提高。如果有即时疗效,但不是很好,比如说疼痛减轻 60%,留管后很少会更好,不会到 70%,只能变得略差一些,可以是 60%,也可以是 50%,或更差。

为什么留管可以维持疗效?这与扫散动作的道理是一样的。由于血管运动和呼吸运动,以及我们在日常活动时,人体的肌肉、表皮无时无刻不在相对运动,一个外来的软套管也在和这些组织做相对运动,就相当于不断地在做微型扫散动作。

关于留管时间,到目前为止,还没有详细完整的统计资料,但据初步观察,我们认为可长达 24 小时,甚至 48 小时、72 小时,这得到了动物实验[1]的支持。实验表明,留管 24 小时针刺效果较好,而留管 48 小时后针刺效果可能更为明显。

我们临床体会,对于慢性疾病,一般留管 24 小时即可,留 48 小时或 72 小时的意义并不显著。因此考虑到临床实际情况,我们主张留管时间以 5~8 小时为宜。选用 5~8 小时的原因是白天留管,夜晚睡觉前即可取出。留管大部分情况下不会影响患者夜间休息,但有部分患者会因此精神紧张,所以为了不影响睡眠,一般要求睡觉前或者洗澡前取出。

另外,留管时间的长短还要根据天气情况、患者的反应和病情的性质决定。若气候炎热、易出汗、或患者因为胶布过敏等因素造成针口或局部皮肤瘙

[1] 符仲华,孙文颖,吕瑞和.腕踝针大鼠实验方法及其对痛阈的影响[J].江苏中医,1997;18(2):
29-30.

痒,时间不宜过长;若气候凉爽、不易出汗、患者没有反映出不适感,时间可长一些。

关于留管的问题需叮嘱患者:①留管期间勿打湿针刺局部,防止感染。②可适当活动,但局部活动范围不要过大,以免胶布松散,影响软套管的固定。③活动的程度不能过于强烈,以免影响疗效。④少数情况下,若留置于皮下的软套管移动后触及血管,导致刺痛,可嘱患者自行或在家人帮助下取管,也可到附近的医疗机构取出。⑤局部有异常感觉时,不要紧张,大多为胶布过敏所致,医生可改用其他类型的物件固定,如止血贴等。

在留管达到既定的时间后出针。出针时一般先以左手拇、食指按住针孔周围皮肤,右手拇、食两指捏住浮针针座,不要捻转提插,慢慢将软管取出,然后用消毒干棉球按压,防止出血(图6-4-12)。出针后患者休息片刻即可离开。

取管也可由患者自己或家人完成,如果这样,医生必须告知患者:①取管是安全的,因为仅仅是一软套管在皮下,几乎是绝对安全可靠的。②进针点处的针孔痕迹一般很快消失,不必处理。③少数情况下,出针时可能出血,用消毒干棉球按压针孔及针孔前方2cm处2~3分钟即可,如果是皮下出血,一般不需处理,严重者24小时后用热敷。④出管10分钟后即可洗澡冲凉。

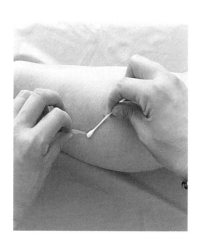

图6-4-12　出管

四、针刺间隔时间、次数和疗程

间隔时间,指的是相邻两次浮针治疗之间的时间。

不同的疾病、患者、气候等都应该对间隔时间有所影响。间隔时间的研究是个复杂的工程,因为到目前为止,我们还没有取得实验室的数据来说明间隔时间以多少为宜。现在只能谈谈我们在临床的大略观察和经验体会。

浮针疗法所需要的治疗次数要比传统针灸少很多,多数病例需要2~3次的连续的治疗,特别是慢性病,如颈椎病、慢性腰腿痛等。这种情况下,每天一次治疗效果较佳。是不是间隔时间再短一些会更好? 是否一天两次或者三次治疗效果更好呢? 我们没有进行这方面的对比。

为了便于临床操作,我们治疗慢性病痛,一般是前2~3次连续治疗,以后间隔2~3天一次,或视取得疗效的具体情况而定。

针刺次数的多寡取决于患肌的恢复情况。总的原则是针刺次数越少越好,能够一次解决的问题坚决不用第二次治疗,如果两次治疗即可,也不用三次治疗。

我们没有发现浮针疗法具有预防作用,如果相关患肌已经消除,病痛已经完全消失,则无须再做治疗。很多朋友在症状消失后,依旧续针一两次,用以巩固疗效。理论上说,没有必要。

到现在为止,我们没有发现浮针疗法有耐受性,适应性,也不会因为针刺次数多了而疗效下降。因此,在浮针疗法的临床中,一般不讲疗程,只需要根据病症的变化来决定下一次的治疗时间。当然,为了顺应习惯,可以将三次作为一个疗程。

第五节 异常情况的处理和预防

因为针体仅作用在皮下,一般不会出现酸胀麻等感觉,只是在透皮的瞬间可能有刺痛,所以浮针疗法比传统针刺疗法更为安全,不会出现滞针、断针等异常情况。但也有可能出现一些不利于治疗的情况,常见有皮下淤血及晕针。

一、皮下淤血

疏松结缔组织中富含小血管,皮下脂肪组织少的地方或偏瘦的患者较粗的血管尚可区分,在针刺时可注意避开;体质偏胖者皮下脂肪较厚,虽有较粗的血管也不易辨认,难免会被刺破而出现皮下出血。若微量的皮下出血或局部小块青紫时,一般不必处理,可以自行消退,只要告知患者,消除顾虑情绪及恐惧心理即可,不必立即起管。若局部肿胀疼痛较剧,青紫面积较大而影响到功能活动时,可先起管,并做冷敷止血,24小时后再做热敷或在局部轻轻揉按,以促使局部淤血消散吸收。

二、晕针

晕针是在针刺过程中患者发生晕厥的现象。晕针时,患者出现精神疲倦、头晕目眩、面色苍白、恶心欲吐、多汗、心慌、四肢发冷、血压下降,或神志昏迷、仆倒在地、唇甲青紫,甚至二便失禁。

相比传统针灸,浮针疗法在临床上更少发生晕针。但个别敏感者也可发生,以青年女性较多见,尤其是在体质虚弱、精神紧张,或疲劳、饥饿等情况下容易发生。

对于晕针应着重预防。如初次接受浮针疗法治疗或精神紧张、身体虚弱者,应做好解释沟通工作,消除对针刺的顾虑,同时选择适合的体位(如首次治疗,建议卧位),治疗时手法要轻柔。若饥饿、疲劳时,应令进食、休息、饮水后再予针刺,医生在针刺治疗过程中,要精神专注,随时注意观察患者的神色,询问患者的感觉,一旦有不适等晕针先兆,可及早采取处理措施,防患于未然。

晕针的处理方法:立即停止针刺活动,将针起出。使患者平卧,注意保暖,轻者仰卧片刻,给饮温开水或糖水后,即可恢复正常。若仍不省人事,呼吸细微,血压下降,可考虑配合其他治疗或采用急救措施。

第六节　浮针疗法注意事项

浮针疗法安全可靠,疗效快捷确切,但由于人的生理状态和生活环境条件不同等因素,在运用浮针疗法等治疗时,还应注意以下几个方面,才能达到事半功倍安全有效的目的。

1. 有传染病、恶性病的患者,或有急性炎症、发热的患者,不要采用浮针疗法。例如,类风湿关节炎的患者,如果体温高于正常,这时采用浮针疗法,几乎罔效。

2. 妇女怀孕三月以内者,不宜在小腹部针刺。如果孕妇紧张,一定不要针刺,以免出现不必要的纠纷。

3. 常有自发性出血或凝血功能障碍导致损伤后出血不止者,如血友病患者,不宜针刺。

4. 皮肤有感染、溃疡、瘢痕或肿瘤的部位,不宜针刺。

5. 浮针疗法留管时间长,相对传统针刺疗法而言,理论上讲,较易感染。所以对容易感染的患者,如糖尿病患者,当加倍小心,慎防感染。

6. 针刺的部位一般应选在对日常生活影响较小的部位。关节活动度较大,一般不宜选用,可在关节附近进针。另外也不要太靠近腰带或者女性胸衣扣的位置,因为腰带的活动或胸衣扣的紧束常影响针体的固定或易产生刺痛。

7. 肢体浮肿时,治疗效果不佳,可改用其他方法治疗。例如,系统性红斑狼疮、类风湿关节炎的治疗,大量激素所导致的水肿,在这种情况下,浮针疗法效果差。

8. 在局部涂抹过红花油、按摩乳等刺激性外用药的,或者用过强烈膏药、强力火罐的,在短时间内不宜针刺。但如果这些外用药、膏药、火罐等用后,局部皮肤状态已经恢复正常,这时就适合用浮针疗法了。

9. 局部短期内用过封闭疗法,也不宜用浮针疗法。

10. 浮针疗法对于其适应病症,治疗效果往往可以令专家瞠目结舌,但并非所有的病痛都可以解决。临床复杂多变,在与患者预测疗效时,一定不能言过其实,尤其是在未为患者进行检查之前。因为同样的病种,因病痛部位、疼痛程度或者患者感觉不同,效果可以大相径庭。例如,同样肩周炎,有些可以一两次解决问题,有些甚至十次也不能明显好转,这方面的内容容后专述。

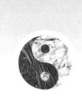

第七章　再灌注活动

　　再灌注活动是从浮针操作过程中的辅助手法中延伸而来,在浮针操作过程中常配合应用,已经和浮针操作完美融合,成为浮针操作的黄金搭档,也是形成浮针医学的重要组成部分。该手法可以由医生运用,也可以在医生指导下由患者实施,极大地减少患者的痛苦,提高临床疗效,特别在治疗疑难杂症等方面有着很好的辅助作用。

　　本来可以在浮针操作方法一章中撰写,现在单列一章,是想告诉读者们再灌注活动的重要性。同时,也是告诉读者,再灌注活动的理论和操作方法不仅仅可以使用在浮针医学中,也可以与其他疗法合用。

第一节　再灌注活动的含义和命名原因

　　在浮针疗法的发明阶段,皮下针刺、针向病痛、留置时间长等是主要特征,这些特征在皮肤针、头皮针、腕踝针等针刺方法中或多或少地存在着,浮针疗法只是把这些特征聚拢、抽象凸显了出来。

　　在早期阶段,随着临床的不断实践,扫散手法油然而生,成为更为显著的特征,因为当时无论是中医方法还是西医方法,都没有在皮下层扫散的手法。

　　经过这些年的淬炼和思考,浮针疗法又有了一个伙伴:再灌注活动。通过近段时间的临床观察,我们认为再灌注活动已经成为浮针疗法中不可或缺的好帮手。

　　用力使得患肌向心收缩或离心收缩,使得患肌局部或周边的动脉压力增加,然后迅速舒张患肌,这样使得患肌血流的速度较平常大幅增加,流经范围也扩大。这样使患肌主动或者被动地收缩有利于使处于缺血状态的患肌修复,因此叫做再灌注活动。

　　大部分情况下,这些力量都来自医生左手(如果医生用左手扫散,就右手配合做再灌注活动)或者身体其他部位,也可以由患者自己实施。这些力量促使患者有节律大幅度地活动或者短时间内大负荷活动相关肌肉,这些活动在浮针疗法操作过程中经常被使用。这里所说的肌肉,不仅仅指骨骼肌,也可以是平滑肌。

浮针医学中,常用的再灌注活动经常这样实施:医生右手一边浮针扫散,左手一边给患者正在收缩的相关肌肉施加负荷。简言之,边针刺,边负荷活动。

这种边针刺边活动的方法是否现在才有的呢?

其实,再灌注活动已经在针灸界运用了很多年。在传统针灸里,再灌注活动被称为:运动灸,又叫做运动按灸法,是现代针灸工作者在雷火针、太乙针的基础上研制出来的一种隔布实按灸法。与传统的雷火针等灸法相比,本法在按灸过程中融入了旋转揉按等手法,通过在穴位或者病痛点的运动,使艾火更加具有渗透力,故灸感反应迅速,疗效较常规方法提高[1][2]。

在董氏奇穴中,有一种针法叫"动气针法",也叫"引气走经针法"[3]。在《董氏奇穴针灸学》(杨维杰著,中医古籍出版社,1995年版)第4页有如下描述:"具体操作如下:①先决定针刺穴道。②进针后有明显酸麻胀痛等感觉时,即为得气现象。然后一边捻针一边令患者患部稍微活动,病痛便可立即减轻,表示针穴与患处之气相引,达到疏导及平衡作用,可停止捻针,视情况留针或出针。③如病程较久,可留针稍久,中间必须捻针数次以行气,可令病患再活动患部引气。④如病在胸腹部,不能活动,可用按摩或深呼吸,使针与患处之气相引,疏导病邪,例如治胸闷胸痛,针内关,然后令患者深呼吸,可立刻舒畅。"

可见,董氏奇穴之动气针法也非常强调一边针刺操作一边活动局部[4][5]。

临床医生更多地把这种方法叫做运动针法,在《中国学术期刊网络出版总库》输入"运动针法"的关键词,马上就出现几百篇相关文章(图7-1-1)。事实上,临床有相当多这样的方法,有时,我们已经不自觉地使用了运动针法,或者使用后没有深入研究,只是笼统地认为运动局部可以活血或者引导经气。最为典型的例子是急性腰扭伤的治疗,医生们常常在人中、印堂、后溪、合谷、腰痛点、曲池这些穴位中选取一个,一边针刺,一边让患者活动腰部。

稍加揣摩,不难发现,董氏奇穴针法和运动针法这一类边活动边针刺的方法都有共同特点:远端进针,针感较强烈,活动患处。

[1] 庞根生,薛亮.运动灸治疗腰椎间盘突出症160例[J].河北中医,2005(10):763-764.

[2] 王迎,马兆勤.运动灸法及其临床应用[J].针刺研究,1997,22(3):234.

[3] 罗平,阮建蓉,魏会东.引气走经针法探析[J].针灸临床杂志,1996,12(10):19.

[4] 晏小霞.董氏奇穴之动气针法体会[J].中国针灸,2005(S1):148-149.

[5] 向开维,张明顺,彭科志.动气针法治疗老年病举隅[J].贵阳中医学院学报,2006,28(4):28-30.

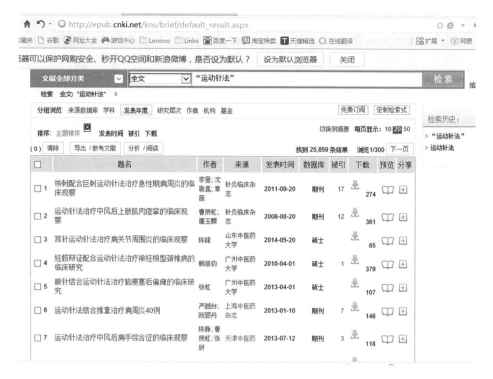

图 7-1-1　运动针法的研究近况

动气理论或者运动针法或者运动灸等等,都被临床证实有效,但是理论渺无可考。所谓动气,我想只是发明人发现这个方法后给他一个名字而已,很难证明与"气"有关,因此命名为动气针法似乎并不妥帖。运动针法或者运动灸这样的命名似乎也不很适当,因为运动针法或运动灸这样的命名很容易让人们理解为"运动"是"针法"或"灸"的定语或者状语,用来修饰的。事实上,这里的"运动"是"针法"或"灸"的伴随动作,并不能把两者合二为一。

名称实际上并不是最重要的,约定俗成就可以了,例如,颈椎病常常与颈椎无关,只是大家称呼惯了,你改一个名称就显得不伦不类。既然如此,我们为什么还要另起炉灶,称呼一个新名称呢? 那是因为我们认为名称最好与机制紧密相关,明白了机制,操作就有的放矢。

好的血液循环可使组织细胞获得充足的氧和营养物质,并排出代谢产物的基本保证。各种原因造成血管受压,血流受阻,局部组织器官血流下降或终止,常常使组织细胞缺血损伤,引起该组织细胞的功能障碍或形态破坏。再灌注(ischemia-reperfusion)是体外或者周边组织中的血液再次进入缺血组织,恢复局部血液循环的过程。这在医院中的急救室、心脑外科、手外科等多个西医科室是个常见的概念。随着冠状动脉旁路移植术、溶栓、经皮腔内冠状动脉血管成形术、体外循环、心肺脑复苏、断肢再植和器官移植等方法的建立和推广应用,许多组织器官缺血后重新得到血液再灌注。尤其是心肌、脑组织的缺血再灌注已经被医学界研究了数十年,相关文献已经汗牛充栋,已经成为病理生理学的重要组成部分,甚至骨骼肌的缺血再灌注也已经被研究了很多年,只是多用于研究急性动脉栓塞、血栓形成、外伤以及血管重建手术时的血流阻断和由此造成的损伤(reperfusion injury,再灌注损伤),没有被运用到疼痛治疗中来。

> 再灌注损伤(reperfusion injury)是缺血缺氧部位的血液重新供给时对组织的伤害。例如,缺血脑组织在手术后得到大量血液供应,局部组织反而经常造成进一步损伤。

绝大部分软组织的慢性疼痛都是由于患肌的存在,患肌是因为局部缺血缺氧而造成能量危机,这个结论已经被无数的实验证实[1]。

缺血就需要改善微循环,输送优良血液,改善缺氧状态。改善缺血状态最简单的方法莫过于将外界大量的鲜血运送到缺血的局部组织去,使得局部组织得到灌注,重新建立良好循环。

因此,从 2010 年冬天开始,在浮针疗法的临床上,几乎每个患者都在浮针治疗的同时进行再灌注活动。主动或者被动活动肌体的某些肌肉或者其他相关器官,将邻近丰富的血液重新灌注到缺血的局部组织,我们将这个动作称为再灌注活动。

为什么说是再灌注活动而不称之为再灌注运动或再灌注手法呢?

运动是一种涉及体力和技巧的由一套规则或习惯所约束的活动,通常具有主动性和竞争性。而再灌注活动可以是主动的活动,也可以是被动活动,所以用运动这样的字眼是不贴切的。比如:在肩周炎的推拿治疗过程中,我们既可以一边在患侧的肩关节周围做滚法操作,一边用另一只手帮助患者做肩关节的前屈后伸、内收外展、环转等活动(这样的活动是被动运动);也可以用在患侧做手法的同时,让患者在没有辅助力的情况下自己活动肩关节(这样的活动是主动运动)。

手法,是操作者用手足刺激患病部位和运动肢体,达到治疗、保健作用的规范化技巧动作,也就是说,这个活动是由医生实施的,所以用这样的词汇也不准确。比如推法:推法是医者用肢体适当部位,在患者体表的经络、穴位、肌肉、肌腱等部位,沿一定方向,直线向前推(接受推拿的活动是被动运动)。

---

[1] Ge HY, Fernández-de-Las-Peñas C, Yue SW.Chin Med.Myofascial trigger points:spontaneous electrical activity and its consequences for pain induction and propagation [J].2011;25(6):13.

"活动"这个词汇则不同,它是由共同目的联合起来并完成一系列动作的总和。是由目的、动机和动作构成,具有完整的结构系统。既可以是主动的活动,也可以是被动活动,所以我们在命名时,应用了"再灌注活动"这样的字眼。

再灌注活动的英文名称为:reperfusion approach(RA)。我们借用了"再灌注损伤"中的一部分概念来命名这个动作。有必要说明的是:再灌注损伤常常指急性的再灌注,而我们的再灌注活动中的 reperfusion 指的是慢性的积累过程。这个英文称呼在我撰写的《Acupuncture in modern medicine》(Intech.2013 年 2 月 出 版)中 的"Fu's Subcutaneous Needling,a modern style of ancient acupuncture ？"一章中,首次运用(图 7-1-2)。

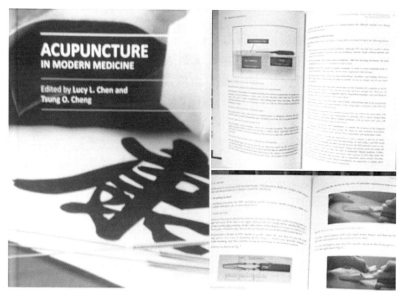

图 7-1-2　第一本将再灌注活动翻译为 reperfusion approach 的英文书籍

第二节　再灌注活动的始创过程

在 2010 年前,为了:①转移扫散时患者的紧张情绪;②将进针点和病痛部位之间的皮下层放松,我们使用类似晃动的辅助动作。

例如:治疗颈椎病时,我们那时常在前臂进针扫散,我们在扫散时经常托住患者肘关节,活动其上肢,如图 7-2-1。

偶尔发现边扫散边活动这种做法,不仅仅可以舒缓患者的情绪,还可以提高浮针治疗的效果,而且较大幅度活动病痛局部,可以使得病痛减缓的速度大大加快。那时,一直不明白其中的蹊跷。在 2010 年写作《浮针疗法治疗疼

痛手册》的操作辅助动作时,这个蹊跷更加让我
难以释怀。有一天,当我将手握拳再放开时,看
着皮肤颜色的变化,心里有豁然开朗的感觉:十
指反复握拳松开的动作可以使得血管不断地充
血,同样,我们较大幅度地活动病痛局部也可以
使得局部组织不断地得到灌注(图7-2-2)。

　　患者主动活动患处肌肉或者关节,或者医
生帮助患者活动患处肌肉或者关节,使得相关
的肌肉得以舒张和收缩,从而使得局部充血。当
相关肌肉收缩时,局部缺血,然后舒张,局部充
血,这样重复的舒张和收缩,使得局部较静止状
态更能得到灌注。

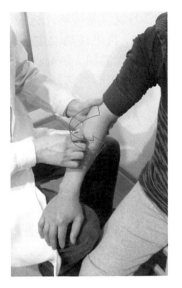

　　肌肉收缩(缺血)→肌肉舒张(充血)→肌肉
收缩(再缺血)→肌肉舒张(再充血),如此反复,
形成缺血再灌注的状态,从而改变 MTrP(患肌)
缺血缺氧状态,促进病情恢复。

图 7-2-1　再灌注活动发明前,扫散时常用的辅助动作

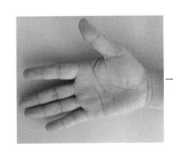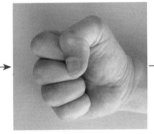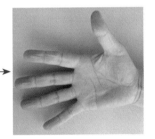

图 7-2-2　握拳前后手掌血色的变化

　　如果紧紧握拳不松开,固然可以使得某些组织充血,但同时,也使得邻近
的一些组织缺血。这当然对人体不利,因此,只有交替使得局部肌肉组织收缩
舒张才能到达最佳状态。

　　有些朋友把浮针再灌注活动与传统针灸中边针刺边活动认为一样,甚至
以为再灌注活动自古有之,这里我们把两者的异同点罗列如下。

　　1. **相同点**　都来自经验,都经常在针刺时进行。

　　2. **不同点**

　　(1)再灌注活动时浮针就在患肌近处针刺;而传统针灸活动时针刺部位与
活动部位距离遥远。

　　(2)再灌注活动的运动有针对性,需要功能解剖的相关知识;传统针灸活

动常常仅仅是活动,没有患肌意识。

(3) 再灌注活动主要是解决患肌缺血问题,加大动脉管腔压力然后释放,因此常常需加大负荷;传统针灸不用加大负荷。

(4) 再灌注活动有明确理论;传统针灸活动停留在经验的层次。

(5) 再灌注活动不仅仅在运动患肌,也常常采用咳嗽、吹气、按揉等方法达到目标;而传统针灸活动仅仅是活动肢体。

再灌注活动是 2010 年我在写《浮针疗法治疗疼痛手册》时提出并首次出版的;而传统针灸活动已经存在很多年,首次提出者已经难以考究清楚。

还有一些朋友发现拉伸(stretching)与再灌注活动有相似的地方,以为我们借鉴了拉伸活动,只是换了个名字。

拉伸的机制,迄今为止都没有详细的研究,多半只是说增加了肌肉的柔韧性,或者松开了横桥连接。因此,实际上拉伸的机制还很不明确,还处于经验技术的状态。不过,拉伸这个词,很容易误导人们的思维,以为把肌纤维拉长才是目标。

现在想起来,幸好那时不知道拉伸,如果是受到拉伸思维的影响,或许就没有现在这样灵活多变的再灌注活动了。

虽然拉伸这个方法比再灌注活动更早出现,但因为再灌注活动有明确又显而易见的机制,并且方式方法远远多于拉伸,因此,我们把拉伸作为再灌注活动的一个方案而已。

第三节　再灌注活动的操作方法和分类

再灌注活动的操作方法,是逐渐完善的一个过程。现在回头看,《浮针疗法治疗疼痛手册》中关于再灌注活动的简单描述,感觉我们已经走过了很多路,真是庆幸,真是百感交集。不过,可惜的是,迄今为止,我们还没有实验研究再灌注活动,数据不充分。

下面的操作原则和方法都是从日常临床工作中得出的,不一定完全精确,请大家继续探索。

一、再灌注活动的操作要求

1. **幅度大**　当确定患肌后,根据患肌的解剖功能活动,引导患者做到最大幅度(等张收缩)或者最大强度(等长收缩),而不是医生强制到最大幅度或强度。一般情况下,医生的力量就是阻止患者做上述动作,也就是说,医生仅仅给予患者反作用力。

注意:医生给予的是反作用力,不是给予患者压力或者推力。患者用多大的力量,医生给予相反方向的同样的力量。这样,才能保证患者的安全,不要跟推拿医生学,单方面用力,再灌注活动的用力主要是医患双方根据患肌的走向和功能相对用力。

2. 速度慢　最好相当于慢镜头动作。最大幅度、最大强度和放松时都要有 1~3 秒停顿。完成一个再灌注活动时间建议在十秒左右,见图 7-3-1。速度快容易损伤,并且达不到再灌注的效果。

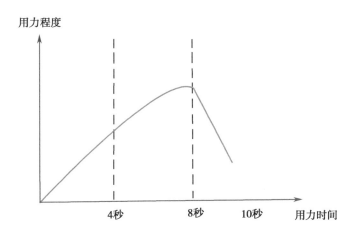

图 7-3-1　再灌注活动时加载负荷与时间之间的大体关系

3. 次数少　每次连续的同样方向同样角度的动作,也就是同一组再灌注活动动作,以不超过 3 次为宜。因为:①三次还不见效,多用无益。②多做同一组动作容易引起肌肉新的损伤,从而出现酸胀疼痛等情况,造成医源性疼痛。医源性疼痛是指由于医疗才出现的疼痛,可在治疗时发生,也可在治疗后发生。浮针临床甚少发生治疗后的疼痛,但也得请注意每一个细节。

4. 间隔长　同一组患肌完成一组再灌注活动后,至少半小时内不要进行下一组再灌注活动,两组再灌注活动之间的间隔不要少于半小时。这样做的目的是让相关肌肉得到充分休息,过于频繁,也容易造成医源性疼痛。

5. 变化多　对于顽固性的病痛,不能局限一个动作,要针对性地变化,因为即使一块肌肉,横截面上不同群组的肌纤维功能是不一致的,因此,方向稍有不同,就可能影响不同的肌纤维。举例:肩胛提肌出现顽固性的病理性紧张,我们可以:仰头抗阻、同侧转头抗阻、低头对侧侧头加压等。

二、常用的再灌注方法

颈部:常采用低头、抬头、左侧头、右侧头、左旋头、右旋头六大动作。

肩部：多用梳头、后背、上举等动作。

腰部：常用在治疗床上抱头弓腰、大小飞燕、左右扭臀、原地踏步、自主咳嗽等动作。

膝盖：屈伸、原地踏步。

胸部、背部：深呼吸、自主咳嗽。

以上罗列的是常用最简单的再灌注活动。事实上，临床纷繁复杂，临床使用中要根据具体情况灵活采用。例如，如果腰椎间盘突出症的患者主诉仰卧位时才有疼痛，而别的体位时没有明显病痛感，我们查找相关患肌，多半在髂腰肌或者股四头肌，浮针远端治疗时，就要采用让患者仰卧位，然后让患者起床再仰卧这样的再灌注活动。如果患肌发生在股四头肌上，在扫散时就要让同侧膝关节下方垫高，屈膝再加负荷伸直的再灌注活动（图7-3-2）。

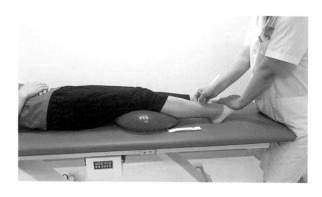

图 7-3-2　屈膝加负荷伸直

三、再灌注活动的分类

再灌注活动可以分为被动再灌注和主动再灌注。

（一）什么是主动再灌注活动？

患者在没有辅助情况下完成的一种运动，主要分为等张收缩和等长收缩。等张收缩可引起关节活动的肌肉收缩和放松运动，我们最初使用再灌注活动的方法时，多采用等张收缩；我们现在更多地使用的是等长收缩。等长收缩是一种静力性肌肉收缩训练，无明显的关节活动，能有效地增长肌肉力量。

（二）什么是被动再灌注活动？

依靠外力帮助完成的再灌注活动。外力可以是机械的，也可以是由他人或本人健康肢体协助。进行时，被动再灌注活动的肢体肌肉应放松，利用外力固定关节的近端和活动关节的远端，根据患肌的功能需要尽量做多方位的再灌注活动。

到目前为止,我们没有发现这两者在疗效上的差别。因此,医者可以根据当时的情况有选择的实施。

一般来说,在以下几种情况下尽可能选择被动再灌注活动。

1. 开始时　因为这个时候患者常常不知道再灌注活动的用力方向、幅度、频率,待患者熟悉后,再进行主动再灌注活动。

2. 不能自主活动的部位　例如:头部肌肉。

3. 四肢末端部位　四肢末端部位活动范围过大,浮针扫散容易引起刺痛,因此被动再灌注活动比较常用。

4. 患者病情特殊,无法主动配合　医生可以浮针扫散配合局部患肌的按揉。

第四节　再灌注活动的重要性和操作注意事项

再灌注活动几乎可以使用在所有的浮针操作过程中。

再灌注活动使得血液进入缺血部位的形态不再是缓缓流动,而是快速有力的泵进,加大了灌注的动力,扩大了血液灌注的范围。

我们认为,艾灸、推拿按摩、刮痧等中医传统方法,可能不自觉地使用了再灌注活动,再灌注正是这些方法起作用的主要途径。

那么,既然再灌注活动这么重要,为什么古代的针灸师们只是偶尔使用再灌注活动,而不是个个使用呢?

传统针刺有两个特征:①几乎所有针尖都深入到肌层,否则没有得气感。② 大多数在病痛局部或者周围针刺,尤其以"阿是穴"为最。这两个特征使得多数情况下不可能边针刺边活动,否则,引起局部的肌肉收缩,患者刺痛,甚至会造成弯针、断针。

如果在较远部位针刺,活动局部肌肉就不受影响,因此,才出现急性腰扭伤用较远的腰痛穴、曲池穴或者人中穴等方法,但这个情况大多是急性腰扭伤,临床使用的适应证谱就比较窄。

对于慢性病痛,传统针灸也使用这种方式,例如,条口透承山治疗肩周炎。现代针灸这种情况更多,例如:平衡针的诸多选穴方法都选得很远,针刺时活动患处(图7-4-1)。

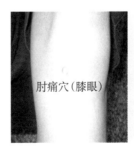

肘痛穴(膝眼)

歌决:
肩痛穴称中平穴,
外丘一寸偏腓侧。
交叉取穴腓神经,
肩部病变与落枕。
胸痛腹痛与偏瘫,
降压腰痛与昏厥。

图7-4-1　平衡针的选穴大多在身体对侧的较远的部位
(修自:http://www.360doc.com/content/13/0322/02/10353961_273135851.shtml)

一、重要性

再灌注活动是浮针治疗过程中的一个重要补充,是浮针操作发展过程中继扫散后又一重大创新。再灌注活动的出现,大大丰富了浮针人的想象力,提高了治疗效率,也使得我们搞清了其他外治疗法的部分作用机制,例如:拉伸、整脊(chiropractic),整脊疗法看似整的是脊柱,因为骨肉相连,实际上对肌肉很有影响。

再灌注活动的重要性在与浮针配合使用才能重复体现出来。如果单独使用,效果就大大下降,为什么呢? 那是因为:浮针扫散的作用主要是使紧张的肌肉松解,而再灌注活动的作用主要是让血液快速进入缺血部位。如果肌肉不松弛,血液就不容易进入。

浮针扫散相当于河道清淤,再灌注活动相当于截流冲刷。如果不清淤,冲刷的效果大大下降。单纯清淤,效率差很多(图 7-4-2)。

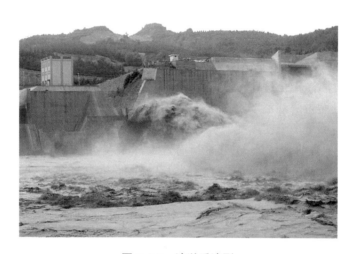

图 7-4-2   清淤后清刷

二、注意事项

明确适应证,非缺血性的软组织损伤不用,比如急性踝扭伤。与肌肉无关的病痛,例如:三叉神经痛、痛疱等病症,很明显,这些情况用再灌注活动没有效果。

再灌注活动前要先考虑与病痛相关的肌肉走向,与病痛相关的关节特征,然后根据这些肌肉走向和关节特征设计灵活的再灌注活动。

再灌注活动的活动范围需由小到大,循序渐进,外加负荷力量由轻到重。

患者主动活动时，负荷力量只能是反作用力，也就是说，患者使出多大力量，医生给出同样的力量，只是方向相反。患者被动活动时，医生禁用猛力，禁用大力。建议尽可能使用主动活动的方式。

再灌注活动时，要注意患者的年龄情况、体质强弱、精神状态等因素，因人制宜，灵活设计再灌注活动的方式和力量。

众所周知，心肌、脑组织或者骨骼肌的缺血再灌注可以引起损伤（ischemia-reperfusion damage）——急性缺血一定时间后，对缺血器官组织造成的损伤并未随血流的恢复而恢复，而是不断加重，甚至坏死。那么，我们所使用的再灌注活动是否也可以引起损伤？

现在要给一个明确的回答可能困难，因为我们暂时还没有条件进行相关的研究，但是我们推断回答应该是否定的，因为：①慢性缺血状态并不像急性缺血状态那么显著，大部分微循环都存在，只是受到患肌的挛缩或者刺激，血流量减少而非完全没有。而急性缺血再灌注时，被灌注的毛细血管数量明显减少，通常情况下，较大区域的毛细血管床无复流[1]。正如，久旱的蔬菜，暴雨冲刷，死得快。如果，一勺一勺地浇水，蔬菜就会长得好。②慢性缺血的再灌注是一次次重复的少量供给，而急性缺血的再灌注是一下子大量供应，所以不会出现类似心肌梗死或脑梗死急性期时溶栓后的再灌注损伤。

因此，在再灌注活动中，不会出现一下子大量供血所造成的再灌注损伤，但要防止一次再灌注活动时间过长，或者过于用力，或者过于频繁等原因造成的医源性疼痛。

第五节　借助工具再灌注活动方法

再灌注活动经常要用较大的力量，尤其碰到身强力壮的患者，这时如果医生是个力量不足的女性，又没有帮手，就需要借助工具。

东莞万江医院的黎筠玉医生使用弹力带来辅助再灌注活动，请大家分享。

弹力带是一种易于携带的训练工具，可以自由转动，阻力来源于弹力带拉长而非地球引力，支点可取在固定物上，或自身肢体而进行对抗。临床上一般用于肌肉力量的训练。

下面几张图是几块常见肌肉的弹力带再灌注活动使用方法示意图，请大家参照练习。

---

[1] http://baike.baidu.com/view/8811318.htm.

1. 竖脊肌(图 7-5-1)
2. 斜方肌(图 7-5-2)

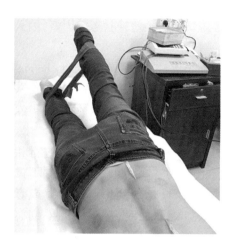

图 7-5-1   竖脊肌弹力带再灌注活动方法

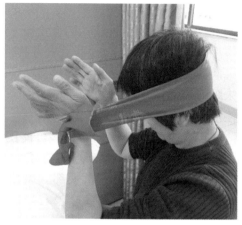

图 7-5-2   斜方肌弹力带再灌注活动方法

3. 斜角肌(图 7-5-3)

还有一种方案,是刘玉忠医师在实践中首先摸索出来的。对于与呼吸有关的患肌,尤其是对于胸部、颈部的患肌,可用吹气球的方法。方法是:扫散时,让患者先深吸一口气,然后缓缓大口呼气,把肺内气体尽可能呼出(图 7-5-4A)。次数一定不要多,三次以下,如果患者有头昏的感觉,停止。

在处理网球肘的治疗过程中,扫散时我们常常让患者做拧毛巾动作(图 7-5-4B),这也是一种利用工具的再灌注活动。

这些省力的再灌注活动方法主要适合女医师,有不灵活、实施时间长等缺陷,是没有办法的无奈之举,请大家选择使用,并不断探索新方案。

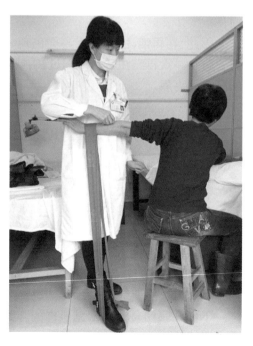

图 7-5-3   斜角肌弹力带再灌注活动方法

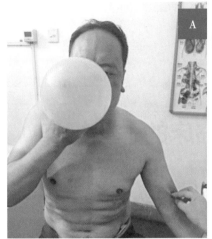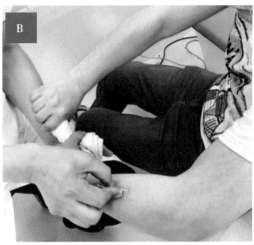

图 7-5-4　吹气球（A）、拧毛巾（B）再灌注活动

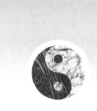

第八章 浮针疗法临床的一般规律

浮针疗法处理因素单一、当场效显,这些特点使得人们认识其规律性相对容易。医生在实施医疗措施后,可以很快地得到患者的反馈,从而及时审视诊断,调整治疗的进针点,患者的体位、再灌注活动手法等等。

浮针疗法在疗效反馈速度上的优势几乎难有匹敌,这在所有中西医领域内都弥足珍贵,但并非所有情况表现都一致,需要具体情况具体分析。通过十几年来的观察,我们总结出了以下一些规律。

第一节 治疗前的疗效预测

浮针疗法的一个突出优点是其疗效的可重复性。可重复性是一种治疗方法的生命,可重复性越好,生命力越旺盛。有了可重复性,才使得医生对疗效有把握,对未来有信心。可重复性非常重要。个人体会浮针和传统针灸之间的最大区别不是理论,不是操作,不是疾病的诊断,而是可重复性。有了可重复性,心里才有底,理论、观点才能理直气壮,才有面对各路大咖坦然自若的精气神。

无论怎样高明的医生,也不可能治好所有的疾病,即便是没有学过医学的农民,也会用一些土方法治疗一些疾病。高明的医生和农民在医学上的高下如何区分呢? 可重复性。农民偶尔用土法治好个别简单的病,不过,大部分时候治不好,也不知道为什么治不好,也不知道他那个土法的边界,什么样的病都拿来试一试。高明的医生知道哪些病大体可以治好,也知道哪些病治不好,知道某个治疗方法的边界。为什么呢? 因为高明的医生具备医学基础知识,同时也有丰富的临床经验,他可以预测疗效,可以把未来的效果说得八九不离十。

我曾经在浮针大世界微信公众平台用不同的百分数含混地表达了不同治

愈率的状况(图 8-1-1),试图用直观简单的语言告诉学生和患者:我们医生要不断努力,提高治愈率,止于至善;我们医生和患者也要勇敢面对现实,诚实面对无奈。

世界本不完美,可我们依旧要努力。

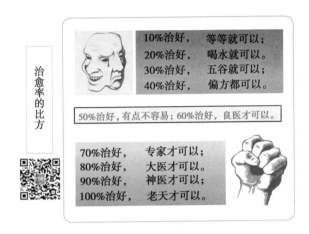

图 8-1-1　不同治愈率的状况示意图

To cure sometimes,to relieve often,to comfort always。

这是一个叫特鲁多的美国医生的墓志铭,中文翻译:有时去治愈;常常去帮助;总是去安慰。

这个特鲁多医生在世时并不是很有名气,知道他的人不多,离世后因为这个墓志铭而名扬医学界。

"有时去治愈;常常去帮助;总是去安慰。"这段话,中国医生很多都知道。不过,似乎并不常常对患者说,更多使用的场合是教授们在课堂上对医学生讲。

"To cure sometimes,to relieve often,to comfort always"并不合适用于当代医学界,尤其不适合用于中国医学界。

关于治愈率的问题,经常要对患者讲,我们不是 100% 都可以治愈,我们只能保证会全力以赴,也需要对学生讲,不可能获得100% 的治愈率,因为世界上没有两个完全相同的病痛。

世界上没有两个完全相同的病

这里,我用不同的百分数含混地表达这样的境况,试图用直观简单的语言告诉学生和患者,我们要不断努力,提高治愈率,也要面对现实,面对无奈。

因此,即使世界上最好的中医和西医联合起来,想要把所有的病痛都治好,也是不可能的,这个浮针人尤其要切记。不要以为,天下没有治不好的病。也不要说"言不可治者,未得其术也"这种不着边际的话,这种话似乎很有底气,其实不符合科学规律,根本没有医者可以做到。

因为浮针仅仅刺激单一组织,试图解决单一问题(患肌),反馈速度快,所以浮针疗法具有良好的可重复性,疗效可以大致预测。

预测的根据主要有以下五点。

1. **不同的病痛感觉效果不同**　还没有见到患者,仅仅通过电话,这个时候难以预测效果。因此,当患者电话询问病情时,不能过多地对是否治疗、对治疗效果是否乐观,表达倾向性意见。如果感觉有希望,尽可能地多使用下面的词汇:"试试看吧""有可能治好""好像可以吧""来看看再说"。如果感觉很有希望,可以这样表达:"大部分很有效,可以来试试。"这不是谦虚,而是因为你还没有见到患者,没有详细检查,不能做出准确判断,只能这样回答。不过还是可以粗略判断。判断的依据是患者陈述的用词。患者如果这样表示:"我倒不是很痛,就是酸(或胀)得难受。"这种状况预示着效果有些让人犹豫。要是患者单独表示局部渐进性麻木,那么你的犹豫程度应该增加一些。若是患者告诉你那里木了,冷热感觉疼痛感觉都没有了,你这个时候应该明确告诉患者,你的治疗无助于他的病情(图 8-1-2)。

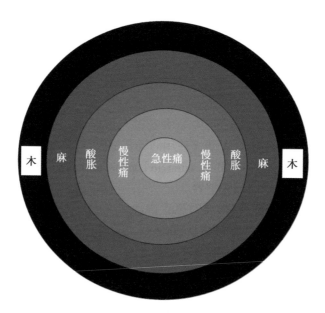

图 8-1-2　各种不同感觉病痛疗效大略判断图(由圆心到外周,效果不断减低)

2. 不同的组织损伤效果不同　软组织伤痛的名称纷繁复杂,尤其是中医骨伤科,诊断、鉴别诊断多得不胜枚举。例如,一般中医骨伤教材中关于膝关节病痛的病名就有十几个,鉴别诊断也讲不清,让初学者无所适从,让患者听得云里雾里,好像很深奥,但是仔细追问下去,连很多老年资的医师也犯糊涂。

学习浮针疗法时,初学者可以暂时撇开这些学术名词,但是,你必须知道是什么样的组织损伤造成的病痛。一般来说,与疼痛相关的组织主要是:肌肉、骨骼、软骨、神经、肌腱、韧带等,这些组织损伤的浮针疗法的效果区别很大(图 8-1-3)。

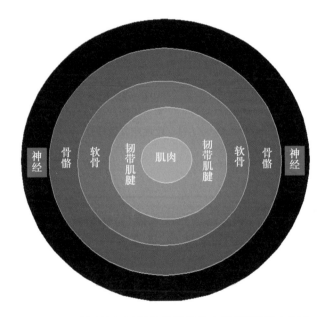

图 8-1-3　不同的组织损伤效果疗效大略判断图(由圆心到外周,效果不断减低)

如果您记不住这些顺序,可以想象一下猪身上的组织和器官,那些血红的组织恢复得就快,而那些白色的组织器官恢复得就会慢很多。

如果是急性单纯肌肉劳损,没有其他系统性的疾患,恢复速度一般很快。如果是神经元真正受损,往往就会徒劳无益。关于神经系统引发的疼痛,有个特有名词请读者关注,那就是"神经病理性疼痛(neuropathic pain)"。

"躯体感觉系统损伤或功能异常所诱发或导致的疼痛"(pain caused by a lesion or disease of the somatosensory nervous system,引自 http://www.iasp-pain.org/Taxonomy)这句话是国际疼痛研究会(IASP)给"神经病理性疼痛"的

定义。

中枢神经病理性疼痛主要发生在脊髓损伤、多发性硬化[1]的情况下，有时中风时也可出现。外周神经病理性疼痛除了在糖尿病等代谢性疾病中发生外，带状疱疹病毒感染、营养不良、毒素、恶性肿瘤、神经干外伤等也是外周神经病理性疼痛的常见原因[2]。

因为神经损伤常常难以检测，人们把很多肌肉发生的疼痛也归咎于神经了。临床上有很多不是神经病变而称之为神经痛的，例如：坐骨神经痛、枕神经痛、肋间神经痛等，需要大家鉴别，我们把这些所谓的神经痛称之为"伪神经痛"（表 8-1-1）。

表 8-1-1　真假神经痛的比较

伪神经痛		神经病理性疼痛	
特征	常见病痛	特征	常见病痛
多为酸胀疼痛，影响关节活动范围，与劳累、天气等变化相关。	枕神经痛 坐骨神经痛 肋间神经痛 肩胛背神经痛 神经紧张性头痛 神经衰弱	疼痛剧烈，时发时止，多呈灼性疼痛，没有致死性或者致残性	三叉神经痛 带状疱疹后遗痛 舌咽神经痛

鉴别的要点是：肌肉相关疼痛触摸无碍，疼痛程度与关节活动相关，常在天气转凉时加重，多表现为酸痛、胀痛，偶有刺痛，多伴有肌力下降和功能受限。神经病理性疼痛患者常常对触摸非常抵触，拒按，疼痛程度与关节活动无关，与天气变化无关，多表现为火辣辣疼痛，也有时表现为刺痛，很少见有肌力下降和功能受限，除非在出现肌肉萎缩的情况下。

3. 病变范围不同效果不同　病变范围的大小与浮针疗法的效果有密切关系。一般来说，范围大、患肌多、痛势模糊的情况下，效果要差，尤其是那种此起彼伏、情势不定的情况；而范围小、患肌单一、痛势明显者效果要好。

4. 不同病程效果也不同　如果患者说，他的病痛急，刚刚得的，不是内科重症，不是颅脑疾病，而是软组织伤痛。那么，这种状况预示着浮针疗法的效果较好，比如说：急性腰扭伤，胸胁屏伤。

当然，并非所有的软组织损伤都能一两次搞定。软组织损伤分为两种：一

［1］Foley P，Vesterinen H，Laird B，et al. Prevalence and natural history of pain in adults with multiple sclerosis：Systematic review and meta-analysis［J］. Pain，2013（5）：632-42.
［2］Portenoy RK.Painful polyneuropathy［J］Neurologic Clin，1989，7（2）.

种是有渗出的，一种是没有明显渗出的。前者得注意，如果刚发生，马上治疗反而效果不好，容易复发。后者的情况乐观很多。这种情况表现在急性踝关节扭伤上特别明显。

慢性病痛的效果要逊于急性痛，即使疼痛程度比较重，其效果也常不如急性痛。不同的慢性痛效果相差很大，不可一概而论：灼痛有近期效果，但往往远期效果差，胀痛酸痛往往效果要好一些。

如果急性疼痛被快速有效控制，可阻断许多慢性疼痛的痛苦。此原则重要性被越来越多的临床例证证实。尤其就肌筋膜 MTrP 而言，Hong 和 Simons证实，挥鞭伤所致胸部肌筋膜 MTrP 综合征患者所需要的治疗期限，与发生事故和开始 MTrP 治疗之间的时间长度直接相关。开始治疗延迟越久，需要治疗越多，完全缓解可能性越小[1]。

上述现象被认为是疼痛的扩散现象，实际上我们认为本质上是患肌"传染"现象。因此病程变长，病变的范围变大，或者与之相关的疼痛点增多，这样浮针的疗效越差。所以大部分情况下，病程越长，效果越差。但是，也有疼痛不扩散的情况，虽然病程绵延，但范围局限，痛势明显，这种情况也有佳效。因此，病程长短与疗效的关系不可一概而论。

5. 不同身体状态效果不同　浮针治疗没有药物进入，没有从患者体内切下什么，也没有对其器官结构做出改变，本质上说，浮针疗法完全通过对人体组织功能的调整起作用。如果说浮针是治疗疾病的外因，人体的组织机能就是内因。哲学上说，外因是条件，内因是根据，外因通过内因发挥作用。所以，浮针效果如何，与身体机能状态有很大关系。

理论上说，整体状况越好，效果越好。如果一个人神采奕奕、满面红光，虽然有局部病痛，效果多数较好；反之，若精神萎靡、面缺光泽，浮针效果要差。看到唉声叹气，长吁短叹的患者，医生要有疗效不佳的思想准备。

一般来说，年纪越大效果越差。同一种疾病，采用同样的浮针方案，年轻人一次可以痊愈的病痛，年纪大者经常要 3~4 次。因此，如果在一个年轻人身上，浮针 2~3 次还没有很好效果，就要注意了，重新审视诊断就非常必要。

身体状态还包括体质的原因，即遗传的因素。大部分父母经常腰痛的，下一代大多会出现问题，当然我们说的遗传不是突出增生的遗传，而是肌肉的遗传，这种情况下肌肉功能常常较差，修复能力也差，临床要注意。

[1] Chang-Zern Hong；David G. Simons Response to Treatment for Pectoralis Minor Myofascial Pain Syndrome After Whiplash ［J］.Journal Of Musculoskeletal Pain，1992：89-132.

第二节　当场效果的影响因素

浮针疗法具有很好的当场效果,这是相当显著的优势。这个优势,几乎罕有匹敌。对于大多数适应证,浮针疗法很少没有当场效果的。如果没有当场效果,请从以下几个方面查找原因。

1. 诊断不对　诊断不对或者说对致病原因分析不到位,是影响当场效果的重要因素。例如:颈源性眩晕是浮针疗法的适应证,但很多人把没有查到原因的眩晕都当做颈源性眩晕,尤其是影像学的资料同时显示颈椎有些异常。颈椎骨性变化是单纯老化,没有症状,即使有颈椎病,颈椎病和眩晕可以是两个独立的病症,没有因果关系。把与颈椎病没有关系的眩晕当做颈源性眩晕治疗,当场一定就没有效果。再如:同样是糖尿病的并发症,糖尿病足可以有效,而糖尿病引起的视物不清就可能完全没有效果,因为前者是血管原因造成,而后者的病变原因是类似神经细胞的视网膜细胞病变造成。

2. 体位选择不适　体位的选择与患者能不能放松有关系,是不可小觑的一个环节。体位的选择不适当,患者不能放松,尤其是病痛点和进针点之间不能很好放松,可以对当场效果造成很大影响。体位的选择不能僵化,治疗过程中常常需要变化。例如:颈椎病治疗一般采用坐位比较方便,但对于颈椎棘突下段或者胸椎棘突上段的患肌,俯卧位常常效果更明显。还有哪个姿势出现症状或症状加重,就在这个姿势状态下治疗。

3. 进针点选择不佳　虽然浮针疗法进针点的选择比一般针灸等方法有相当大的自由度,在一定范围内几乎可以任意选取,但是也不是可以随心所欲的。请从距离、方向、患肌大小等考虑或者试验,也请详细察看进针点和病痛点之间是否有瘢痕、挤压、凹陷、凸起等情况。

4. 扫散动作不规范　扫散动作是操作手法的核心,与游泳一样,看似容易,实则较难,尤其是老针灸医师,感觉扫散动作是小菜一碟,其实不然,需经过一段时间的勤学苦练,细加揣摩才可熟能生巧,初学者必须放下身段,从稳、匀、柔三字上考量是否符合标准。

5. 再灌注活动没有做好　再灌注活动的作用非常重要,如果看到一个医生在施行浮针疗法时,只有右手忙个不停,而左手没事可干,一定错了。进针点和病痛点之间必须放松,才可能有效,但无论如何摆放,一定有部分肌肉收缩,部分肌肉松弛。因此,如果不用左手辅助活动,肌肉就不能轮番收缩和松弛。固定摆放在某个位置,一定有部分肌肉单纯保持紧张状态。所以,再灌注活动的配合很是紧要,有时,不仅仅要动用左手,甚至还要配合下肢的活动。

再灌注活动,是浮针疗法的最佳搭档,请读者关注本书中操作方法中关于再灌注活动的论述。

6. 患者本身的身体状况　要是全身浮肿,尤其是药物性浮肿,这时再用浮针治疗局部病痛,多数没有效果。不要以为强壮的人的效果就一定好,那些肌肉发达健美的人效果不一定好,肌肉发达的人强壮的肌肉把皮下组织挤压。如果患者发热了,体温超过37.2℃,这时再予以浮针,多半罔效。代谢功能减低的人当场效果也受影响。

7. 没有患者的配合　对于与体位无关的病症,浮针的效果往往更有把握,但对于活动到某一位置或者某个动作时病痛才出现或者加重的情况,需要患者的配合才可能有良效。治疗时或者扫散时患者的肢体需要活动到病痛出现的位置,并且在小范围内有节律和缓地活动。临床上经常见到咳嗽后腰痛加重的情况,治疗时让患者配合咳嗽是事半功倍的好法子。

第三节　针刺次数和疗效的关系

少数情况下用浮针疗法治疗一次可以解决问题,例如年轻人的急性腰扭伤绝大多数一次治疗即够,但更多病症需要多次治疗。针刺次数和疗效之间大体上呈现为以下如图 8-3-1 所示的趋势。

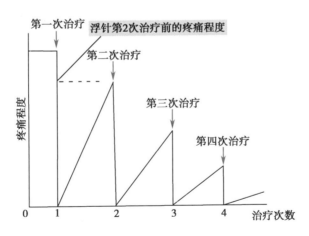

图 8-3-1　浮针疗效与治疗次数关系示意图

上图示意,如果每一次治疗都可以使得当场的疼痛程度锐减到 0 的话,多数情况下疼痛程度会有反弹,即第二次治疗前的疼痛程度可能比第一次治疗后的程度大,但是一般不会反弹到第一次治疗前的程度,即第二次治疗前的疼痛程度要比第一次治疗前要小。同样,第三次治疗前的疼痛程度介于第二次治疗前后之间。

浮针疗法的治疗次数大部分为 2~5 次,其多寡主要决定于休息得好不好,以及病程、疾病性质、个体状态等。

如果将浮针疗法和传统针灸疗法比较的话,针灸疗法次数和疗效之间的关系(图 8-3-2)也有类似的表现。

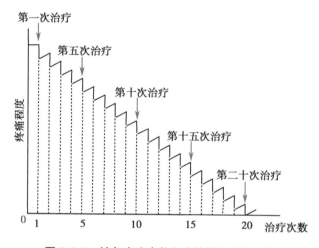

图 8-3-2   针灸疗法次数和疗效的关系示意图

示意图 8-3-2 显示,如果针灸的各种因素处于理想状态的话,大体表现同浮针疗法:第二次治疗前的疼痛程度可能比第一次治疗后的程度大,但是要比第一次治疗前要小,以此类推。只是治疗次数要多很多,治疗次数大部分为10~30 次。大部分治疗后的疗效较浮针要差很多。

当然,我们讨论浮针疗法的治疗次数时,其前提条件是每一次治疗都有尽全力消除病痛,不能见好就收,要除恶务尽,努力做到:如果一次可以治好病症,决不拖到二次;二次能够治好病症,决不拖到三次。只有这样,才能得到患者的信任,也才能更好地掌握疾病发生发展的规律,提高自己的医疗水平。

如果患者咨询多少次才能治好,千万不要说得很确定,因为每个人的体质情况不一样,正如同样得感冒而每个人的恢复速度千差万别一样。如果一定要说,请用这些词汇表达:"大概""可能""我猜""一般"等等不很确定的词汇。不过,我们大概还是可以预料出治疗的次数,因为绝大多数情况下,当场效果越好,治疗的次数越少。在第一次治疗后,预测的把握就会比较大。在第一次治疗前,也可以预测,预测的依据是当场效果的影响因素。

第四节　远期效果的影响因素

浮针疗法不仅仅是治疗工具,有时也是诊断工具,也是判断预后的工具。如果你对某个患者的病痛浮针效果没有把握,千万不要说大话,实事求是地对患者说,没有十分信心,但是,可以请患者试一两次,一两次治疗后,无论是医生还是患者对效果就心里有数了,甚至一两分钟就可以知道未来了。因为,当场的效果常常与远期效果成正比,如果是普通的软组织伤痛的话,当场效果的影响因素也是远期效果的影响因素。但是,远期效果的影响因素要比当场效果的影响因素要广泛。

> 远期效果常与当场效果成正比

远期效果影响因素较当场效果多,主要多在:休息因素、冷热因素、情绪因素。

休息因素很重要。这里的休息指的是患肌的休息,与不外出上班是两回事。医生嘱咐患者要注意休息,患者往往片面理解为不去上班,不干重体力活,在家里就可以了,有个别患者在家里玩麻将,长久看电视,这些坏习惯对病痛的伤害往往超过正常上班。

冷热因素包括天气因素、吹空调电扇、进冷水等。天气因素对人体的影响几乎人人皆知,无须赘述。吹空调、电风扇、进冷水等生活习惯也要注意,这些习惯往往被人们忽略。有些患者受不了炎热的夜晚,开空调,用被子盖住身体,以为这样既可以凉爽又可以不让病痛位置受凉,其实,在睡眠中,机体产热少,外界的低温很容易侵袭人体。万不可睡眠时开空调吹电扇。

情绪因素也有影响。患者本来治疗得很好,但回家后郁闷生气、枯坐在家、争吵等习惯对病痛恢复有较大影响。

浮针疗法能解除患肌的挛缩,使得血管受压或者紧缩状态缓解,增加局部血供,改善新陈代谢,使得局部机体得以早日恢复。为了把这个问题说得透彻,我们把局部组织的状态分为三个阶段:患肌状态(红灯)、次正常状态(黄灯)、正常状态(绿灯)。我们可以把这种状态比作交通灯,红灯是病理状态,绿灯是正常状态,黄灯是修复状态。所谓患肌状态是指局部病痛组织治疗前的状态,主诉有疼痛,体征有患肌。次正常状态是指刚治疗后的状态,主诉无疼痛,体征无患肌,但是因为患肌刚刚得以松解,局部组织还没有恢复,还需要一段时间休养生息。正常状态是指完全处于生理状态的情况,处于正常状态,疾病就不易复发了。

图 8-4-1 为正常情况下,在浮针疗法的干预下,肢体恢复的一般过程。患

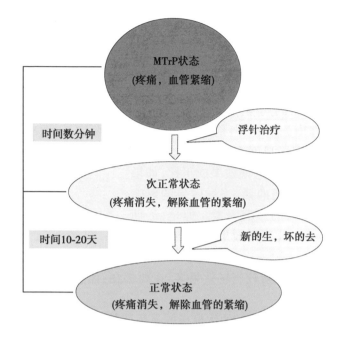

图 8-4-1 MTrP 恢复三状态

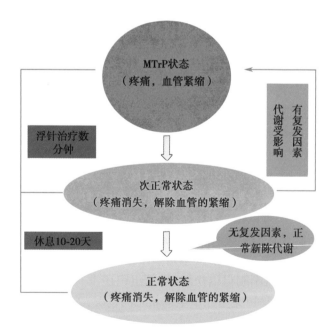

图 8-4-2 有无复发因素对远期效果的影响

肌状态经过浮针治疗,变为次正常状态,经过很好地休息,正常的新陈代谢,再转变为正常状态。

图 8-4-2 显示各种影响因素(复发因素)在次正常状态转变为正常状态的过程中的重要作用。如果没有这些复发因素,经过一段时间的代谢,即转变为正常状态。如果有复发因素,可能又复原到 MTrP 状态。

第五节　血环境不良

对于浮针的适应证,尤其是慢性疼痛类疾病,多数专家对这些病的病因病理的理解多着眼于骨性变化或神经病变,尤其是骨科医生,多数专注于骨骼,总是试图从骨骼影像学变化中寻找蛛丝马迹,麻醉专业的医生大多从神经和药理的角度理解这些病症。通过本书的分析,大家知道肌肉常常是这些病痛的直接原因,我们要转变思维,多关注肌肉。

肌肉的血供很丰富,正常的血液供应是肌肉从病理状态恢复到生理状态的一个关键环节。如果血液本身不正常或者血液中所含的营养物质不够,就会大大延迟肌肉恢复速度。这种现象非常常见。

我们很多年来,一直关注血液的状态与疾病恢复之间的关系,但一直没有一个专有名词来概括这种血液本身不正常和血液中的营养物质不够的状态。2016 年初,广东省中医院孙健主任来进修,建议我们用"血环境不良"这个词来概括这种状态,我们感觉很不错,就采用了,希望大家喜欢。

血环境不良,我们翻译为:unhealthy blood environment,是指使得慢性病痛恢复速度慢的血液指标、成分异常和营养物质不足。

常见血环境不良有以下五类。

一、急、慢性炎症

无论是病毒性的还是细菌性的,慢性感染性炎症可以使得患肌难以消除,消除后容易复发。病毒性感冒、链球菌感染是其中最常见的两种疾病。因为病毒性感冒还有其他明显的症状,容易被医生识别。但是,链球菌感染则常常隐藏得深,临诊时请勿忘该症,临床告诉我们这种情况较为普遍。

血细胞分析中的白细胞、中性粒细胞、血沉、C 反应蛋白升高,抗 "O" 等都是慢性炎症的可靠指标。

正常值:白细胞计数值(WBC):$(4.0\sim10)\times10^9$/L。

中性粒细胞百分比(NEUT%):50%~70%。

血沉:男性为 0~15mm/h,女性为 0~20mm/h。

C 反应蛋白(CRP):<8mg/L。

二、贫血

无疑,贫血和低血糖容易造成代谢功能下降,这是容易被人们理解的,紧要的是,临床中要考虑到这些因素。红细胞计数、红细胞压积、红细胞体积等都可以使得恢复速度减慢。

红细胞计数值(RBC):男$(4.0~5.5)×10^{12}/L$;女$(3.5~5.0)×10^{12}/L$。

血红蛋白(Hb):男120~160g/L;女110~150g/L。

红细胞压积(HCT):男0.4~0.5L/L;女0.37~0.48L/L。

平均红细胞体积(MCV):80~94fl。

平均红细胞血红蛋白浓度(MCHC):320~360g/L。

三、内分泌及代谢性功能异常

甲状腺功能可以使得浮针疗法的疗效大大减退。Gerwin利用临床上的症状,与T_3、T_4、FT_4、TSH或者TRH的刺激测试,确认慢性软组织伤痛患者中10%有甲状腺功能不足[1]。Sonkin指出,弥漫性的肌肉疼痛可能由于甲状腺功能不足。在轻度甲状腺功能不足的患者,其血清中的T_4、FT_4以及TSH都可能在正常范围内,但其肌酸激酶(creatine kinase,CK)与胆固醇可能上升。

我们在临床已经遭遇数十例顽固性病例,检查后发现甲状腺功能减退或者桥本甲状腺炎,请读者们在临床上注意。

四、高血尿酸

高血尿酸能使患肌缠绵难愈,但其原因还不是很清楚,需要及时纠正血尿酸偏高的状况。

五、营养物质缺乏

对于慢性软组织伤痛来说,维生素B_1、B_6、B_{12},叶酸以及维生素C这些成分的不足都会影响到组织的修复。维生素缺乏常见于:老年人、怀孕和哺乳的妇女、嗜酒的人、性格内向的人。正常的肌肉功能需要铁、钙、钾和镁,铁、钙和钾的缺乏容易导致软组织伤痛。

因此,如果病症容易反复,排除了机械性因素后,要考虑维生素或者矿物质是否缺乏,给予检查,也可适当地先补充一些。不过,一般不容易检测出来,

---

[1] Gerwin R. A study of 96 subjects examined both for fibromyalgia and myofascial pain [J]. J Musculoske Pain,1995(3):121.

我们临床上只用于那种实在查不清原因的顽固性病痛的辅助治疗。

请大家注意：①因生化试剂和方法不一样，各医院化验的正常值也不是绝对一样的，要参照抽血化验医院的标准。②如果患者有可疑指征，化验结果在正常值范围内的高值或低值附近，我们也会把它当成有意义的指标。

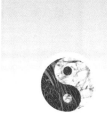

第九章　浮针疗法的机制

　　浮针疗法是传统针灸学的发展，是现代针灸学，主要原因是浮针疗法已经朝着基础医学、科学方向迈进，但这并不是说，浮针疗法的机制已经全部尽在掌握中，而是还有相当多的不清晰，还有相当多的内容亟需证实或者证伪。

　　我们明白每一门学科的发展都是阶段性的，需要一步一步地前进，因此我们把我们已经知道的告诉大家，甚至把还没有完全清楚的也告诉大家，希望能够众人拾柴火焰高。

　　简化原则是科学研究中的重要方法。例如，要研究某一细菌，最好让该细菌在标准的培养基中繁殖生长，而非让其在自然环境中生长，因为自然环境太复杂，而培养基则简单、可重复。

　　浮针疗法的两个特点符合科研设计中的简化原则，适宜于科学研究，容易出成果。哪两个特点呢？一为针刺涉及的层次单一；二为反馈速度快，常常当场见效。这两个特点对比其他非药物方法，表现相当突出。这些特点非常重要，是科研选题中的难得题材。这里，我介绍一下伽利略关于运动规律的实验，希望能把我的观点表达清楚一些。

　　要改变一个静止物体的位置，日常生活中可以推它、提它或拉它。因此人们直觉地认为，物体的运动是与推、提、拉等动作相联系的，深信要使一个物体运动得更快，必须用更大的力推它、提它或拉它，当推、拉物体的力不再作用时，原来运动的物体便静止下来。

　　根据这类经验事实，古希腊的亚里士多德得出结论：静止是水平地面上物体的"自然状态"或"自然本性"，必须有外界力量作用在物体上，物体才能运动；没有力的作用，物体就要静止下来。看起来这个经验完全符合我们的日常经验，完全准确。然而，亚里士多德的这个结论是错误的，并且由于亚里士多德的权威，这种错误认识维持了近两千年。直至三百多年前，伽利略才创造了有效的方法和技术，发现了正确的线索，揭示了现象的本质。

　　伽利略认识到,将人们引入歧途的是摩擦阻力,而这又是人们在日常观察物体运动时难以完全避免的。伽利略注意到,当一个球沿斜面向下滚时,它的速度增大,而向上滚时,它的速度减小。由此他推论,当球沿水平面滚动时,它的速度应不增不减。实际上他也发现,球愈来愈慢,最后停下来。伽利略认为,这并非是它的"自然本性",而是由于摩擦阻力的缘故,因为他同样还观察到,表面愈光滑,球便会滚得愈远。于是他推论,若没有摩擦阻力,球将永远滚下去。伽利略的另一个实验如图 9-0-1 所示,让小球沿一个斜面从静止状态开

始下滚,小球将滚上另一个斜面,达到与原来差不多的高度然后再下滚。他推论,只是因为摩擦力,球才没能达到原来的高度。然后,他减小后一斜面的倾角,小球在这个斜面上仍达到同一高度,但这时它要滚得远些。继续减小第二个斜面的倾角,球达到同一高度就会滚得更远。

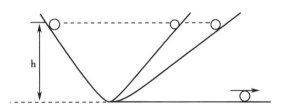

图 9-0-1　伽利略关于摩擦力和运动关系的理想实验示意图

（由江西浮针人钟万田绘制）

　　于是他自问道:若将后一斜面放平,球会滚多远? 结论显然是球将永远滚下去。这就是说,力不是维持物体的运动即维持物体的速度的原因,而恰恰是改变物体运动状态即改变物体速度的原因。因此,一旦物体具有某一速度,如果它不受力,就将以这一速度匀速直线地运动下去。

　　伽利略的这个思考模式非常值得借鉴。有些专家,刚刚接触浮针,发现当时有效,而后有些疼痛又作,马上就得出一个结论:浮针只有短期效果,于是,弃之不用,并告诫朋友,浮针临床没用。这些专家就犯了亚里士多德的错误,以为物体推一推就动一动,不推不动,既然疼痛回来了,就说明浮针没有改变这些疼痛或者引起疼痛的原因。他们不知道治疗疼痛也有"摩擦力"和"阻力",疼痛当时没了或者减轻了,不代表组织已经修复,修复需要时间,修复的过程中还会有外力,疼痛死灰复燃,或者因为"推力"不够大,或者旁边还有其他物体,或者摩擦力,或者还有阻力。我们日常生活经验告诉我们,碰到烫水杯,我们的手指马上就有尖锐的、位置很明确的疼痛,我们的神经反射弧让我们的手指立即离开水杯,而后这种疼痛就永久消失了。因此,我们很多专家以为慢性疼痛亦如是,消失后就永久消失了。其实,急性疼痛和慢性疼痛完全不同。慢性疼痛的恢复过程,在这个过程中许

> 外伤性急性疼痛和慢性疼痛原因不同,恢复过程不同,结果也常常有很大差异。

多因素都可以影响到恢复的速度和恢复程度。大部分慢性疼痛是个拉锯战，敌我双方你来我往，很多因素都能影响到最后结局。

伽利略把纷繁复杂的自然界运动与力的关系简化到斜坡、平面与重力的关系，然后把实验观察和抽象思维结合起来，找到了深入理解运动问题的真正线索，我们以为，在研究复杂问题的时候，务必借鉴这种思维方式。

这方面我们应该有很深刻的教训。针灸机制的研究历经数十年，很多一流科学家穷经皓首，然而得到的成果很少。当然，原因很多，其中重要的原因是针灸涉及部位、层次多变，疗效取得的速度也不快，这样研究起来太复杂。要想取得重复性很强的临床试验结果已经很难，基础研究更是沙堆上的高楼。

幸好，浮针疗法所涉及的层次简单，少有传统理论的羁绊，可以轻装上阵。与针灸相比，浮针疗法的科研工作要简单很多，虽然这也是一个复杂的工程。希望读者诸君认识到浮针疗法研究的优势，也要认识到这是繁重的工作，不可能一蹴而就。

浮针疗法的机制肯定离不开生理学、解剖组胚学的基础知识，比如浮针作用部位在皮下疏松结缔组织，当我们了解其功能后，临床很多疑问就迎刃而解了，具体在第二章浮针生理学基础会有具体论述；还有针刺和结缔组织的关系，著名的液晶态理论都在上述章节具体论述。下面简单介绍一下，浮针疗法和引徕效应；浮针疗法和神经系统的关系；从中医角度看浮针疗法。

第一节　浮针疗法与引徕效应

在第二章关于浮针疗法生理部分，我们讨论了压电效应和反压电效应，解释了疏松结缔组织的治疗作用。但是我们还有许多不明确的地方：①为什么浮针疗法对于局限性病痛效果好，而对于弥漫性的病痛效果相对差？②针刺时为什么必须直对病灶或病痛点？③为什么疼痛严重者效果反而来得快？

下面我们回答诸如此类的问题。

一、循经感传和引徕效应

学者们从循经感传（propagated sensation along the channels，PSC）的研究中发现引徕效应（drawing effect）。

循经感传可略称为感传或循感，是1960、1970年代针灸研究界一个广为人知的概念。其表现是在施刺激于人体上某一点或穴位时，可有一种异常感觉（通常与所施刺激的性质相同，比如，施加热刺激时，感传的感觉即为热），以一定的宽度（通常为0.5~1.0cm）与速度（通常为5~20cm/s）沿着与古典经络循行线相符、相似或相平行的路线自动地走行，趋向于头部或病灶（即由四肢远端向近端),伴随着循行性感觉的走行,可同时同步地伴行着相应组织器官的功能活跃,从而呈现为一种立体的循行过程。这是一种最常见,也是得到广泛深入研究的一种临床经络现象,也是当年经络研究界最热门的话题。

原先以为循经感传现象只存在在古典经络上,后来人们发现这种现象也频繁地发生在古典经络之外。例如:山西医学院附属第一医院的研究明确指出,施刺激于经络线之上或相邻两经络线之间,均可以引出循经感传,只要稍加"左右误差偏移",就可引发出一条新的循经感传[1]。在 93 例显著循经感传者身上于经内或经外各取 2232 个点进行刺激,结果显示两者在出现感传的阳性率方面并无显著性差异。焦顺发发现,如在一个肢体上施行"多株密集"式的施压而不顾及经络循行线的位置,则"最多者压 40 个点能出现 40 条感传线,而多为互不融合,且成平行状态的分布",仅在过分密集时才"重叠在一起"[2][3]。

进一步的研究发现,循经感传是高等神经生物学上引徕效应的现象。引徕效应就是:在人体表面,如果先后施以两点刺激,后一点的感传向前一点传导。

有人这样实验:事先在欲施加刺激的经脉以外的某点预先施以短时间刺激(第一刺激),然后停止刺激,使该点成为保留刺激痕迹作用的"引徕点"。此后,在原定经脉上施加刺激(第二刺激)而引发循经感传,则此循经感传在走行的途中将会离开本经脉而趋向于该引徕点,并以该点为终点。引徕点可预置于躯体上的任何部位,而出现引徕现象的则主要是距离引徕点较近的经脉。运用引徕效应可以随意改变现有循经感传的走行路线[4]。

二、引徕效应与趋病性循行

有报道"刺激耳郭大肠区,引起沿大肠经循行的感传,之后再刺激合谷穴,感传又循大肠经上至耳郭"变化,事实上,这就是引徕效应的表现,而并非是什么"特异性结果"[5]。

后来,人们发现,不预先施以刺激,也可以出现引徕效应现象。

存在于躯体上的局限小病灶也可以产生引徕效应,此时,循邻近经脉走行的感传可以离开本经脉而趋止于此病灶。有时,较远经脉甚至多数或全部经

[1] 山西医学院第一附属医院穴区带研究小组.经络现象的初步研究[J].山西医药,(2)增刊:1974,10-46.

[2] 焦顺发.头针针感敏感者的体针循行性针感[J].山西医药杂志,(1)增刊:11-17,1974.

[3] 焦顺发.经络感传现象的初步研究——经络敏感人[M].北京:人民卫生出版社,1979:155-192.

[4] 刘澄中.临床经络现象学[M].大连:大连出版社,1994:185-186.

[5] 包景珍,胡祥龙.循经感传的主要特征.中医经络现代研究[M].北京:人民卫生出版社,1990:43-77.

脉均趋止于此病灶,这叫做"趋病灶循行"现象。即是所说的"循感趋病"或"气至病所"。其原理,即在于病灶所产生的引徕效应。

这种趋病性循行不仅在经脉内存在,而是一种普遍现象。只要有一个痛点,在不是很远的距离内针刺都有这种现象。

浮针疗法在非病痛处针刺,可以治疗疾病的原因也在于引徕效应。这时,局限性病痛处即为刺激的第一点,而针刺处则为第二点。

趋病性循行只有达到一定的量才能显示出来。所谓量,指的是病痛(引徕点或第一点)程度。如果不达到一定的量,针刺所激发的循行就没有方向。打个比方,任何一块磁铁都能吸引与它极性相反的磁铁,但如果两块磁铁没有足够的磁性,这两者之间就不会有相互影响。引徕效应可以理解为磁铁效应,对于浮针来说,病痛点就是一个小磁场,病痛越明显(磁场强度越大),效果越好(越多的铁屑被吸引)。

三、顺力循行

经验表明:循经感传的走行方向受到所施刺激的力学作用方向的影响,例如,欲使循经感传做两方向循行,则所施刺激须"与穴位垂直"。如果用力的方向是向心的,则感传向躯干或头部循行;如果在同一部位而"将手法改为远心的",则循经感传向四肢末梢走行,"这说明在同一条经脉上刺激感的传导方向与作用力的方向有关。"[1]

此种感传方向与作用力方向相关的现象是循经感传走行方向上的一个重要特征,被称为"顺力循行"。这个概念来源于一个临床神经学的观点:在皮肤上某一点施加压力性刺激,而所施刺激与皮肤表面形成一定的角度(与此同时可能有指向压力所施方向的皮肤移位,就像浮针疗法一样)。

可以这样来理解,针尖顶端是引徕效应的第一点,而末端则是第二点,针尖顶端吸引末端的针刺效应,使之向前方行进。因此,在浮针疗法操作过程中,至少有两个引徕效应同时存在:一个是病痛点和整个针体之间的引徕效应;另一个是针尖顶端和末端之间的。这两个引徕效应使得浮针疗法的疗效显著。因为留针过程中,第二个引徕效应减弱或消失。

四、回避效应

回避效应(avoidance effect)的具体表现如下:在循经感传的走行路线的前方设置"障碍物"性质的刺激,维持其刺激不予排除,则此刺激区即成为"障碍区",循经感传走行到此障碍区时就绕行而过。如果感传偏左,则绕其左侧而

---

[1] 中国人民解放军 309 医院 . 经络敏感人[M]. 北京:人民卫生出版社,1979:155-192.

过;反之,亦然;感传居中,则可分成两路绕过其左右两侧后再会合为一而继续前行。出现回避效应的条件是此障碍区的面积不宜过大,过大时则出现阻断效应。

皮肤上的瘢痕、小结节、小肿瘤均可成为障碍区而造成绕行现象,即绕病灶循行。

耳、鼻、乳头、男性生殖器等突出于皮表的构造物以及眼、口、女阴与肛门等表皮开口处,均可表现出回避效应,使循经感传绕行。

同样,在施行浮针疗法时,在进针点与病痛点之间不能有障碍区,特别是大的障碍物,不能有五官、乳头、男女生殖器等。否则,效不显,或者完全没有效果。

有临床实例可资证明。牙龈炎引起的牙痛和三叉神经下支痛,同样在面颊部行浮针疗法,结果是顽固性的三叉神经痛得到了迅速缓解(虽然容易复发),而牙痛却依然如故,原因在于两种病例的发病部位不同,牙痛病在牙龈,与面颊不是一个整体,两者之间有缺口,从而出现回避效应;三叉神经痛虽然顽固,却完全符合浮针疗法的适应证。

五、阻拦效应

阻拦效应或阻断效应(stopped effect)的具体表现是在循经感传的走行前方施加一个"阻拦物"性质的额外刺激,则感传的走行到达该处时,即停止前进。在阻断处循经感觉可憋胀变宽,主观感觉增强,有时有局部肌肉跳动。如果阻拦性刺激所造成的阻拦面积较小,则可发生回避绕行现象。

明·汪机(1463-1539)所著《针灸问对》一书中有如下记载:"一医为针临泣,将欲接气过其病所,才至灸瘢,止而不行,始知灸火之坏经络也。"这即是有关阻拦效应的记录。但若说是灸火烧坏了经络,则不确。此外,感传走行经过大关节时,均暂时减弱速度或临时停顿,如果屈曲关节到一定的程度,则感传的走行可以被完全阻断。

因此,在浮针疗法治疗时,在进针点和病痛处之间不要有灸瘢、瘢痕等异物,也不能有挤压,这是在治疗颈椎病时女性的文胸必须松开的原因。

通过上述的论述,我们回答本节开始的问题就轻松了。

因为引徕效应,进针点和病痛点之间可以相隔一段距离。

局限性病痛的第一点比较明显,相对于弥漫性的病痛,容易产生较好的引徕效应,因而效果好。

如果针刺时不直对病灶或病痛点,第二个引徕效应和第一个引徕效应不一致,浪费信息或(和)能量。

疼痛严重者效果反而来得快,是因为疼痛严重者引徕效应也明显。

第二节　浮针疗法与神经系统的关系

写到这里,我犹豫不决,因为对神经和体液在浮针疗法中所起的作用我心存疑惑。

但是,绝大多数人都相信疼痛是神经的管辖范围,离开神经,还谈什么疼痛呢。无论是中医界的朋友,还是麻醉界的朋友,相信神经都在脑子中深深地扎下了根。

既然避不开,还是谈谈吧。

一、关于针刺镇痛的研究

浮针疗法也是针刺的一种方式,针刺镇痛的研究应该也适用于浮针疗法。

已有大量的工作证明神经系统在传统针灸疗法镇痛中有很好的调节作用,随便查阅一下文献,大量的中英文文献都说明神经系统在针灸效应中发挥巨大的作用,无论是在外周神经、脊髓、脑干、丘脑、尾核,还是在皮层,抑或是中枢神经、周围神经介质都有大量的实验铁证如山地证明神经系统在针灸发挥作用中的巨大效应。我们自己在出版的《浮针疗法》里也罗列了大量的证据,认为神经系统及其介质在其中居功至伟。

但是,深入研究,仔细分析,对于这些研究很有保留,原因何在呢? 因为:①这些年我试图重复这些实验,但只要是我重复过的,都没有得出可靠的阳性结果,尤其是动物的疼痛阈值不容易得出很客观的数据。②这些研究都是以急性疼痛为模型,与疼痛临床区别很大。③这些疼痛都是针刺以后或者当时才制造出来,例如:辐射热、机械刺激等测定痛阈的方法,都是在针刺后给予大鼠热量或者机械刺激然后看大鼠动腿或者甩尾的时间或者耐受强度。这相当于测定的是针刺的预防作用,而不是治疗作用。④这些研究都是用针灸针刺在大鼠身上(图 9-2-1),对于人体来说,一个针灸针还少许有点伤害,

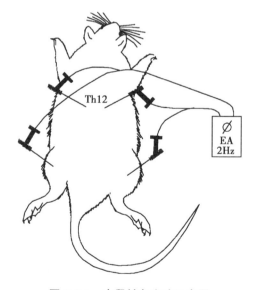

图 9-2-1　大鼠针灸实验示意图

(修自:http://www.biolreprod.org/content/63/5/1497/F1.expansion)

对于大鼠来说,一个针灸针的伤害就相当于一根小棍子捅进人体。这种伤害无疑会造成神经系统各级中枢的变化,也就是说,部分神经系统的变化既可能是针灸的良性作用造成的,也可能是针灸伤害的恶性刺激造成的。⑤以大鼠等为实验对象,不能排除由于没有安全感导致心理紧张而发生的神经系统一些指标的变化。⑥这些研究大部分研究电针,与临床治疗慢性疼痛多用普通针刺截然不同。

由于以上的一些原因,所以这么一些年来,虽然也有不少成就,例如:针刺镇痛的研究推动了内源性阿片肽的发现等,但是总体来说,这些研究对针灸临床的影响几乎没有,没有建立一个可以影响针灸临床的有效理论。虽然有不同频率(例如2Hz和100Hz)可以激发不同类型的内源性阿片肽的说法,但在临床运用上很难有区别地运用于临床,因为区别不大。

二、关于闸门学说

闸门控制学说(gate theory of pain)是由Ronald Melzack(1929-,加拿大McGill大学)和Patrick D.Wall(1925-2001,伦敦大学医院,图9-2-2)1965年在美国麻省理工大学工作时提出来的,发表在著名科学刊物《Science》上[1],在1970年代时又作了多次修正。

闸门学说的要点是:传导疼痛的神经纤维有二,即直径大的粗纤维和直径小的细纤维。前者传导浅表性锐痛,后者传导深部性钝痛和灼痛。粗、细两种神经纤维把刺激传至脊髓后角的第二神经元的

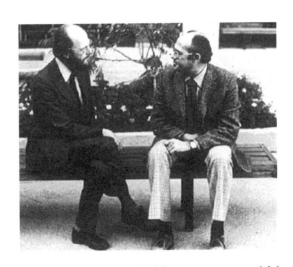

图9-2-2 Patrick Wall(左)和Ronald Melzack(右)
(修自:http://history.nih.gov/exhibits/pain/docs/page_03c.html)

神经细胞(T细胞),同时也向形成胶样质的神经细胞(SG细胞)发出冲动。SG细胞可以抑制进入T细胞的刺激。

从粗神经纤维而来的刺激增强SG细胞的抑制作用,从细神经纤维而来的刺激则削弱SG细胞的抑制作用。即SG细胞对进入T细胞的疼痛刺激起着

---

[1] Melzack R,Wall PD. Pain mechanisms:a new theory[J].1965,19;150(699):971-9.

闸门样作用。经粗神经纤维疼痛被传入时,闸门就关闭(进入 T 细胞的刺激变弱);经细神经纤维疼痛被传入时,闸门就开放(刺激就强烈地传导)。闸门的开和关,除受粗、细两纤维的影响之外,还受更高位的中枢——中枢控制系统的影响。疼痛冲动进入末梢神经后,脊髓后柱 - 内侧丘系和背外侧投射系统作为疼痛中央控制点,把有关疼痛的性质位置的情报传递至以丘脑为开始的中枢部,中枢根据以往的经验和情绪因素综合分析后,把其结果经过下行的离心神经纤维再次传至闸门,使闸门开或闭(图 9-2-3)。

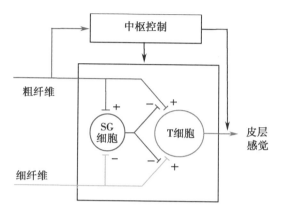

图 9-2-3　闸门控制学说示意图

根据这个学说可以解释糖尿病、酒精中毒、三叉神经痛、带状疱疹后遗神经痛时粗神经纤维受破坏因为疼痛剧烈,又可解释脑出血等中枢神经破坏时,灼痛剧增,适应于锐痛的现象。

闸门学说还常常被用于解释针刺疗法和经皮电刺激的有效性,认为这些刺激都主要刺激粗纤维,可以抑制细纤维的冲动,使得中枢感觉不到疼痛。

这是一个了不起的学说,至今为止,还没有一个理论能够证据确凿地替代它,所以在西方疼痛学界有着广泛的影响。

可是,我们依旧感觉这个学说不适合针灸和浮针疗法等临床方法,理由如下:①慢性疼痛的 MTrP 明显存在,疼痛与 MTrP 同时存在,也同时消失,两种都经常随着天气的变化而变化,这用粗纤维和细纤维的竞争性抑制来解释似乎牵强。②浮针疗法刺激层面的神经纤维相对少,可是效果反而比深入肌层更快。③磁疗超声等没有对神经刺激,可是也有效。④浮针疗法中的阻断效应,因为阻断时没有影响到神经。⑤浮针疗法的针刺方向问题则更使得闸门学说难以自圆其说。

第三节　浮针疗法的中医传统理论

浮针疗法是对传统针灸理论的继承、发展和创新,讨论浮针疗法的机制,不可能回避中医理论。

但是,要特别强调的是,不能单纯依赖中医理论,因为中医理论虽然有几千年历史,但其主要作用体现在回顾性的解释学中,其前瞻性指导价值不足。

有人曾撰文[1]，说浮针疗法"以祖国医学的经络和皮部理论为基础"，我不赞同这种说法[2]，因为这样会阻碍继续前进的脚步，满足于解释的陶醉。古代人们对指南针、地震，对自然界的许多现象都有自圆其说的解释，因为已经有了解释，大家便觉得自己已经懂了，无须再努力，终使中国古代科技进步步履蹒跚，不能再犯这样的错误了。宁可脸上无光，承认不懂，宁可出现低级错误，不可自圆其说，文过饰非。

我们在这里探讨中医理论的主要目的是让大家对中医的博大精深有所了解，保存一份清醒的骄傲。

当我们这些年慢慢探索浮针疗法的远道进针方法时，越来越感觉老祖宗的了不起，这些经络的大体走向居然与浮针疗法的远道取进针点几乎一致，当年的这些针灸师们如何总结出来的呢？他们如何想到把四肢和内脏之间的联系用经络这样的方式表达？学针灸学时把根结标本理论背得熟透，就是不明白其中的深奥道理，现在随着浮针疗法在临床的不断总结提高，越来越觉得根结标本理论的经典。

祖先们的了不起不能成为我们抱残守缺的借口，一方面我们要学习古代文献中的精华，但也不能唯古人马首是瞻，古人受到条件的限制，不可能有科学的方法去探索和总结，他们只是总结现象，并用当时的哲学文化学的理论进行演绎。

下面大略总结与浮针疗法相关的中医理论，向我们伟大的祖先致敬。

一、皮肤的中医学说

浮针疗法是在皮下针刺，与皮肤的关系很密切。"肺合皮毛"，说明皮毛与肺脏有着紧密的联系，皮肤的功能与肺脏的功能一损俱损，一荣俱荣。肺气通过宣发机能把卫气和津液输布到体表，以起到滋养温煦皮毛、管理汗孔的开合、调节体温、调节呼吸、防卫外邪的作用；又"肺朝百脉"，全身的经脉系统与肺脏的功能关系密切。因此，从皮肤入手的治疗，往往能够促使经脉气血运行，从而保证脏腑功能的健全。

二、皮部理论

十二皮部是十二经脉功能活动反映于体表的部位，也是络脉之气散布之所在。《素问·皮部论》："凡十二经脉者，皮之部也"；又说："皮者，脉之部也。邪客于皮，则腠理开，开则邪入客于络脉，络脉满则注于经脉，经脉满则舍于脏

---

[1] 温木生.腕踝针与浮针合二为一论[J].中医外治杂志，2000(05):3-4.

[2] 符仲华.也谈浮针与腕踝针的合并问题——《腕踝针与浮针合二为一》读后初[J].中医外治杂志，2001(03):3-4.

腑也。"既然皮→络→经→腑→脏为病变的传变层次,那么利用浮针刺激皮肤上的某点以及与皮肤紧密相关的组织结构后,虽然患者无酸麻胀沉等得气感,医生也无指下沉紧感,但针在皮下2~3mm,加之留针时间长,这就足以振奋皮部之经气,从而推动体内气血运行,使阴阳协调,达到治疗目的。

皮部居于人体最外层,是机体的卫外屏障,也可以在疾病的治疗上有较大的作用。皮部理论对于临床已有较多的运用,我们在临床实践中往往运用了皮部的理论,而没有引起重视。例如,拔火罐、推拿就是皮部理论的临床运用。浮针疗法在皮下进针,不深入肌层,能够振奋皮部的阳气,又留针时间长,因此浮针疗法效果显著,情理之中。

又如《素问·汤液醪醴论》:"夫病之始生也,极精极微,必先入结于皮肤。"所以皮肤是人体的门户,也是疾病发生发展的重要路径。浮针疗法作用于皮下,从这点上是符合中医传统理论的。这也说明了我国古代医家们卓越的思维和巨大的贡献。

三、近治原理

近治原理是根据每一腧穴都能治疗所在部位的局部和邻近部位的病症这一普遍规律提出的。多用于治疗体表部位明显和较局限的症状。如鼻病取迎香,口歪取颊车、地仓,胃痛取中脘、梁门等皆属于近部取穴,符合近治原理,这在传统针灸临床中运用广泛。历代医家积累了丰富的经验。如《灵枢·厥病》载:"头痛……有所击堕,恶血在于内;若肉伤,痛未已,可则刺,不可远取也""耳鸣,取耳前动脉。"《百症赋》说:"悬颅、颔厌之中,偏头痛止",这都是近治原理的运用。浮针正符合这个原理。

四、以痛为腧理论

《灵枢·经筋》所载十二经筋的各种痹证,如仲春痹、孟春痹、仲秋痹等等,其治疗原则全部是"治在燔针劫刺,以知为数,以痛为输。"由此可知,对于软组织的感觉异常,尤其是痛症,《内经》选穴以"以痛为腧"为基本治疗法则,在《内经》的其他篇章中也有很多记载,如:《灵枢·五邪》:"以手疾按之,快然乃刺之";《素问·刺腰痛论》:"循之累累然,乃刺之";《素问·缪刺论》:"疾按之应手如痛,刺之";《素问·骨空论》:"切之坚痛如筋者,灸之"等,举不胜举。

可见,我们祖先:①已经对浮针适应证的病理基础,患肌或MTrP,有相当多的认识。②对这些病痛的治疗根本就不按照经络、穴位,只是按照触摸时手下感觉或者触摸时患者的异常感受进行针刺。因此无论是病理还是针刺方法,古人对这些"痹证",已经有相当多的了解,只是后来我们的针灸学教学中没有对这些宝贝重视,我们的针灸科研也没有重视,实在可惜。

"以痛为腧"应被视为阿是穴方法的最早记载。阿是穴更是被隋唐以后的针灸界普遍认同。虽然浮针进针点的选择并非像"以痛为腧"、阿是穴那样选在病痛局部,而是在患肌周围,但和它们两者还是有相似的地方:都以病痛的部位为选择进针点的根据。

五、《内经》刺法

如《素问·刺要论篇第五十》:"病有浮沉,故曰病有在毫毛腠理者,有在皮肤者,有在肌肉者,有在脉者,有在筋者,有在骨者,有在髓者。"因此,"刺有浅深,各有其理,无失其道,过久则内伤,不及则生外壅,壅则邪从之,浅深不得,反为大贼,内动五脏,后生大病,刺皮者无伤肉。刺皮者无伤肉者,病在皮中,针入皮下,无伤肉也。"

浮针的主要特点是皮下进针、近部选进针点和留针时间长,这三者在《灵枢·官针》的刺法中占有很大的比重和较为详细的论述,其中毛刺、直针刺、浮刺、半刺等刺法是浮针疗法皮下进针的理论来源和依据,分刺、恢刺、齐刺、扬刺、短刺、旁针刺、豹文刺、关刺、合谷刺等刺法都是近部进针,而报刺显然强调留针。因此,浮针疗法的操作特点与《内经》中的刺法关系密切,这部分的内容已在第一章有较详细的论述,不再赘述。

第四节　我们的观点

关于机制这一部分,已经着墨不少,罗列了很多相关的研究和理论,现在我们大略总结一下,使得读者们能够了解我们的认识和观点。

一、关于机械力耦合和液晶态理论

关于机械力耦合,通过整合素途径和丝裂原活化蛋白激酶(MAPK)途径,使得胞内发生变化(图 9-4-1A),Langevin 小组和其他一些人的这些研究取得了相当大的成功,解决了针灸和推拿临床大量悬而未决的问题。

液晶态理论是通过一些相关前沿科学知识,提出机械力作用在液晶态上,产生压电效应,通过生物电信号促使胞内发生改变(图 9-4-1B),这些理论无疑对临床有很好的解释。不仅仅解释一些针灸现象,也能够解释热、磁、核等起作用的原因。可惜,现在的实验条件还没有办法把谜团一个个解开,还缺乏第一手的数据。

不过,对于临床工作者来说,上述两个理论区别不大,因为都是机械力作用在疏松结缔组织,最后促使细胞内的变化,中间的途径与临床没有紧密关系。因而,如果单纯从事临床工作,可以撇开作用途径不谈,明白正是机械力

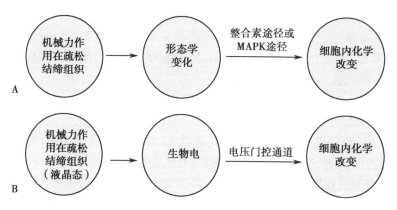

图 9-4-1　机械力耦合"力-化学"理论(A)和液晶态"力-电-化学"理论(B)

作用在疏松结缔组织,然后产生的变化。

我们更倾向于液晶态理论,原因是液晶态理论可以解释更为广泛的临床现象,而 Langevin 小组的实验只能解释针灸、推拿等由机械力实现的治疗方法,而且 Langevin 小组并没有否认生物电可能的参与。但是,要证明液晶态"力-电-化学"理论的每一个细节相当困难,因为人体是个大电场,而生物电非常微弱,很难检测出来。就好像大太阳底下打手电,实在难以让别人知道你的手电是开着的还是关着的。虽然困难,但如果一旦突破,给医学带来的变化将是震撼的,我们期待那一天的到来。

关于液晶态理论,我们可以用哺乳的过程做个粗略的比方:皮下疏松结缔组织是哺乳期母亲乳房的乳腺;压电效应就是吸吮、挤压后产生乳汁,母亲消耗了能量;反压电效应就是婴孩进食后增加了能量。

二、关于神经的作用

这是一个复杂的问题。疼痛与神经紧密相关,没有神经何来疼痛!因此疼痛界研究绝大多数和神经研究如出一辙,都是一家人。疼痛研究者们把所有的心思都放在各级中枢,把各级中枢的很多核团研究了个遍,可是疼痛问题依旧棘手。

不仅仅研究界这个样,疼痛临床也很困惑。很多高水平的麻醉科开设疼痛专科,因此国内的疼痛专科基本上被麻醉科把持。而麻醉科的专家们都是神经学、药理学的高手,可是处理慢性疼痛也往往束手无策,于是学习射频、臭氧、溶解酶等技法,即使这样,依旧有很多病症处理不好,所以,大街上推拿、盲人按摩等就大有存在的空间。

我经常反思这种现象,感觉种情况似乎有问题:大家把主次关系搞倒了。

为什么呢？疼痛是一种不愉快的感觉，没有感觉神经的参与当然就不存在。但是，疼痛也是一种损伤的反映，在一定的时间和空间里，没有损伤，感觉神经也就不会无中生有。

分析一下疼痛的定义。1979 年国际疼痛研究会（ISAP）在第 6 卷的 Pain 杂志上发表了他们的权威定义："an unpleasant sensory and emotional experience associated with actual or potential tissue damage, or described in terms of such damage"（疼痛是一种令人不快的感觉和情绪上的感受，伴随着现有的或潜在的组织损伤，或者用损伤的词汇表达出来）。所以，可以这样来理解疼痛：疼痛是损伤的一种表现，无论是生理上还是心理上，有损伤才可能有疼痛。

如果把疼痛的产生和感受比喻成一台电脑，主机是外周组织，显示器是大脑，神经是连接线。很多人以为主机是大脑，这就搞错方向了。大脑这个显示器虽然高级得无与伦比，但对于感觉系统来说，它只是显示器，并不会因为其高级就成了主机。外周组织（主机）没有病变，再高级的显示器也显示不出东西。

疼痛问题已经成为医学界关注的课题，IASP 去年把 2009-2010 年命名为"2009-2010 Global Year Against Musculoskeletal Pain（全球对抗软组织病痛年）"，可见对疼痛这个全球化问题的重视。因此，我们认为，要解决疼痛问题，一方面要关注神经系统（显示器），更需要把注意力放到外周组织（主机）上来。

通过相关章节 MTrP 的描述，我们知道了 MTrP 是主要环节，是主机，我们要对付的主要不是外周神经，不是神经节，不是中枢神经，不是神经介质，如果不理会 MTrP，或者对 MTrP 视而不见，我们用局部封闭、神经阻滞或者用阿片类药物去处理疼痛，那是事倍功半。

虽然用这些方法也能有当时效果，甚至有一些患者有远期效果（很多人不明白为什么有些疼痛用麻醉药后，不但当时不痛了，麻药过后依旧不疼痛的理由。原因就在于：疼痛因为麻醉后，MTrP 能量危机中的恶性循环得以松散。），但是这些方法没有针对性，给患者缓解疼痛的同时也给患者带来潜在的危害。

我们说 MTrP 是罪魁祸首，感觉神经仅仅告知我们哪里有祸害，并不是说神经系统在疼痛的形成中不参与其中。恰恰相反，神经有很重要的作用，因为运动神经，尤其是神经肌肉接头处的运动终板，在 MTrP 中起着重要的作用，这在前面已经详细论述。

因此，并不是神经不重要，而是感觉神经在疼痛的形成和感觉中仅仅起显示作用。

三、关于引徕效应的作用

引徕效应的研究基础不是很牢，大都是循经感传研究中的副产品。近几年的科学界也没有深入研究这个题目，但是一直以来，我们在临床上反复运用这个理论，屡试不爽。

我们分析原因可能是：①引徕效应的研究不像癌症的研究那样重要，不会对人类的寿命产生影响。②引徕效应是高等动物才发生的现象，而实验动物没有表达的可能，所以研究起来非常困难。

希望同行们找到一种实验方法，可以检测生物弱电流的变化，那时可能就迎刃而解了。

四、关于浮针后其他症状也改变的道理

浮针疗法能够治疗疼痛，也经常能缓解肢冷、局部发热、失眠、咳嗽等症状，为什么呢？是不是浮针疗法有温阳作用呢？有消炎作用呢？有安神作用呢？有止咳化痰作用呢？

老实说，我觉得没有这些作用。但明明可以缓解这些症状，而且临床非常常见，可重复性很强，为什么还说没有这些作用？

我们认为这些症状的消除都是浮针能够舒缓患肌，从而改变因为患肌造成的病痛。比如，天上的云变成雨，下落到池塘，救活了因为干涸奄奄一息的鱼。在这个故事里，云并没有救鱼的本领，只是通过下雨才间接救了鱼。

因为患肌的消除，血管不再受到压迫，血供增加，所以能缓解肢冷。同样因为患肌的消除，血供增加，血中杀菌成分进入，局部代谢产物得以排出，所以能缓解局部发热。部分失眠的原因是因为胃肠道病痛或者颈椎病痛，我们治疗失眠的着眼点在胃部或者颈椎，把这些地方的患肌缓解了，失眠自然好了。咳嗽是平滑肌的痉挛，也是一种患肌，所以同哮喘一样，浮针疗法也能治疗。

这些病症，我们在第十二章中详细论述，请大家关注。

初学者一定要搞清这些作用的关系，不要盲目扩大浮针的作用，一定要搞清楚病因病理，搞清楚各种症状之间的关系，然后才能心中有数，处之泰然。

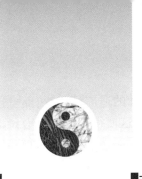

第十章　肌肉前病痛

人体常见的组织有：上皮组织（epithelial tissue）、结缔组织（connective tissue）、肌肉组织（muscle tissue）、神经组织（nervous tissue）。迄今为止，我们能够有把握的是浮针对患肌（肌肉组织发生的功能性病症）确实有效。其他的，浮针是否对上皮组织、结缔组织、神经组织有直接作用不得而知，尤其是成年人，几乎很难明确浮针对这些组织的作用。也就是说，我们对皮下疏松结缔组织进行机械力干预并不对疏松结缔组织本身有治疗作用，而是通过对肌肉组织产生影响而实现治疗目的的。

浮针的这种治疗模式，很不符合当代中医、西医的治疗思维。中医说，哪里有疼痛，哪里就是阿是穴，就有必要在哪里用针。西医讲，哪里有问题，就要把药物送到哪里，就要用刀切除哪里。可是，浮针不碰生病了的器官，这让很多人不能理解。好像，

> 注意：
> 1. 浮针针刺的层次与治疗的层次不一样。
> 2. 浮针的靶器官单一：肌肉。

地上大水灾，处理措施可以是筑坝、引流，也可以是用炮把天上的乌云给驱散，让老天不下雨。浮针就是后一种方法，相当于围魏救赵。

读到这里，大家不免奇怪，前面说过浮针有很多适应证啊。这里又说，浮针主要对肌肉组织起作用。前后是否矛盾？其实并不矛盾。因为：①肌肉组织分布广泛，不仅仅骨骼肌，还有平滑肌、心肌，能够引起临床诸多症状。②其他疾病可以影响肌肉，从而产生一系列临床症状。③肌肉内或者周边有丰富的神经、动脉、静脉等，肌肉发生病变后可以引发一系列的相关临床症状。

通常一种药物或者一种医疗方法常常只能治疗一种疾病或者一类疾病，这几乎成为医学常识了，一个盾对付一个矛。例如，青霉素 G（penicillin G）作用于大多数革兰阳性菌、革兰阴性菌、螺旋体和放线菌，而对阿米巴原虫、立克

次体、真菌、病毒无效。浮针的适应证广泛,而且这些适应证表面上看无论是病因还是病理都千差万别,这使得很多专家有疑虑,感觉不可能,一个盾不能对付那么多矛。不仅仅是西医感觉不可能,很多中医也感觉玄乎。因为浮针的适应证似乎违背了医学常识。其实,浮针并没有违背这个常识,只是人们对肌肉导致临床症状的复杂性和普遍性认识不足而已。

肌肉引发的症状复杂、普遍。这种特征,源于肌肉在机体功能方面的特殊作用。对于这种特殊功能作用用一个例证来描述。它有点类似现在中国的房地产业,影响巨大而普遍(图 10-0-1)。上游产业,土地买卖、钢铁、水泥、建筑机械以及其他各种建筑材料的任何问题会影响到房地产。房地产本身的建筑、审批、销售等等行业巨大,也能出现形形色色的问题。房地产的下游,如税收、银行、二手房、装修、家具、家电、广告等等,可以因为房地产的波动出现很多复杂的问题。

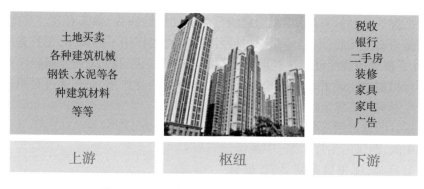

图 10-0-1　以房地产为类比说明肌肉的地位

从浮针医学的角度看,肌肉是个枢纽,其适应证主要围绕着这个枢纽,或者是肌肉本身的病症,或者在其上游引发的病症,或者是肌肉引发的下游病症。上游病痛,我们称为肌肉前病痛(pre-muscular diseases),例如,强直性脊柱炎、类风湿关节炎就属此类,这种自身免疫性疾病,先应该累及到肌肉,使得肌肉长期处于病理性紧张状态,由此影响到机体功能改变。下游病痛,我们称之为肌肉后病痛(post-muscular diseases),例如,大部分局部麻木、冰冷、头痛即属此类,该类病痛不少由患肌引起(图 10-0-2)。

把所有适应证分为肌肉前病痛、肌肉病痛、肌肉后病痛是我们的一种探索,目的是让大家理清思路,了解肌肉在疾病发生发展过程中的地位和作用,对浮针的作用机制有个清晰认识和理解。

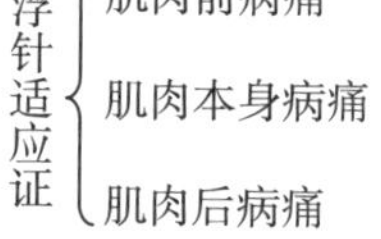

不过,这个分类仅仅是大体划分,有时并不完全

浮针适应证 { 肌肉前病痛　肌肉本身病痛　肌肉后病痛

图 10-0-2　适应证的分类

拿得准。有时这种分类很难用客观标准来界定。例如,干咳久咳,多数情况下属于肌肉本身病痛,但有时也属于肌肉前病痛,因为慢性感染性病变也会导致这样的情况,只是发病率少。请大家在阅读时认真体会,灵活理解。

本章主要介绍肌肉前病痛(pre-muscular diseases)。肌肉前病痛的特征:①都是由于别的原因或疾病引起的肌肉问题,从而产生一系列临床症状。②因为浮针主要只能解决的是肌肉本身的问题,对上游疾病常常不能起作用。③此类病症在治疗方面多半要么迁延难愈,要么容易复发。请大家注意。

第一节　强直性脊柱炎

强直性脊柱炎,英文名称为 ankylosing sporidylitis,简称 AS。

强直性脊柱炎多发于男性,一般初期病情较轻,患者常常不以为意,医生也常常漏诊,致使病情延误,失去最佳治疗时机。一般 20 岁 ~30 岁这个年龄段发作明显,变化较快。

一、临床表现

强直性脊柱炎常常先出现骶髂关节或者腰部疼痛,影像学上可显示骶髂关节先被侵犯,以后上行发展至腰椎、颈椎或者直接跨越腰椎侵犯胸椎、颈椎。有些患者会感觉脊柱周围肌肉痉挛,背后僵硬,晨起较为明显。中期常常表现为患者懒于活动,动辄喊痛,呼吸稍急促,腰背部外观平坦,俗称"飞机场",触之僵硬,晚期身躯佝偻,低头呻吟行走,喜欢独处,脸色常常蜡黄呈慢性病容。本病治疗不当,错失病机,多会致残致畸。

一般 X 线平片就能基本确定骶髂关节改变,CT 检查更能清晰的显示骶髂关节的间隙,对于测定关节间隙有无变化及程度有独到之处(图 10-1-1)。

实验室检查,有几个指标要注意:①红细胞(RBC):有部分患者减少。②血沉(ESR):可增快。③ C 反应蛋白(CRP):可增加。④血清免疫球蛋白(Ig):IgG、

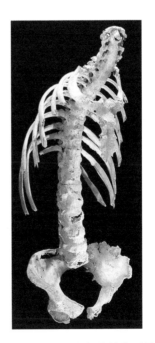

图 10-1-1　强直性脊柱炎的典型骨变化
(修自:https://en.wikipedia.org/wiki/Ankylosing_spondylitis)

IgA 和 IgM 可增加。⑤碱性磷酸酶（ALP）:约 50% 患者可增加。⑥ HLA-B27:
90%~95% 以上 AS 患者阳性。

二、病理变化

一般认为,强直性脊柱炎是以骶髂关节和脊柱为主要症状的慢性炎症性
自身免疫性疾病,也就是说,人们大多以为免疫系统发生的问题直接导致脊柱
或者其他关节的变化,如图 10-1-2。

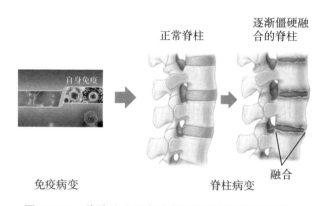

正常脊柱　　逐渐僵硬融合的脊柱

自身免疫

免疫病变　　　　　　　　脊柱病变　　融合

图 10-1-2　传统认为强直性脊柱炎病变的"两段论"

（修自:http://diseasespictures.com/wp-content/uploads/2014/10/Ankylosing-Spondylitis-2.jpg）

我们以为,实际上,免疫病变并没有直接影响（作用）到脊柱,而是通过一
个中间环节——肌肉影响到脊柱,尤其是脊柱旁肌肉。理由如下:①免疫系统
病变侵犯其他系统必须通过血液或者体液,脊柱血供较少,而肌肉多得多。
②所有的强直性脊柱炎都是先有疼痛,再有脊柱改变,疼痛主要是肌肉的病
变。③所有的强直性脊柱炎患者都能发现肌肉受累的征象如:肌肉僵硬、萎缩,
或变扁平。④临床上,我们发现,解决肌肉问题后疼痛消除,脊柱继续进展的
情况也就不再发生。因此,强直性脊柱炎的病变过程正如图 10-1-3 所示。

三、治疗

浮针治疗本病有两个确定:一是确定能够改变的是肌肉功能性病变;二是
确定不能改变脊柱本身已经出现的融合、关节间隙变小、僵硬等骨性改变。有
一个不确定:不确定是否对免疫系统直接产生影响。这方面的研究很少,我认
为浮针对免疫功能产生影响的可能性不乐观,因为我们没有发现对活动性强
直性脊柱炎有明显的作用。因此,对于血沉、C 反应蛋白很高（活动性）的病例,
我们的建议是请这些患者去专科医生那里去治疗。

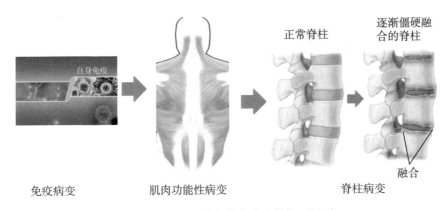

正常脊柱　　逐渐僵硬融合的脊柱

自身免疫

融合

免疫病变　　　　　肌肉功能性病变　　　　　脊柱病变

图 10-1-3　强直性脊柱炎病变的"三段论"

（修自：http://blog.sina.com.cn/s/blog_133661aa30102vhnk.html）

对于非活动性的强直性脊柱炎，我们浮针常常可以发挥很大作用，不仅仅近期效果好，远期效果也不错。远期效果好的原因可能是随着年龄的增长自身免疫的病变逐渐好转，所以，我们常常说强直性脊柱炎是拖好的。

主要嫌疑肌：竖脊肌、多裂肌、臀中肌、菱形肌、头夹肌、肩胛提肌、冈上肌、冈下肌等。

四、医嘱

保持活动，每隔半小时左右，做最大幅度的弯腰、后仰等动作 1~3 次，持之以恒（图 10-1-4）。

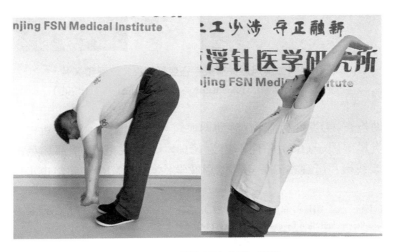

图 10-1-4　最大幅度弯腰、后仰

第二节　类风湿关节炎

类风湿关节炎,英文名称为 rheumatoid arthritis,简称 RA。

类风湿关节炎是一种慢性自身免疫性疾病,通常导致关节的红、肿、疼痛。休息之后疼痛和僵硬往往会加重。类风湿关节炎主要侵害关节,尤其是手指小关节,但是也累及其他器官,比如肺、心脏等。多发生于 40~50 岁的中年女性,男女之比为 1:2.5。[1]

一、临床表现

起初关节红、肿、疼痛、僵硬和活动受限。随着时间的推移,累及到多个关节,主要累及到手部和足部的小关节,但是像肩部和膝部的大关节也会受到影响。早晨起床之后会出现关节的疼痛、僵硬、活动受限,简称"晨僵",并且持续 1 个小时,这是最主要的特征。晚期会造成关节畸形和关节活动功能障碍[2],关节畸形有尺侧偏斜、纽扣样畸形、鹅颈样畸形(图 10-2-1)。

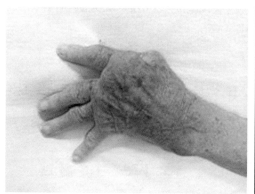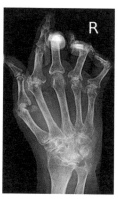

图 10-2-1　类风湿关节炎手指变形情况肉眼观和 X 片

(修自:https://en.wikipedia.org/wiki/Rheumatoid_arthritis)

辅助检查:①炎性标志物:活动期血沉(ESR)增快,C 反应蛋白(CRP)升高。②类风湿因子(RF):阳性率约为 67%。③ X 线摄片:手部和足部的关节受累时 X 线摄片可观察到。④其他影像学检查,如 MRI 和超声也可用于类风

[1] Leff L,Batterman A.Handout on Health:Rheumatoid Arthritis [J].*National* Institute of Arthritis and Musculoskeletal and Skin Diseases,2007(7):11-2.

[2] Majithia V,Geraci SA.Rheumatoid arthritis:diagnosis and management [J].*Am. J,Med*.2007,120(11):936-9.

湿关节炎。

二、病理变化

普遍认为,疾病的初始部位是滑膜,其中肿胀和充血导致免疫细胞浸润。类风湿关节炎进展的各个阶段:起始阶段,非特异性的炎症;炎症阶段,T细胞的激活;慢性炎症及组织损伤期有白介素1(IL-1),肿瘤坏死因子α(TNF-α)和白介素6(IL-6)参与[1]。类风湿关节炎主要是处于一种持续性细胞活化状态,导致自身免疫和免疫复合物沉积在关节和其他器官,这些免疫复合物有很强的破坏性,这是导致关节畸形、功能障碍的病理基础[2]。

我们认为,病态的体液免疫并不能直接造成骨性变化、关节畸形,在他们之间还有一个重要环节:肌肉的病理性紧张。因为有肌肉的功能性病变,才有疼痛,才有僵硬,也才有骨性变化、关节畸形。理由如下:①酸胀疼痛是肌肉及其相关软组织结构的临床特征性表现,骨头里没有神经末梢,不可能有这些表现,临床上经常可以看到骨性变化很明显的高龄病例,并没有疼痛,也可以从另外一个角度证明骨头不会酸胀疼痛。②都是先有长久的疼痛,才有骨性变化。③骨性变化最显著的地方都是在肌肉附着处。

因此,据上所述,我们推断,浮针之所以可以在类风湿关节炎,尤其是非活动期类风湿关节炎治疗上建功立业,正是因为浮针对肌肉这个环节施加了影响。

三、治疗

类风湿关节炎慢性期可以采用浮针治疗。事实上,浮针的疗效不仅仅是近期的,非活动期的类风湿关节炎远期效果常常不错。

与强直性脊柱炎一样,类风湿关节炎也是一种慢性自身免疫系统疾病,浮针可以对由于免疫疾病引起的肌肉功能性疾病起作用,从而缓解了疼痛,大大降低了关节变形的可能性。同治疗强直性脊柱炎一样,随着年龄的增长,自身免疫活动稳定,病情渐渐转好,也就是说,浮针并非治好了类风湿关节炎,而是"拖"好了类风湿关节炎。在临床症状减轻或缓解的基础上,以时间换长期疗效。

主要嫌疑肌:由于手指神经末梢很丰富,肌肉中出现的细微变化都能反映出来,很少会出现第二现场现象,因此,对于手指末端的病痛,可以直接对着痛点(第一现场和第二现场合并在一起)治疗。不过,对于其他大关节,还是要查

[1] Shah, Ankur.*Harrison's Principle of Internal Medicine*.McGraw Hill.19th ed.

[2] https://en.wikipedia.org/wiki/Rheumatoid_arthritis#Pathophysiology.

找患肌才能有的放矢。

虽然浮针疗法对类风湿关节炎有较好的疗效,但是也要严格掌握适应证。对于血沉增快、C反应蛋白升高的患者,即处于类风湿关节炎活动期的患者,建议进行专科治疗。

相比强直性脊柱炎,类风湿关节炎更难对付一些。因为类风湿关节炎侵犯的是四肢关节,四肢关节需要劳动,需要负重,不能得到休息,比侵犯躯干的强直性脊柱炎恢复的速度要差得多。

"宁可治疗十个强直性脊柱炎,不治疗一个类风湿关节炎",这是我在临床中常常这么调侃。虽是调侃,却也反映一些临床现象,请读者诸君注意。

四、医嘱

1. 嘱咐患者持之以恒,劳逸结合,每隔半个小时,就活动三四次相关关节。

2. 加强营养,注意多进食一些高蛋白食品。

3. 定期复查血沉及C反应蛋白。

第三节 哮 喘

哮喘常见有心源性哮喘、肺源性哮喘和过敏性哮喘。

这里所说的哮喘为过敏性哮喘,属于过敏性疾病,发病率较高。在英国每11个人就有1人患有哮喘,多从婴幼儿及儿童时期发病,反复发作,甚至伴随患者终身,给患者造成极大的痛苦,若治疗不及时常影响肺功能及其他系统病变。虽然目前暂时没有办法治愈哮喘,但是若得不到有效地控制,将会产生危害生命的风险。特别是急性喉头水肿,非常凶险,需要医院紧急处理,甚至气管切开。

一、临床表现

多发生于夜间及凌晨,部分患者常在接触某些确切物质后出现打喷嚏、流涕等先兆症状,紧接着哮喘发作,喘息、咳嗽、气促、胸闷,有时伴有喉间哮鸣声。也有部分患者未明确找到过敏原,不明原因突发喘息,症状有时可自行缓解,严重者喘息不已,呈哮喘持续状态。

辅助检查:①血常规:嗜酸性粒细胞计数偏高。②肺功能检测:支气管激发试验或运动激发试验阳性;支气管舒张试验阳性,呼气流量峰值变异率大于20%。

鉴别诊断:典型的哮喘不难诊断,但一些不典型的喘息特别是老年患者,则需要与其他疾病鉴别,通常与慢性阻塞性肺病(COPD)等肺脏其他疾病、心源性哮喘和惊恐引起的喘息相鉴别。

二、病理变化

哮喘患者呼吸道存在气道高反应性(AHR)是发病基础。一般婴幼儿及儿童哮喘患者气道曾接触到过敏原(如花粉、尘螨、动物皮毛等),而成年后开始发病的哮喘常由冷空气、病毒感染、运动、体内激素水平变化、抑郁状态所激发,二者经过一系列的生化反应,引起支气管平滑肌痉挛收缩,少数支气管黏膜炎症水肿,造成气道狭窄,通气阻力增加,从而引起胸闷、呼吸困难、喘息、哮鸣等哮喘症状(图10-3-1)。

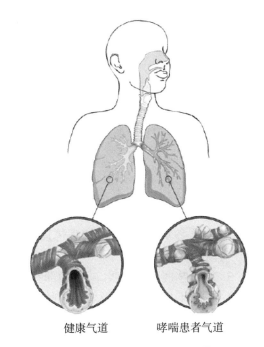

健康气道　　　哮喘患者气道

图 10-3-1　哮喘发作期气道变化模式图

(修自:www.asthma.org.uk/globalassets/health-advice/resources/adults/asthma-and-me-booklet.pdf)

三、治疗

哮喘患者发作期采取浮针治疗,可有效快速缓解喘息、胸闷等症状。

请注意,浮针治疗的目标仍是患肌。哮喘患者都可以在胸廓运动肌上发现患肌,主要嫌疑肌是:胸段竖脊肌、菱形肌、胸锁乳突肌、胸大肌等。迄今为止,胸腔里面的平滑肌和胸背部的骨骼肌同时出现病理性紧张的原因仍不明,我们只是知其然不知其所以然,希望以后会阐明原因。

治疗时,随着胸背部患肌的缓解,哮喘也同步消失,肺功能得到改善。我们尚不能确定是因为浮针治疗缓解了外周呼吸运动肌的紧张度,进而影响到支气管平滑肌,还是直接影响到了支气管平滑肌。但我们通过浮针治疗胸背部的患肌(外周呼吸肌),哮喘症状可及时缓解或消失,这个现象可以反证。外周呼吸肌在哮喘发病方面存在着我们尚待研究的隐蔽领域。遗憾的是,现在呼吸科的专家们似乎没有意识到外周呼吸肌在呼吸系统疾病中的重要作用。希望呼吸科的专家们给我们能提供专科方面依据。

我们采取浮针治疗并不是消除过敏机制、进行脱敏治疗,若患者体质没有得到改善,再次遇到过敏原和诱发因素,哮喘一般还会再次发作。所有哮喘患者在采取浮针疗法度过发作期后,应积极采取措施阻止再次接触过敏原引发哮喘。

值得注意的是,浮针并不适合所有的哮喘患者,我们主要治疗的是轻中度的老年性过敏哮喘病例,下列情况建议不考虑采用浮针治疗:①对于那些发作剧烈、有严重呼吸困难患者不宜采用浮针疗法。②伴随有心脏病、喉头水肿等病症,不宜采用浮针疗法。

四、医嘱

1. 积极查找过敏原,避免再次接触;避免有害物质吸入,如烟雾、工作场所有毒物质。

2. 适度参加户外锻炼,增强体质,适应天气变化,冬天户外带口罩,避免冷空气直接吸入。

3. 练习掌握腹式呼吸,减少颈部胸背部肌肉紧张,改善肺功能。

4. 戒除不良习惯,如吸烟、酗酒等。

第四节 痛 风

痛风(痛风性关节炎,gout,podagra)是由于嘌呤代谢合成增加,导致尿酸产生太多或者排泄过少,致使血尿酸升高,日久形成尿酸盐结晶,沉积在关节附近的肌腱、韧带或其他软组织,从而引起反复发作的炎性疾病。

痛风病可以发生在任何年龄,但常见的是发生在 40 岁以上的中年男人。女性一般在 50 岁之前不会发生痛风,但是在更年期后发病率常提高。脑力劳动者、体胖者发病率较高。

痛风偏爱男性的原因:女性体内雌激素能促进尿酸排泄,并有抑制关节炎的作用。男性喜饮酒、赴宴,喜食富含嘌呤、蛋白质的食物,使体内尿酸增加,排出减少。

一、临床表现

目前认为痛风的自然病程分为无症状高尿酸血症、急性痛风性关节炎、慢性痛风。

临床上我们遇到最多的是反复发作的急性痛风性关节炎,表现为关节红肿热痛,疼痛常在半天内达高峰,可以呈剧烈样疼痛,患者往往难以耐受。受累关节最常见是第一趾跖关节,其他则是踝关节、膝关节、髋关节、指间关节,常伴有疲劳和发热。急性痛风性关节炎如图 10-4-1、10-4-2 所示。

血尿酸长期控制不佳,则形成慢性痛风,表现为关节骨侵蚀、痛风石、泌尿

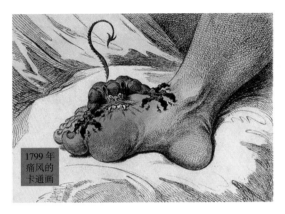

图 10-4-1 痛风的卡通画

（修自：en.wikipedia.org/wiki/Gout）

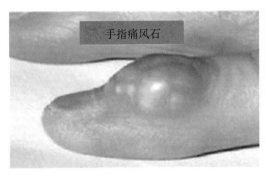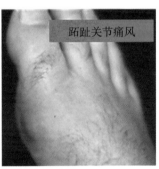

图 10-4-2 手指痛风石和跖趾关节痛风急性发作情状

（修自：www.hamariweb.com 和 www.joshuakaye.com）

系结石、尿酸盐肾病等。

辅助检查：①血常规：白细胞可能偏高。②X 线片：急性痛风性关节炎 X 线下观察关节周围肿胀影（图 10-4-3），慢性关节炎患者 X 线检查骨质呈虫噬样或穿凿样缺损。尿酸盐尿路结石在 X 线下不显影，诊断意义不大。③血尿酸水平：血尿酸升高有助于诊断痛风。④关节滑液、疼痛结节内物质偏振光观察到双折光针状尿酸盐结晶（图 10-4-4）。

根据典型临床表现诊断不难，急性关节炎常需与皮肤感染（丹毒）、血管炎相鉴别，慢性关节炎者与类风湿关节炎相鉴别。

二、病理变化

尿酸属于代谢性疾病，各种原因导致的高尿酸血症，过高的血尿酸易从细

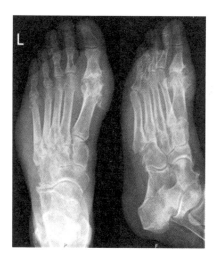

图 10-4-3　左足趾跖关节周围肿胀影
（修自：https://en.wikipedia.org/wiki/
Gout#/media/File）

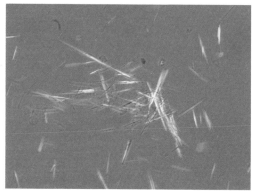

图 10-4-4　关节滑液下偏振光观察到针状尿酸
盐结晶
（修自：https://en.wikipedia.org/wiki/Gout#/
media/File：Fluorescent_uric_acid.JPG）

胞外液中析出，沉积在关节、肌腱、关节周围和其他结缔组织，引发炎症反应。长期的高尿酸血症在组织内形成痛风石。

尿酸盐沉积在关节的机制：①关节血管较少，代谢产物堆积。②组织 PH 较低。③基质中含黏多糖酸及结缔组织较丰富，因此尿酸盐容易沉着在关节。

三、治疗

浮针治疗痛风性关节炎，并非特别擅长，我们常常只能缓解一些症状。临床要寻找受累关节周围的患肌，如踝关节，主要嫌疑肌常在小腿腓肠肌、胫骨前肌、腓骨长肌等。我们猜测受累关节，局部尿酸盐结晶引发的炎症反应促使患肌的形成，而患肌一旦产生，常会加剧关节疼痛，因此消除患肌能够很快解除疼痛。

至于浮针有没有干涉到患处尿酸盐结晶代谢，促使尿酸盐回入循环排泄至体外，这方面我们现在还无法得知，我们想这种可能性比较小。

浮针治疗痛风有些时候能使患者在不服药物情况下度过发作期，但这并不是说痛风已治愈，不会再发，如果患者的血尿酸水平得不到有效控制，痛风一般还会再次发作。所以我们希望患者能够清晰认识到这一点，要从生活方式上纠正起来。

四、医嘱

1. 改变生活方式,采取低脂低嘌呤饮食,减少肉食和海鲜类摄入,多饮水,戒烟限酒,增加富含维生素 C 食物摄入,加强运动,控制体重。

2. 若改变饮食结构仍不能控制高尿酸血症,则需要使用降尿酸药物。

3. 避免使用抑制尿酸排泄药物,如小剂量阿司匹林、祥利尿剂、噻嗪类利尿剂、麦考酚酯等。

4. 控制心血管和其他代谢系统疾病。

5. 发作期注意休息,减少患部关节的活动。

第五节　帕金森病

帕金森病,英文名称为 Parkinson's disease。

帕金森病是一种退行性中枢神经系统疾病,主要影响运动系统。在疾病早期,最明显的症状与运动相关,包括震颤、肌强直、运动和行走迟缓。疾病后期,认知和行为也可能出现问题,在帕金森病的晚期阶段,老年痴呆症也常发生。据统计,2013 年全球有 5300 万人患有帕金森病,其中有 103 000 人死亡,本病多发生于 50 岁以上的老年人。帕金森病分为原发性和继发性,目前原发性帕金森病的病因是未知的,但是一些非典型的病例与基因遗传有关,继发性帕金森病的病因是已知的,比如毒素、药物的侵害。

一、临床表现

帕金森病主要影响运动系统,不过,非运动症状也不少见,包括自主神经功能紊乱、神经精神症状(情绪、认知、行为的改变)。有时这些非运动症状先于运动症状出现[1]。

帕金森病的主要运动症状是:震颤、肌强直、运动迟缓、姿势不稳(图 10-5-1)。震颤是最常见的症状,多数情况下是静止性震颤,随意运动时减轻或停止,手指呈搓泥丸样表现。肌强直引起骨骼肌过度持续的收缩,活动患者的肢体或躯体时,出现"铅管样强直"或"齿轮样强直"。除此之外,有的患者会出现"面具脸(表情呆板僵硬,好像戴了一副面具似的)"和"小字征(字越写越小,字与字的间隙越来越挤)"的表现。

---

[1]　J Jankovic.Parkinson's disease:clinical features and diagnosis [J]. Neurol Neurosurg Psychiatry 2008, 79:368-376.

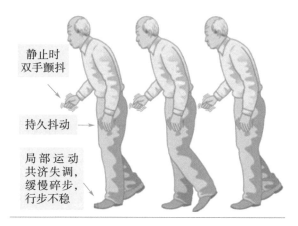

静止时
双手颤抖

持久抖动

局部运动
共济失调，
缓慢碎步，
行步不稳

图 10-5-1　帕金森病震颤

（修自：www.medindia.net/patients/patientinfo/images/
symptoms-of-parkinsons-disease.jpg）

二、病理变化

帕金森病突出的病理改变是黑质多巴胺（dopamine，DA）能神经元的变性死亡。大脑与基底神经节之间有 5 条主要通路，这 5 条通路对帕金森病都会产生影响。黑质多巴胺能神经元通过黑质 - 纹状体通路将多巴胺输送到纹状体，参与基底核的运动调节。由于帕金森病患者的多巴胺能神经元显著变形丢失，黑质 - 纹状体多巴胺能通路变性，纹状体多巴胺递质水平显著降低。

帕金森病患者出现的一系列运动症状表现，我们推测主要过程如图 10-5-2 所示。

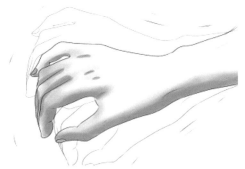

纹状体多巴胺递质水平等原因　→　中枢神经异常放电

肌肉过劳　←　肌肉抖动

患肌形成　→　抖动加重

浮针治疗

图 10-5-2　帕金森病理原因与浮针治疗

三、治疗

浮针治疗帕金森病,我们相信无法引起大脑神经通路的变化,从而使得黑质多巴胺的分泌增多,但是我们确定的是通过浮针治疗可以缓解肌肉的病理性紧张状态。也就是说,浮针并不是通过干预中枢神经系统而起到治疗作用,相反浮针是治疗肌肉而起作用。确切地说,浮针并不会治好帕金森病,只是缓解其临床症状,或许延缓疾病的病情进展,提高患者的生活质量。

四、医嘱

嘱咐患者适当地进行运动,多与人交流。保持积极乐观的心情。

第六节　面　　瘫

面瘫,也叫面神经麻痹,英文名称为 facial nerve paralysis、bell's palsy。导致面瘫原因众多,有受冷风吹袭、病毒感染、外伤骨折、肿瘤、脑血管疾病等。临床常将面瘫分为核上性(中枢性)和周围性,而临床中常见的是周围性面神经炎,可发生于任何年龄,无性别差异。本病有时经休息可自行治愈,但也有相当一部分迁延不愈,症状体征持续,甚至产生其他并发症,如结膜炎等。历来认为针灸治疗本病有确切疗效,可以缩短病程,对难治性面瘫也有较好的疗效。

一、临床表现

周围性面神经炎,急性起病,发病前多有受凉史,前驱症状常是耳后或乳突区疼痛,通常在睡觉醒来时发现面部一侧板滞、麻木、松弛,不能蹙额、皱眉、露齿、鼓颊,查体可见患侧额纹消失、露睛流泪、鼻唇沟变浅或平坦、口角向健侧歪斜,有时患侧舌前三分之二部分味觉减退或消失、听觉过敏(图10-6-1)。

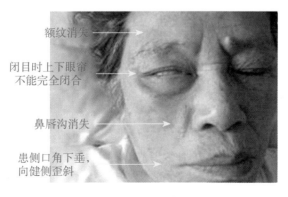

额纹消失

闭目时上下眼睑
不能完全闭合

鼻唇沟消失

患侧口角下垂,
向健侧歪斜

图 10-6-1　面瘫表现

通常发病一周内进行性加重,约 3~4 天达高峰。根据病程可分为急性期、静止期、恢复期。

辅助检查:肌电图、神经电图、神经兴奋性实验。

依据病史和典型的临床症状,诊断并不困难,但要与中枢性面瘫相鉴别。中枢性面瘫常额纹正常,同时可伴随其他临床表现,颅脑 CT 扫描,以资鉴别,可以明确诊断。

二、病理变化

大多认为面神经管是狭长的骨性管道,一旦发生炎症产生水肿,必然导致对面神经的压迫,这是面神经炎发病的内在因素。外在原因尚未明了,目前推测认为面部受冷风吹袭、面神经供血微血管痉挛收缩,引起局部组织缺血缺氧所致。

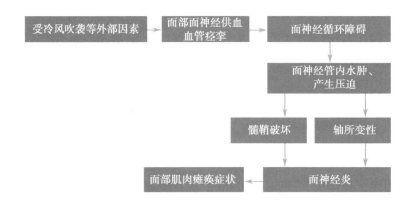

因此,人们通常认为针灸等治疗方法都作用于神经,有助于神经的恢复,这方面的研究资料不多,难以判断是否如此。不过,从组织胚胎学的角度,似乎难以理解这样的推论,因为神经细胞寿命长,一旦损伤,难以修复。如果作为运动神经的面神经发生损伤,不是马上修复,则后面的恢复越来越难,时间越长越难以修复。

因为浮针对运动神经一般效果不佳,又因为部分面瘫患者可自愈,因此,三四年前,我们并不用浮针治疗面瘫。后来,由于浮针人的反复提醒,我们才开始试着治疗,发现真的有效。

关于有效的机制,我们推理,一开始确实是面神经受到各种原因的损伤,但多数短时间内就可恢复,却遗留下肌肉的失能。浮针能够治疗的并非运动神经,而是运动神经损伤后造成的肌肉瘫痪。也就是说,浮针治疗肌肉,而非神经。

我们只是推测,我们说出自己的想法和观点,也许和大家所接受的知识是不一样的,但希望日后医学的进步能够解决这些问题。

三、治疗

既往研究针灸治疗面瘫有效,临床经验告诉我们浮针对面瘫也有确切的疗效。临床发现许多病史较长的顽固性面瘫患者,经浮针治疗能够较快地恢复(图10-6-2)。

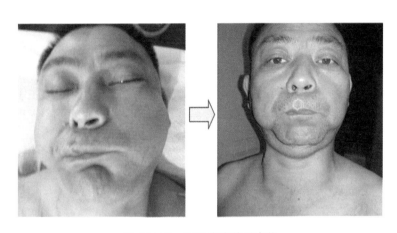

图 10-6-2　浮针治疗前后变化

主要嫌疑肌:胸锁乳突肌、咬肌、额肌等。

四、医嘱

1. 注意休息,不可过度劳累。

2. 生活工作中不可直接对着冷风。

3. 预防眼部合并症,保护暴露的角膜,防止发生结膜炎、角膜炎,必要时采取眼罩、滴眼药水等处理方法。

4. 女性患者应做好精神抚慰工作,缓解紧张焦虑情绪,有助于疾病恢复。

第七节　肩关节周围炎

肩关节周围炎,英文名称为:frozen shoulder 或者 adhesive capsulitis。

肩关节周围炎,简称肩周炎,又称冰冻肩、粘连性关节囊炎、五十肩、漏肩风等等,从这些名目繁多的别名可以看出,肩关节周围炎名头很响,是常见病、多发病。据统计,肩周炎的发病率大约为3%,40~70岁的人为高发人群,女性发病率更高。颈椎病、糖尿病、甲状腺相关疾病、心脏病和帕金森病患者更容易罹患该病,外伤尤其那些外伤后影响到肩关节活动的患者患该病的可能性大大增加。疼痛是持续性的,晚上或受凉之后疼痛加重。某些动作引起疼痛发作,这种情况认为是由损伤引起的或者可能是一个免疫成分。肩周炎的患者由于疼痛长期影响睡眠,这种情况可能导致抑郁症、颈部和背部的问题。肩周炎是一种自限性疾病,随着时间的推移大多数人有 90% 的肩关节活动能自行恢复。

一、临床表现

肩周炎起初是阵发性的疼痛,多数为慢性发作,以后疼痛逐渐加剧或钝痛或刀割样痛。气候变化、劳累后或者偶然受到撞击常使疼痛加重,常常昼轻夜重。其次,肩关节多个方向的活动严重受限,渐渐地丧失肩关节的主动运动和被动运动。随着病情进展,比如梳头、解胸罩扣、穿衣、洗脸、叉腰等动作难以完成,严重时同侧上臂和肘关节功能也受影响。除此之外,有些患者表现为患肩怕冷,有时即使在暑天,肩部也不敢吹风。多数患者在肩关节周围多个部位都有压痛(图 10-7-1)。

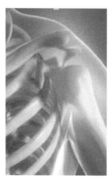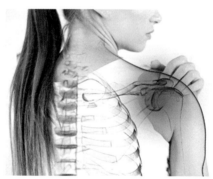

图 10-7-1　肩周炎示意图

(修自:http://www.tophealthremedies.com/wp-content/uploads/2015/
06/Frozen-Shoulder.jpg)

辅助检查:非增强 MRI、磁共振关节造影、微创关节镜、肌骨超声。

二、病理变化

关于肩周炎的病理改变,依旧不是很明确。主要有两种说法:软组织退变说、无菌性炎症说。有人认为:肩部组织,如关节软骨、滑囊、腱鞘及肱二头肌长头腱均可出现不同程度的退行性改变,我们认为软组织退变说似乎牵强,因为该病能自愈。无菌性炎症是个比较明确的病理,因为炎症的渗出,造成肌肉相互之间粘连,妨碍肌肉的滑行,从而限制了肌肉的活动范围,但是什么原因造成了这个炎症,为什么又可自愈?

有人认为肩周炎的发生与发展与自身免疫有关,我们也以为肩周炎与一般的颈腰痛的发病原因不同,理由是:①一般的颈腰痛常常由不良生活习惯和工作方式引发,而肩周炎常常仅仅是因为年龄的缘故。②肩周炎常常有粘连的现象,而颈腰痛看不到粘连状况。③肩周炎是自限性的疾病,自限性的疾病多与自身免疫有关联。

因此,我们把一般的颈腰痛划分为肌肉本身病症,而把肩周炎归为肌肉前病症。

三、治疗

一般病症,病程越短效果越好。但对于肩周炎,并非总是病程越短效果越好,有时甚至会出现越治越重的情况。为什么呢?

首先要强调,肩周炎是个自限性疾病,在发生发展到一定程度后能自动停止,并逐渐恢复痊愈。也就是说,即使我们不治疗,患者也一定会好起来。这并不是说,我们的治疗没有用场,我们治疗可以大幅减轻患者疼痛程度,缩短病程。

其次,肩周炎的发病很有规律。大体上可以分为三个阶段:上升期、平台期和下降期。如果在上升期治疗,有可能治疗后加重,如果在下降期治疗,临床症状则迅速消失。因此,治疗前,医生需要判断患者现在处于什么期,这样才可以把握预后。如果上升期做浮针治疗,不要忘记告知可能会加重,同时治疗的间隔时间拉长,如一两周治疗一次。

图 10-7-2 表示的典型肩周炎的大体规律,所标注时间并非准确数字,只是大体说明。每个人的发病时间情况相差很大,正如有的人感冒一天就没事了,有的人感冒会持续一个月,读者们不可拘泥。

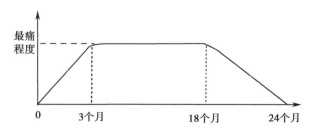

图 10-7-2　肩周炎发展转归示意图

一般来说,疼痛明显,效果较好。如果疼痛不是很厉害,但关节活动受限方位越多,程度越严重,效果越差。尤其是肩关节外展时可以看到肩峰突起的情况下,则效果差,需要治疗的次数就多。

四、医嘱

治疗期间合理安排医嘱和遵守医嘱很重要。嘱患者平时应进行肩关节的功能锻炼,比如面壁爬墙、脑后拉手、体后拉伸等锻炼(图 10-7-3)。这些方法都可取,但是千万不要让患者不顾疼痛,用蛮力试图将粘连拉开。功能锻炼主要目的是活动肩关节,使其血液供应改善。而有些医生嘱咐让患者咬紧牙关,强行撕裂,会造成二次损伤,实在不是很明智的主意。锻炼时要注意:一要多做被动运动,二要柔和轻缓,让粘连的渗出液加快吸收即可。

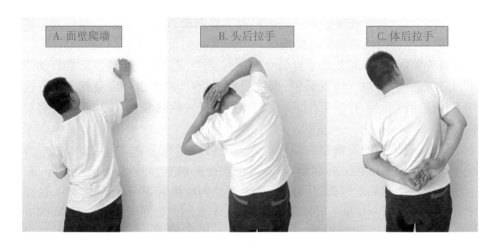

图 10-7-3　肩周炎常见几种锻炼方法

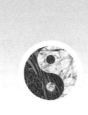

第十一章　肌 肉 病 痛

现在能够明确、有把握，也有实验证明的，就是浮针能够起作用的组织是肌肉及其附属结构。对其他的组织，如神经、腺体、免疫系统等等，都没有明确的直接作用，即使有作用也是间接作用，这方面的内容将在下一章详细论述。

因此，浮针治疗作用表现最明显的靶组织就是肌肉。主要体现在对肌肉功能性病变引发的诸多病症上。

肌肉功能性病变引发的首要症状是疼痛。肌肉引发的疼痛主要有以下特征：

①疼痛性质多为酸痛、胀痛，少有刺痛。②定位往往不准确，只能指出大概方位。③经常会影响到周边肌肉组织或者协同肌。④这种疼痛大部分喜热敷、喜按摩，不喜压力，如果仅仅触碰或者摩擦皮肤，对这种疼痛没有影响。⑤遇到这几种情况往往加重：天气转凉、相关肌肉劳累、睡眠不足、情绪不佳时。⑥这些情况下往往减轻：使用非甾体类镇痛药后、相关肌肉得到休息后；天气转暖后；按摩后；情绪愉悦时。⑦长久的疼痛常常引发相关骨骼、关节的变化，如：骨质增生、假性滑脱、脊柱侧弯、膝关节变形等。

请读者注意：临床上还有一类慢性疼痛，很容易与慢性肌痛相混淆，这类疼痛就是神经病理性疼痛。神经病理性疼痛一般认为是神经元、神经髓鞘病变，或者脊髓中枢造成的疼痛，这类疼痛表现为如下特征：①疼痛性质多为刀割样疼痛、火辣辣疼痛，有时也有刺痛。②经常能够准确定位。③不会影响到周边其他组织。④疼痛局部往往强烈抵触触碰。⑤加重、减轻的规律说不清楚。⑥用非甾体类镇痛药变化不大。⑦不会引起骨性变化。⑧可能因为某些因素如：针刺、碰触、热冷刺激，甚至情绪刺激也可诱发。

这类神经病理性疼痛临床上多见于三叉神经痛、带状疱疹后遗神经痛、脏器移植术后躯体感觉障碍性幻痛等等。浮针的效果多数不显著，尤其是对高龄病患者，浮针绝大多数罔效。

本部分内容请参见"浮针疗法临床的一般规律"一章。为什么在这本书里反复强调肌肉疼痛与神经病理性疼痛的区别,是因为我们和其他很多专家对这方面的观点不同,他们经常把神经病理性疼痛的概念泛化,把很多疼痛都归咎于病理学神经痛。其实在浮针临床施治肌肉疼痛病症时,是在没有干预神经、没有神经阻滞麻醉的情况下,仅凭浮针,短时间内可以缓解或终结疼痛,就可以推理而知,这些肌肉疼痛病症,只是在如缺血、压迫、牵拉等高于痛阈的刺激而引发的一种结果而已,并非元凶,所以我们不可以缘木求鱼。除上述神经病理性疼痛外,如临床常见的"颈椎病""坐骨神经痛"等病痛并不是神经病理性疼痛。这在临床上通过浮针治疗,有充分的证据反证我们的推理。本章节中提到很多这方面的例证。所以建立这样一个思维,就可以使我们浮针人不会受到原有的固化思想的影响,思路也会开阔些,请各位务必明辨。

肌肉出现功能性病变常见的症状还有两个:①相关肌肉肌力下降,易感疲劳乏力。②相关关节活动范围(range of movement,ROM)减小。第二个特征ROM常常被用于评价疼痛或者肌肉问题治疗效果的客观指标。

当然,肌肉引发的病症远远不止疼痛、肌力下降、ROM减少这三个特征,还能引发许多其他症状,例如:漏尿、"前列腺炎"、干咳久咳等等诸多病症,只是我们以往常常忽视了肌肉在这些病症中的作用,而惯性思维的归咎于其他。这在我们和其他专家交流时更为明显流露出这种思维倾向。

因为肌肉所涉及的病症太多,只是限于时间和篇幅,本章不能尽述,只能选一些典型的常见的病症,请大家举一反三。

第一节 颈 椎 病

颈椎病又称颈椎退行性关节炎、颈肩综合征、颈椎综合征,英文中相对应的词为 cervical spondylosis,cervical spondylotic myelopathy(CSM)。

需要说明的是,颈椎病很多情况下并非颈椎本身有问题,而是表现出头、颈、肩、背相关的症状群,叫颈椎病这个名称并不十分准确,因此,在英文中很多时候不用 cervical spondylosis,而是用简单的词汇 neck pain(颈痛)。中文名称已经约定俗成,所以就没有必要太过讲究,但是请大家务必要了解:颈椎病不一定就是颈部椎体发生了问题,或者说颈椎椎体的变化并非是引起"颈椎病"的原因。

关于颈椎病的定义,还得稍详细说几句。随着影像学的普及和深入,人们往往唯影像学马首是瞻,甚至有部分医院的医技科室看到有骨质增生、看到曲度变直,就越俎代庖下诊断性结论:颈椎病。如果这样,老年人几乎个个是颈椎病。因此,影像学的资料不能替代临床资料的收集,影像学的资料只能起参考作用,只有在临床表现符合的情况下才有作用。有些时候,即使影像学资料没有显示什么,而体格检查和专科检查全部指向颈椎病,也可以下诊断。

专家们经常把颈椎病分型,分为颈型颈椎病、神经根型颈椎病、椎动脉型颈椎病、脊髓型颈椎病、交感神经型颈椎病。我们在临床上发现,这些不同类型的颈椎病仅仅是因为患肌的不同或者是不同的患肌影响到不同的周边器官而引发的一系列临床症状的缘故,无论是诊断还是治疗,临床分型意义不大,似乎也没有分型的必要,关于这点请大家在临床上多多验证。

一、临床表现

颈椎病最常见的症状是疼痛,多数表现为酸痛、胀痛,位置主要在:项部、肩部平台、肩胛骨上、肩胛骨的内外侧等。

麻木也是颈椎病的一个常见症状,颈椎病的麻木主要表现在手指和前臂,多为部分手指麻木,很少出现全部手指麻木。

颈椎病除了颈肩背部疼痛和上肢麻木外,还常表现为头部和五官异常,主要原因可能是这些部位的血液经由椎动脉供应,见图11-1-1。

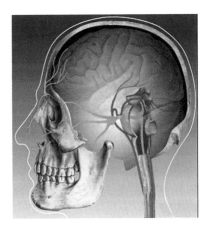

图11-1-1 经由椎动脉血供示意图

头部:颈椎病引起的头痛最常见发生在前额或者眶上,有时也发生两侧颞部或者枕部,头痛多表现为闷痛或胀痛,有时可表现为束带感,好像有带子束住脑袋一样。颈椎病还能引起眩晕。颈椎病引起的头昏、眩晕中最具典型性的是位置性眩晕——这种眩晕的程度随着颈椎活动的不同位置而不同,而且这种头昏、眩晕会因为得到有效的治疗,而随着颈部患肌的消失而消失。

眼睛:眼睛模糊、视力减退、飞蚊症也是颈椎病常见的症状。当浮针治疗得当时,眼睛模糊的症状可以马上消失。

耳朵:耳鸣、听力下降、重听。颈椎病引发的耳鸣大多数单侧发作,时轻时重。

鼻腔:颈椎病患者容易罹患过敏性鼻炎。

口腔:常可引起牙龈、舌头或者舌根疼痛,部分味觉异常。

咽喉:咽异感症、喑哑等情况在颈椎病中也容易出现。如果是颈椎病所致喑哑,浮针治疗后可以马上改善。

除了头部和五官,颈椎病还可以出现胸闷、心慌、失眠等症状。这里胸闷、心慌的症状多半不是心脏病的原因,而是颈椎相关肌群导致胸、胁、背等处的部分肌肉处于患肌状态,使得呼吸不能顺畅而导致。失眠的可能原因:颈项部患肌使得睡眠时不能随意转换颈项位置。

二、病理变化

目前高等医学教育教材中认为颈椎病是指因颈椎间盘退行性病变及其继发性椎间关节退行性病变所导致的脊髓、神经、血管等结构受压而表现出的一系列临床症状和体征。认为颈椎间盘退行性病变是导致颈椎病发生发展的最基本的原因。

但我们观察,肌肉在其发病过程中未得到足够重视。睡眠姿势不良、长时间低头游戏、长时间看电视、卧床看书等,使得颈椎长时间处于屈曲状态,颈后肌肉及韧带组织超时负荷,引起劳损,导致颈部肌肉酸痛,反复发作使得解剖结构发生变化,从而对邻近结构如神经、血管产生不良刺激,引发一系列症状。

为了表达简便起见,我们把骨质增生、颈椎间盘突出、颈椎曲度变直、前后纵韧带钙化的变化称为骨性变化。多数专家认为骨性变化是造成疼痛、酸胀、头昏等诸多症状的原因,我们认为不是。理由是:①神经末梢多分布在危险、重要、容易受到伤害的地方,骨骼或关节表面不属此列。②这些骨性变化多数皆非一天形成,是个日积月累的过程,在这个漫长的过程中人体应该早就适应这些变化。③骨性变化,尤其增生是不可逆的,变化了就不会再恢复如初,如果骨性变化直接造成病痛,应该除了手术,其他治疗都没有效果,可是临床完全不是这样,增生始终存在,病情会时轻时重,针灸推拿等保守治疗常常有效,浮针更是效速。④疼痛、酸胀等症状是结果,而非原因。这也是我们浮针医学反复提到的观点。

因此,我们不认为疼痛等症状的直接原因在骨性变化,另有他因。从我们这些年的研究和临床来看,患肌才是直接原因。患肌、骨性变化、疼痛等症状三者之间的关系如图11-1-2所示。

由上图可知,患肌是因,疼痛和骨性变化都是由于患肌造成的结果。疼痛和骨性(良性)变化这两者之间没有因果关系。患肌出现后,迅速出

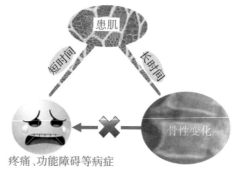

图 11-1-2 骨性变化、疼痛、患肌之间关系示意图

现疼痛等症状,患肌长时间附着的骨骼承受应力刺激,产生骨性变化。从这个图就可以了解临床上诸多现象了:为什么慢性疼痛患者更多出现骨性变化?为什么先有疼痛,再有骨性变化?为什么老年人骨性变化很显著,但很多人也没有疼痛?为什么很多保守方法都很有效果?以上这些现象可以印证我们的观点。

三、治疗

查找患肌,使用浮针消除患肌,各种症状和体征大多都能得到迅速缓解。主要嫌疑肌有:斜方肌、肩胛提肌、头夹肌、颈夹肌、胸锁乳突肌、斜角肌,甚至有时涉及肌肉如:三角肌、肱肌、肱桡肌等。

四、医嘱

1. 注意休息,尤其是不要持久进行某一活动,例如:打麻将、坐或躺在床上看电视、沉迷网络游戏等。

2. 加强项部肌肉的锻炼,可以自抓项部两侧肌肉,一抓一松,位置不断移动,自抓时,最好使得原本低着的头因为抓捕肌肉而被动地抬起。

3. 告诫患者戒除不科学的颈部锻炼动作尤为主要。尤其是像拳击运动员那样活动颈部的动作,非但无益,还可诱发或加重原有疾病,所以应该戒除。

4. 嘱咐患者改变一些生活习惯,如:办公时要坐对门窗,这样外界的光线或者声响的变化使人不自主的抬头观察,从而得到了放松。

5. 伏案工作或者使用鼠标时,肘关节不可悬空,长时间离桌。

6. 不要长时间散步。

第二节　网　球　肘

网球肘,英文名称为:tennis elbow、shooter's elbow 或者 archer's elbow。

网球肘也被称为射手肘,肱骨外上髁炎,是指手肘外侧发生软组织疼痛或者酸胀,虽然名为网球肘,并非只有网球运动员才能患此疾病,几乎所有的劳动者都有可能罹患该病。网球肘主要表现为肘部外侧疼痛,主要是由于过度使用前臂肌肉和肌腱,从而造成损伤。普遍认为网球肘是由重复性的运动造成的,从而引起前臂肌腱附着处的微小撕裂。据统计,大约39.7%的网球运动员肘部有问题,其中24%的网球肘运动员年龄小于50岁,有42%的年龄超过50岁。网球肘在男女之间都会出现,虽然男性的患病率轻微高于女性,但是在各个年龄组之间没有显著差异[1]。

一、临床表现

本病多数发病缓慢,网球肘的症状初期,只是感到肘关节外侧酸胀和轻微疼痛,患者自觉肘关节外上方活动痛,疼痛有时可向上或向下放射,感觉酸胀不适,不愿活动,如图 11-2-1。手不能用力握物、拎热水瓶、拧毛巾、打毛衣、抱小孩等运动可使疼痛加重,甚至拿钥匙开门就剧烈疼痛难以完成。一般在肱骨外上髁处有局限性压痛点,有时压痛可向下放射,有时甚至在伸肌腱上也有轻度压痛及活动痛。局部无红肿,肘关节伸屈不受影响,但前臂旋转活动时可疼痛。有少数患者有晨僵现象,在阴雨天时自觉疼痛加重。

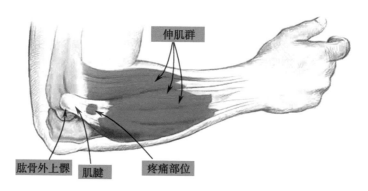

图 11-2-1 网球肘疼痛大体部位

(修自:http://www.tenniselbownow.com)

二、病理变化

组织学表现为肉芽组织破裂、退行性变化,并没有传统上所说的炎症表现[2]。超声显示钙化以及内部的撕裂。虽然"炎症"经常被用来描述这种疾病,但是大多数病理研究发现没有证据表明是急性或慢性炎症过程。组织学研究表明,这种情况是肌腱变性,导致正常组织被替换的结果[3]。

[1] Gruchow, William, and Douglas Pelletier. An epidemiologic study of tennis elbow: Incidence, recurrence, and effectiveness of prevention strategies [J]. American Journal of Sports Medicine. 1979, 7(4): 234-238.

[2] Du Toit C et al. Diagnostic accuracy of power Doppler ultrasound in patients with chronic tennis elbow[J]. British Journal of Sports Medicine, 42(11): 572-576.

[3] McShane JM, Nazarian LN, Harwood MI. Sonographically guided percutaneous needle tenotomy for treatment of common extensor tendinosis in the elbow. J Ultrasound Med 25(10): 1281-9.

三、治疗

浮针的优势病种就是肌肉病变引起的疾病,网球肘是典型的由于过度使用肌肉而引起的,因此网球肘的浮针治疗效果常常很好,无论是近期效果还是远期效果,都较为可靠。但要是颈椎病引发的肘痛,如果不同时处理颈椎病,效果将大大下降。如果确诊为网球肘,浮针治疗时主要选取上肢相应的患肌,主要嫌疑肌:如肱桡肌、腕伸肌群、肱三头肌等。

再灌注活动可以使用边扫散边双手拧毛巾的动作。

四、医嘱

1. 嘱咐患者在治疗期间减少活动的时间,尽量多休息,避免任何重复的起重或拉扯重物[1]。

2. 用支撑力较强的护腕和护肘把腕、肘部保护起来。临床症状严重者需要短期内限制腕、肘部的翻转和伸直,有利于恢复。

第三节　腰椎间盘突出症

腰椎间盘突出症,英文名称 low back pain with sciatica,lumbar disc herniation（LDH）。

腰椎间盘突出症常见于 20~50 岁的患者,男性发病多于女性。

这是一个常见病,不过,关于该病症的病因、病理、诊断常常有争论。随着影像学技术的不断发展,该病症几乎泛滥成灾,很多专家把无关的病痛也统统归因于腰椎间盘突出症。

腰椎间盘突出症 ≠ 腰椎间盘突出

本书中,我们用"腰椎间盘突出症"这个名词,主要是指的是具有腰臀腿部以疼痛为代表的一类慢性疼痛综合征,并不代表就是认可该类病症与"腰椎间盘突出"有关。

一、临床表现

本病多发于青壮年。腰部疼痛多位于下段竖脊肌或者腰方肌,也可以在下方的腰骶部疼。臀部疼痛也比较常见,大腿外侧、小腿外侧、小腿后面出现疼痛的概率很高。我们没有见到过足背、足底的相关疼痛,也没有见到胫骨棘内侧平面的疼痛(图 11-3-1)。疼痛大多表现为胀痛、酸痛、冷痛,按摩后常常

---

[1] http://www.dovemed.com/tennis-elbow/.

有舒服感。大部分疼痛可随阴雨天加重,但也有少部分严重程度与阴雨天没有明显关系。咳嗽、打喷嚏时大部分加重,影响行走,部分人明显拐行,少数人没有拐杖难以行走,甚至有人一定要借助轮椅才能来看诊。有些患者躺下疼痛减轻,有些患者躺下反而不适,有些患者坐着站着都没事,但从坐位改为站位的过程中,疼痛剧烈,临床现象不一而足。在小腿外侧、小腿后面和足背也可以出现麻木感,以小腿下端外侧为多,这种麻木在麻木区域内没有程度上的区别,在麻木区内,所有位置的麻木的程度一样。重者、病程长者亦可出现肌肉麻痹、肌肉萎缩等。

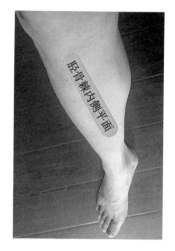

图 11-3-1　胫骨棘内侧平面示意图

极少患者会出现马尾神经受损症状:间歇性跛行、会阴部麻木、刺痛、大小便功能及性功能障碍,重者可二便失禁。

> 很多人以为咳嗽喷嚏时疼痛加重的原因为:咳嗽喷嚏时腹腔压力骤然增大,使得椎间隙变小,对神经造成进一步的压迫。我们认为:咳嗽喷嚏时牵动相关肌肉,使得患肌挛缩更甚,故而疼痛加重。

二、影像学资料

大多数腰腿痛的患者不同程度地存在影像学的病变,这种现象的发生如同颈椎病,相关图片说明请参见本章颈椎病一节。

常见的影像学异常:①向后突出的块影为椎间盘后缘的正中或后侧方突入椎管内,超过纤维环的后侧缘。这是椎间盘突出的最基本征象。②硬膜外脂肪及硬膜囊受压变形中央型后突以及偏左或偏右后突的椎间盘常使硬膜囊有不同程度的受压变形。③突出的椎间盘钙化,钙化的形状可以是条状、斑片状、新月形或圆点状等。④许莫结节髓核突入其上、下椎体的骨松质内,形成压迫性骨质吸收,骨质周边硬化。⑥黄韧带肥厚。

三、病理变化

多数学者把椎间盘的问题当做是主要原因。椎间盘由髓核、纤维环和软骨终板构成。腰椎间盘突出症的病理变化有:①椎间盘生化成分随着年龄的增长发生一系列变化,改变最明显的是椎间盘中蛋白多糖含量下降,弹性蛋白含量明显减少,弹性纤维密度降低,出现裂隙和不规则空洞。②椎间盘仅有少量血液供应,营养主要靠软骨终板渗出提供营养物质。③髓核中水分逐年下降。④腰部椎间盘要承受躯干及上肢的重量。⑤长期的积累损伤,反复弯腰、扭转等动作最易引起椎间盘损伤,故本病与职业也有一定关系。

多数学者认为关于椎间盘突出产生腰腿痛的可能机制有:①机械性压迫,突出的髓核的急性压迫神经根产生腰腿痛症状,突出大小直接影响疼痛程度。②炎症反应,突出的髓核作为生物化学和免疫学刺激物,引起周围组织及神经根的炎症反应,可能是引起患者临床症状的原因。

这些机制都是从影像学出发推导出来的,几乎所有教材,所有专家都这么说,可是还有很多难以解释的现象,与我们的临床实践很不吻合的地方:

1. 神经受到压迫,通常引起麻木,而非疼痛。例如,我们挤压肘尖后方的尺神经沟,马上就会出现前臂尺侧麻木,而不是疼痛。再如,日常生活中,我们蹲马桶时间过长后,坐骨神经受压,常常出现双下肢麻木、活动障碍,但不会出现双下肢疼痛。甚至,几乎所有的针灸医生或者经常肌肉注射的护士都知道,用针直接刺到坐骨神经,也只会出现麻木或者放电感,不会出现坐骨神经沿线的疼痛感。

2. 如果把这些疼痛理解为感觉神经干受到压迫的话,难以理解为什么不出现其他感觉异常的症状。大家知道,感觉神经干受到压迫产生临床症状,不会仅仅产生一个症状,还应当同时出现其他感觉障碍,如位置觉、温觉等。可是,临床上见不到一例位置觉或者温觉异常所产生的症状。如果不能理解这段话,大家想想久坐后起立的麻木、活动障碍、冷热不知等症状就明白了。

3. 坐骨神经为混合神经,不仅仅有感觉神经,也有运动神经。如果感觉神经受到压迫,产生症状,那么运动神经也应该受到压迫,应该产生相应的运动功能障碍等症状,可是临床上一般见不到这种运动明显异常的情况,最常见的是因为护痛而出现的行走不正常情况。

4. 腰椎间盘突出症出现下肢的疼痛,通常是几点或者几段部位的疼痛,而不是全部坐骨神经沿线部位的疼痛,我们临床上也没有发现过一例踝关节以下疼痛的腰椎间盘突出症病例,除非伴随有其他的代谢性或者感染性疾病。

5. 腰椎间盘突出症全部疼痛位置都在肌肉丰厚的地方,这为所有伤科医生所熟知,没有肌肉的地方根本就不会有疼痛,如髌骨上方、胫骨棘内侧,而这些地方也是坐骨神经的管辖区。

6. 腰椎间盘突出症手术后部分症状仍然持续存在[1]。既然手术摘除了,如何还挤压神经?

[1] Hakkinen A,et al.Health related quality of life after lumbar disc surgery:a prospective study of 145 patients [J].Disabil Rehabil,2005 ,27(3):94-100.

7. 若压迫说正确,那么几乎所有的保守疗法,如针灸、推拿、膏药等,都应该没有效果,不仅仅中医的一些方法无效,西医的非甾体抗炎药也应该无效,因为这些保守疗法或者非甾体类消炎药不可能解除压迫。但临床上的绝大部分腰椎间盘突出症都是不经手术,而由保守疗法获得临床治愈的。可见神经压迫说,很值得商榷。这是腰椎间盘突出症摘除术治疗有短期效果,但远期效果很有疑问的原因[1][2]。

即使不是直接压迫,是因为化学物质的刺激造成的。这也说不通,因为临床上没有看到过全部坐骨神经沿线都出现病痛的情况。

因此,我们对神经根压迫成因说或者神经根刺激说是大有疑问的,请各位专家关注。

如果真的是由于压迫或者神经根刺激,那也是因为压迫或刺激运动神经的可能性大,而不是感觉神经。因为:①腰部开放手术或微创手术常常有效,手术中不仅仅影响到感觉神经,也影响到运动神经(我们推测,手术中大量地影响到疏松结缔组织可能是手术有效的另外一个原因)。②疼痛的位置都在肌肉处,肌肉与运动神经密不可分,没有运动神经的参与肌肉就是一块"死肉"。③脊髓电刺激疗法(spinal cord stimulation,SCS)有效,在国际上已有超过40年发展历史,在美国已有30多年使用经验,因为感觉神经是传入神经,而运动神经是传出神经。很明显,脊髓电刺激疗法应该影响的是运动神经。

上述的表述还没有实验室的数据佐证,只能作为假说,用一个示意图11-3-2概括这个假说。

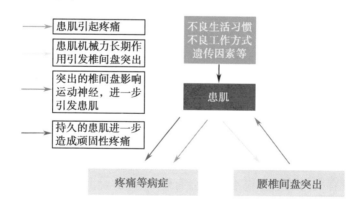

图 11-3-2　腰椎间盘突出症中患肌的作用

[1] Valat,JP;Genevay,S;Marty,M;Rozenberg,S;Koes,B. "Sciatica." Best practice &research [J].Clinical rheumatology,2010,24(2):241-52.

[2] Bruggeman,AJ;Decker,RC.Surgicaltreatment and outcomes of lumbar radiculopathy [J].Physical medicine andrehabilitation clinics of North America,2011,22(1):161-77.

在此,呼吁疼痛学领域的专家更多地关注肌肉和运动神经,而不是感觉神经或者疼痛本身,把腰椎间盘突出症当做是神经病理性疼痛的观点更得反思。

四、治疗

根据主诉,触摸查找患肌,主要嫌疑肌:竖脊肌、腰方肌、腹外斜肌、多裂肌、臀中肌、臀大肌、臀小肌、梨状肌、阔筋膜张肌、股二头肌、腓肠肌、腓骨长肌等。我们用浮针治疗腰椎间盘突出症腰腿痛,效果迅速,也进一步证明腰椎间盘突出疼痛不是由神经根受压或者炎症反应引起。因为浮针疗法无法回纳突出的椎间盘,也不能快速解除神经根的受压及神经根处的炎症反应。浮针一般治疗 3~5 次可取得明显效果,如果 3 次还没有显效,当重新审视诊断,或者加用营养剂。

治疗时,我们一般习惯使用"远程轰炸"的方法,由远及近,多数在腓骨长肌或腓肠肌的下方,由下向上进针,用较为用力的抗阻方法做再灌注活动。

五、医嘱

1. 休息非常重要,嘱咐患者不要在床上看电视、看手机,建议听收音机,少用电脑。

2. 卧床休息时,可活动下肢或者腰部肌肉,这样有助于恢复。

3. 严重者行动时,可以使用双拐。

4. 自由泳姿值得推荐。

第四节　慢性膝关节痛

现有的书籍大多用以下病名描述慢性膝关节痛:髌下脂肪垫劳损、膝关节滑囊炎、胫骨内髁炎、髌骨软化症、胫骨粗隆骨骺炎、半月板损伤、膝关节骨性关节炎、膝部滑囊炎、滑膜皱襞综合征等。甚至有人认为大概有 120 种疾病可以导致膝关节病痛[1]。

膝内软组织伤痛的英文词:knee pain、inner knee pain 或者 medial knee pain。

不少医生听信教材,认为这些骨性变化会导致膝关节疼痛,所以,把这些病变称为膝关节骨性关节炎、膝关节退行性改变、老年性膝关节炎、变形性膝关节病、退行性膝关节病、增生性膝关节炎、肥大性膝关节炎等,其实不是这样的。

---

[1] http://www.wrongdiagnosis.com/sym/knee_pain.htm.

骨质增生不会引起疼痛的原因：

1. 骨质增生都是由于应力的作用,缓慢长出来的,人体早就逐渐适应。

2. 绝大多数骨质增生都是钝性的,没有理由刺激软组织产生疼痛。

3. 增生的骨质上有骨膜覆盖,不能直接接触软组织。

4. 几乎每个高龄的老人都有骨质增生,只有少数才是患者。

一、临床表现

1. 发病缓慢,中老年肥胖女性更为多见。

2. 膝关节活动时疼痛加重,其特点是初起疼痛为阵发性,后为持续性,劳累及夜间更甚,上下楼梯疼痛明显,部分患者上楼梯严重,部分患者下楼梯疼痛明显(图 11-4-1)。

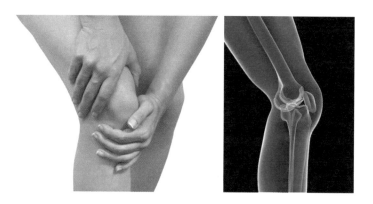

图 11-4-1　膝内软组织伤痛示意图

(修自:http://www.west4thphysio.com/wp-content/uploads/2010/09/knee-pain1.jpg)

3. 膝关节活动受限,甚则跛行。少数患者膝关节可有少许积液。

4. 关节活动时可有弹响、摩擦音,部分患者关节肿胀,日久可见关节畸形。

二、病理变化

与诸多专家所持立场不一致,我们并不认为骨质增生、膝关节间隙变窄等骨性变化是导致膝关节疼痛的主要因素,我们认为主要是因为患肌的功能变化,才导致膝关节的疼痛,理由是:①肌肉的长时间应力刺激可以导致骨性的变化。②膝关节及骨头里没有神经末梢,因此不可能出现疼痛。③临床上观察到,先是有膝关节的疼痛,才出现膝关节的变形。④不仅仅是浮针,很多保守方法都有效,而这些保守方法对膝关节软骨变性及骨质增生没有直接作用。

三、治疗

治疗慢性膝关节痛要区分第一现场和第二现场,因为膝关节局部没有肌肉,局部出现的酸痛、胀痛、关节活动范围变小等症状绝大多数都是由于大腿小腿上的肌肉发生病理性紧张造成。大多数人受传统医学模式的影响,总是将膝关节痛的病变部位归咎于膝关节本身,无论是诊断,还是治疗,眼睛都盯着膝关节局部,往往忽略肌肉的问题,治疗总是治标不治本。像治疗膝关节痛这种因为肌肉问题引起骨骼或软骨的疾病,我们要透过现象看本质,抓住疾病的主要矛盾,才能达到事半功倍的效果。

浮针治疗之前,通过推髌试验有助于查找患肌。推髌试验是我们摸索出的较为常用的检查膝关节疼痛点的一个方法,经过八九年的使用,已经较为成熟,推荐给大家(图11-4-2)。

推髌试验的具体方案是:①使得待查膝关节屈曲成160°左右,保持放松状态。②医生两个拇指叠加,从髌骨的四个角向中央推动髌骨,用力柔和,速度缓慢。③从一个髌骨角推动时,患者出现疼痛,或者有护痛躲避的行为,或者医生手下有

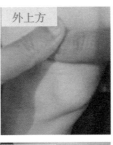
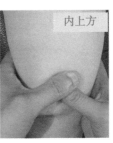
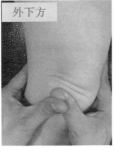
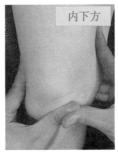

图 11-4-2 从髌骨的四个角向中央推动髌骨

摩擦感时,即为膝关节的疼痛点。④标注该疼痛点,然后以功能解剖为线索查找患肌。

人们常常把该疼痛点当做是主要的病理所在,也把该疼痛点当做是治疗的目标。甚至很多医生,仅仅是根据影像学的结论就去治疗。我们认为,这些疼痛点仅仅是第二现场,第一现场在患肌。

主要嫌疑肌:一般对应内侧(内上方、内下方)的疼痛点的患肌在大小腿的内侧,如:比目鱼肌、腓肠肌的内侧头、内收肌群、股四头肌的股内侧肌,还有一

个不能忘记,也可能在缝匠肌。

对应外侧(外上方、外下方)的疼痛点的患肌在大小腿的外侧,如:腓骨长肌、腓肠肌的外侧头、阔筋膜张肌、股四头肌的股外侧肌等。

患肌(第一现场)常常没有疼痛,反而膝关节(第二现场)疼痛,是何原因?

虽然在一块肌肉上,两端和肌腹承受相等的收缩力,按理应该出现疼痛的概率是一样的,但常常出现在膝关节的原因是:膝关节部位风险大一些,分布有更多的神经末梢。

慢性膝关节疼痛最常用的再灌注活动是屈曲后伸直抗阻。不过,请大家要根据具体的患肌功能来确定具体的再灌注活动。

关于半月板损伤和半月板破裂

人们常常把磁共振报告中的半月板损伤看得很重,以为半月板损伤会导致疼痛,事实上,半月板处没有神经末梢,不可能有疼痛感,损伤面也是钝性,也不会刺激周边的软组织。

但是半月板破裂不同,可以引发疼痛。如果磁共振或CT提示半月板破裂,同时患者有典型的交锁现象(患者常感到"咯嗒"一声,伤膝立即像有东西卡住了不能动弹,称为"交锁",非常痛。经同伴扶起来的时候,又会在无意中听到"咯嗒"一声,膝关节立即恢复伸屈,称为"开锁",疼痛随之减轻),则不可用浮针治疗,因为半月软骨是无血供的,损伤后不会自愈,需要手术。

除此之外,如果看到膝关节肿胀,检查发现浮髌试验阳性,就要注意化脓性感染和免疫性疾病,抽液检验,查明原因。膝关节化脓性感染千万勿用浮针治疗。

总体来说,一般情况下浮针效果良好,无论是即时效果,还是远期效果。但肥胖者、糖尿病患者远期效果往往欠佳。

四、医嘱

1. 注意休息:宁骑车(电动自行车最好)勿走路,最好不要乘坐公交车,因为乘公交时经常要行走不短的路程。

2. 肥胖者注意节食减肥;糖尿病患者应该控制好血糖。

3. 注意保暖。

4. 接受治疗的患者半月内在家被动活动相关患肌,避免过多的户外和社会活动,有利关节恢复。

5. 大多数慢性膝关节疼痛患者常常因疼痛而顺势形成不良的习惯性步态,即便是关节疼痛完全缓解,这种习惯性步态也常常遗留,为使不再复发,告诫患者纠正不良步态也有必要。

6. 治疗慢性膝关节疼痛患者时,勿忘检查健侧膝关节。因患侧运动疼痛,往往患者刻意转移负担于健侧,久而久之健侧失代偿,也可隐性或显性罹患病痛。

第五节　踝关节扭伤

踝关节扭伤,在英文中称为 ankle sprain,sprained ankle,twisted ankle,rolled ankle,floppy ankle,ankle injury。踝关节扭伤一般分为急性踝关节扭伤(acute ankle sprain)和陈旧性踝关节扭伤(chronic lateral ankle pain)。

急性踝关节扭伤常发生在各种运动中;在行走不平坦的路面上,行进途中路面突然出人意料地改变,不慎踩空;在奔跑途中、与他人争夺过程中突然崴脚;以及在高处跳下造成踝关节侧面韧带等软组织损伤。踝关节扭伤是运动中最容易发生的关节部位的损伤。据统计,每天每 10 000 人就有 1 例踝关节扭伤,可占急诊检查病例的 7%~10%,占所有运动损伤的 10%~30%[1]。大多数踝关节扭伤为踝关节外侧韧带损伤,约占踝关节扭伤的 77%[2]。

陈旧性踝关节损伤,主要有两种状况:①在急性期处理不当或不足,以踝关节不稳定、局部轻中度肿胀、反复疼痛、乏力及功能障碍为主要表现。②没有明显外伤史,但踝关节部位长时间疼痛。第二种现象更为普遍。

一、临床表现

急性踝关节扭伤多发生在外踝。伤后即刻开始疼痛,紧接肿胀,皮下有时淤血青紫,局部肤温一般高,踝关节扭伤的程度不同,症状也有差异。根据韧带损伤程度和临床症状将急性踝关节扭伤分三度:

1. 轻度　韧带轻微损伤或者韧带没有受伤,只是血管渗出。受伤后的一瞬间脚腕感觉疼痛,但不久就消失,还能继续训练或工作,而过 3~4 小时后,走

[1] 钱冬晨,王培民,范竞.急性踝关节扭伤的治疗研究[J].吉林中医药,2012(03):256-258.

[2] Fong DT,Hong Y,Chan LK,et al.A systematic review on ankleinjury and ankle sprain in sports [J]. Sports Med,2007,37(1):73-94.

动时有痛感,脚踝部肿胀,弯曲踝关节时明显疼痛。

2. **中度** 韧带损伤,但未完全断裂。已感剧痛,关节周围中度压痛、肿胀、轮廓模糊。甚至在平静状态时,踝部也感疼痛,且屈伸明显受限(图 11-5-1)。

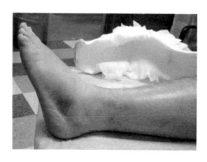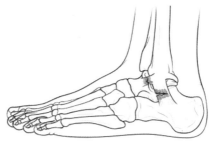

图 11-5-1　急性踝关节扭伤中度,关节周围肿胀,韧带部分断裂

(修自:http://orthoinfo.aaos.org/topic.cfm?topic=A00150)

3. **重度** 韧带断裂。疼痛甚烈,踝关节已不能负荷。不久,关节轮廓就模糊不清。踝的下侧肿的最明显,直到跖底。踝部皮肤与脚的外侧,因为内出血的缘故,从第二至三天起呈紫褐色。稍动剧痛,且恢复亦慢,踝关节处只能勉强地做 10~20 度的屈伸。

陈旧性踝关节扭伤,多表现为踝关节侧面疼痛,长时间隐痛、钝痛、酸痛、酸胀。以外侧居多,关节僵硬,逢阴雨天气或久行后症状加重;行走不稳定,尤其在不平整的路面行走困难;踝关节弥漫性轻微肿胀、局部压痛;容易发生习惯性踝关节扭伤;背伸、跖屈及内外翻活动都有不同程度的疼痛和功能受限。

辅助检查:①急性踝关节扭伤,一定要行 X 线检查,排除骨折。②当怀疑为严重的踝关节损伤时,可选择超声检查或 MRI,可发现损伤的韧带及其他结构异常情况。

诊断依据外伤史,不难诊断,急性踝关节扭伤务必要排除骨折。陈旧性踝关节扭伤要与踝部反应性关节炎相鉴别,一般来说,前者病程长,病变范围小,多数有外伤史,局部没有红肿,无感染病史;后者病程短,病变范围大,没有外伤史,局部多有红肿,有感染病史,必要时结合实验室检查。

二、病理变化

急性踝关节扭伤,是局部肌肉及其肌腱、韧带、筋膜在受到扭转外力后发生损伤,引起急性渗出、出血等。

在我们的临床上,发现陈旧性踝关节扭伤都与小腿患肌紧密相关。

三、治疗

对于急性踝关节扭伤,在扭伤发生的 24 小时内,我们建议不要用浮针治疗,可以让患者在家里抬高脚面,减少进一步渗出的可能。

对于轻度或者中度患者,请将受伤关节放入冷水中 20~25 分钟,也可用冰块或冷毛巾敷受伤部位。用此方法,最初三五分钟内可能会疼痛加重,但不久就会减轻或消失。冷敷后将扭伤关节用弹力绷带包扎,并卧床休息。24 小时后,可以用浮针疗法。请注意,浮针疗法的进针点不可选择疼痛区域,也不可在红肿区域内,不然,非但无效,进针部位还会刺痛剧烈。一定要在红肿区域外,对准患肌处理。

对于 24 小时后,采取浮针治疗也能够很好地减轻疼痛,但仍然不离我们一再强调的肌肉。我们推测,在踝关节韧带等软组织扭伤后,出现出血、渗出等炎症反应,局部炎性物质波及邻近肌肉,而肌肉随之病理性紧张,形成患肌。患肌的形成原本是肌体为了让踝关节得到充分休息的保护性反应,以免加重病情,可是,在踝关节休息的情况下,患肌就需要处理,使疼痛得到缓解。因此,中度、轻度的急性踝关节扭伤,我们常用浮针治疗。一般没有韧带撕裂伤的患者效果很好。

陈旧性踝关节扭伤多为没有及时治疗与休息,形成的患肌长久不能消除所致。通过浮针治疗,消除患肌,疼痛也随即缓解或消失,为关节修复提供良好的环境。

踝扭伤主要嫌疑肌:腓肠肌、比目鱼肌、腓骨长肌、腓骨短肌、胫骨前肌、趾长伸肌等。

治疗时可多方活动踝关节,甚至部位严重的陈旧性踝关节扭伤病患可以边扫散边让患者脚尖着地下蹲。

四、医嘱

1. 要告诉患者在运动前先做热身活动,避免此类损伤再度发生。

2. 治疗后 10~20 天内少走路,尤其是不能着高跟鞋走路。

3. 可用护踝(如图 11-5-2)相对固定踝关节,护踝要比绷带缠绕好。

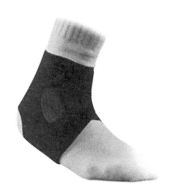

图 11-5-2 护踝

第六节　头　　痛

头痛（headache），顾名思义是发生在头部任何区域的疼痛，是临床常见的症状，也是让很多医生"头痛"的临床问题。

头痛是最常见的疾病之一，几乎和感冒一样。没有人能够说，从未有过头痛体验。据联合国卫生组织 2011 年报告，在过去的一年里，世界范围内 18~65 岁的成年人中有 50%~75% 的人口遭遇过头痛，1.7%~4% 的人群每月有 15 天以上的头痛。头痛疾病给个人、家庭和社会带来巨大负担，患者遭受长期痛苦，生命质量下降，财务支出增加。反复发作的头痛患者往往担心再次发作，对家庭生活、社会生活和就业造成影响。从长远来看，慢性头痛还容易使人罹患其他疾病，如头痛患者的焦虑和抑郁倾向比正常人高很多。

一、临床表现

一般把头痛分为紧张性头痛（tension-type headache，包括血管紧张性头痛和神经紧张性头痛）、偏头痛（migraine）、丛集性头痛（cluster headache）等。我们认为这些分法的依据主要是头痛部位，处理的方式几乎一样，因此这种分类的必要性不大。我们在临床上分类如图 11-6-1 所示。

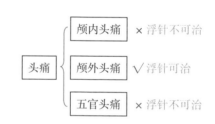

图 11-6-1　头痛的分类及浮针的疗效

我们把头痛大体上分为：颅内头痛、颅外头痛、五官头痛。颅内头痛即由颅内疾病所引发的头痛，这种疾病不少，如脑出血、颅内占位性病变、脑膜炎等。五官头痛指的是由五官病变，如：青光眼、鼻窦炎等五官疾病引起的头痛。颅内头痛从浮针治疗角度来讲，这类头痛不属于浮针治疗范畴，不作详细讨论。而颅外头痛即由头部肌肉病理性紧张所引发的头痛，通常所说的紧张性头痛、偏头痛、丛集性头痛都属此类，均是浮针的适应证。

这三类头痛的区分大体如表 11-6-1 所示。

表 11-6-1　三种头痛的不同表现

头痛	症状
颅内头痛	多数起病急，变化快，症状重，伴随有发热、肌体功能障碍等症状，以往没有类似发作史，首次发病。
颅外头痛	起病缓慢，反复发作，一般症状都不撕心裂肺，单纯头痛，与天气变化、劳累、月经等相关。
五官头痛	可以起病急，也可以反复发作，多在前额部位疼痛，多渐进性加重。有青光眼、鼻窦炎等原发疾病。

二、病理变化

关于颅外头痛,也就是人们通常说的紧张性头痛、偏头痛、丛集性头痛等,已有的研究汗牛充栋,如:"中枢性疼痛机制"和"周围性疼痛机制"与紧张性头痛相关[1]。"中枢性疼痛机制"认为脊髓后角、三叉神经核、丘脑、皮质等功能和(或)结构异常,导致对触觉、热、电刺激的痛觉阈明显下降,产生痛觉过敏。"周围性疼痛机制"是由于颅周肌肉或肌筋膜结构收缩或缺血缺氧,细胞内外钾离子转运异常、炎症介质释放增多等导致痛觉敏感度明显增加,引起颅周肌肉或肌筋膜结构的紧张和疼痛。

我们认为,到目前为止,我们临床观察到的现象都指向一个原因:患肌。所谓的紧张性头痛、偏头痛、丛集性疼痛的直接原因都是肌肉,只是额肌、颞肌、枕肌这些头部肌肉都是扁、平、薄,难以触摸感觉出来。既然难以触摸判断,我们如何推测是肌肉为患的呢?

原因:①这些症状往往与天气变化有关,只有具有收缩功能的器官或组织才与天气变化有关,肌肉是人体唯一有收缩、舒张功能的组织。②受凉劳累后常常加重。③绝大多数的头痛部位都在头部肌肉处,头顶(那里没有肌肉)几乎很少看到有慢性头痛。④浮针、针灸、推拿等有效,我们认为这些方法主要作用的就是肌肉。

因此,在没有进一步的证据之前,我们把所有的颅外慢性头痛都归因于肌肉,主要是额肌、颞肌、枕肌。当然,颈项部、头部其他肌肉也会间接或直接引发头痛,如图 11-6-2。

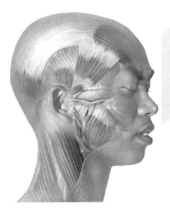

头部、颈部、肩部,甚至背上部肌肉病理性紧张造成紧张性头痛

图 11-6-2　肌肉与头痛关系示意图

[1] 贾建平,陈生弟.神经病学[M].北京:人民卫生出版社.2013:165.

三、治疗

浮针治疗头痛仍是寻找主要嫌疑肌:枕额肌、颞肌、胸锁乳突肌、斜方肌、颈夹肌、肩胛提肌、斜角肌、竖脊肌等都是原始"病灶"、第一现场。利用浮针治疗,消除这些患肌。

头部肌肉的再灌注活动可以用被动再灌注活动,大把抓住患者头发,沿着相关肌肉的方向和缓拉扯。

四、医嘱

针对慢性头痛的诱发因素,及时疏解心理压力,劳逸结合,避免情绪波动等。要多参加户外活动,锻炼身体,运动可以在一定程度上放松身心。

第七节　前列腺炎

前列腺炎是一种常见于中青年男性的以会阴、骨盆、耻骨上区或外生殖器疼痛并伴有不同程度排尿问题和射精障碍的临床综合征。前列腺炎是泌尿外科的常见病,在美国的泌尿外科患者中约有8%的人患有前列腺炎[1]。1999年,the National Institute of Diabetes and Digestive and Kidney Diseases(NIDDK)把前列腺炎分为以下四型:Ⅰ型:急性细菌性前列腺炎;Ⅱ型:慢性细菌性前列腺炎;Ⅲ型:慢性非细菌性前列腺炎/慢性盆腔疼痛综合征;Ⅳ型:无症状炎症性前列腺炎[2]。临床以发病缓慢、病情顽固、反复发作、缠绵难愈,会阴部、腰骶部、耻骨上区等部位隐痛不适,尿道口常有少量白色分泌物溢出为特点。

我们并不赞同 NIDDK 这种分法,因为这种分法把炎症和非炎症混为一谈了。我们认为,引起尿频、尿急、尿不尽等症状的病症有两类:前列腺炎和"前列腺炎",主要区别见表 11-7-1。

表 11-7-1　前列腺炎和"前列腺炎"的主要异同

	相同	不同	
		化验	病因
前列腺炎	尿频、尿急、尿不尽等症状	尿常规、前列腺液常规有白细胞	微生物感染
"前列腺炎"		正常	患肌

[1] Collins MM,Stafford RS,O'Leary MP,Barry MJ.How common is prostatitis? A national survey of physician visits [J].J.Urol.1998,159(4):1224-8.
[2] Krieger JN,Nyberg L,Nickel JC.NIH consensus definition and classification of prostatitis [J].JAMA,1999,282(3):236-7.

因此,我们现在讨论的"前列腺炎"并非真正的前列腺炎,既没有炎症,也与前列腺无关,而是由于患肌造成的尿频、尿急、尿不尽的临床综合征的一个称谓。

真正的前列腺炎不在浮针适应证之列。

把"前列腺炎"称为前列腺炎实在是制造了一个冤假错案。女性也有"前列腺炎"一类的病症,但女性没有前列腺,制造"冤假错案"的人又命名女性身上的"前列腺炎"为"膀胱过度活动综合征"。读者诸君,下次见到"膀胱过度活动综合征",一定不要忘了这也是浮针的适应证。

一、临床表现

中老年男性多发,起病隐匿,患者往往不能准确叙述何时起病。

主要症状:①尿频,小便次数多,尤其是夜尿频数,有人甚至一个晚上起夜十次。②尿急。③尿不尽,排完尿后,依旧感觉还有尿意甚至尿后余沥。④除了尿频、尿急、尿不尽外,还常有尿分叉、尿等待、尿无力等症状。

部分患者因病程过长而忧虑,常出现头晕目眩、神疲乏力、腰膝酸软,甚至焦虑、失眠等症状。

二、病理变化

前列腺炎是不成对的实质性器官,由腺组织和肌组织构成。前列腺腺体的中间有尿道通过,扼守着尿道的上口。我们认为主要是炎症性物质侵及前列腺邻近及自身的肌肉组织,造成相邻肌肉的病理性紧张,使其长期处于痉挛状态,影响邻近肌肉和自身肌肉的正常收缩舒张,从而出现一系列的临床症状(图11-7-1)。

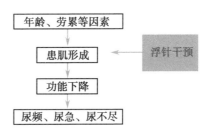

图 11-7-1　"前列腺炎"病理变化与浮针治疗

三、治疗

浮针治疗"前列腺炎"(并非真正的前列腺炎)常常很有效,只是要请大家鉴别,不要把前列腺炎和"前列腺炎"混为一谈。

主要嫌疑肌:腹直肌下段、大腿的内收肌群、比目鱼肌等。

治疗时嘱做提肛、收缩会阴部位的肌肉等再灌注活动。效果往往不错。

四、医嘱

1. 生活要有规律。保持心情舒畅,注意劳逸结合,不要久坐或长时间骑车。

2. 注意性生活不可过频,戒除手淫。

3. 请患者放宽心态,配合治疗。

第八节　漏　　尿

漏尿,人们通常叫尿失禁,在英文中通常称为 urinary incontinence。

不过,我们认为还是把尿失禁 urinary incontinence 和漏尿 urinary leakage 区分开来为好。我们的理解:尿失禁是指大脑没有意识去控制,不知不觉发生,直到小便出来才知道,多发生在神经系统受损的情况下。漏尿是指自己知道,但控制不住,多发生在大笑、咳嗽、喷嚏、听到流水声时。神经系统所致尿失禁我们常常无能为力,而漏尿多半效佳。因此,我们这节用漏尿这个病名。

该病多见于中老年妇女,生产后、外伤后较多,老年男性偶有发生。

长期漏尿严重影响患者的心理健康,增加了抑郁症的发病率,使许多女性生活工作能力下降。很多患者羞于启齿,甚至也有部分患者认为漏尿是进入老年的一种正常生理反应,不愿意及时就医。即使治愈后,常常也不告诉别人。

一、临床表现

漏尿多因为盆底肌肉和膀胱尿道括约肌不能够正常"工作"所致,最明显表现为当腹压明显增加如咳嗽、打喷嚏、大笑或运动时,即有尿液从尿道排出。也有听到自来水声小便就控制不住。严重者行走、起立时即可发生。一般不伴有尿频尿急症状。

临床按症状严重程度分为以下 4 度:

1 度:腹压增高时,如咳嗽、打喷嚏,偶尔发生漏尿。

2 度:任何屏气或用力时,如提取重物时,都发生漏尿。

3 度:行走或运动时即可发生漏尿。

4 度:站立或斜卧位时发生漏尿。

二、病理变化

漏尿多与肌肉有关,肌肉导致漏尿的机制,现在并无统一的认识。总之,现代医学已经证实和肌肉有明确关系,并且针对肌肉治疗的盆底肌肉锻炼和生物反馈治疗也可以取得疗效。

那么患肌是如何形成的呢? 我们认为可能存在下列几种情况:

1. 分娩时难产、第二产程延长或产钳操作等,损伤盆底肌肉或伤及周围筋膜组织。

2. 会阴部的手术史,可能损伤尿道周围组织。

3. 绝经后妇女性激素减退、缺乏所致盆底肌(图 11-8-1)张力降低,尿道收缩力下降。

在上述的基础上,便秘、肺部疾患和慢性咳嗽等致腹压增高,导致尿液漏出。过度肥胖也是发生尿液漏出的原因。

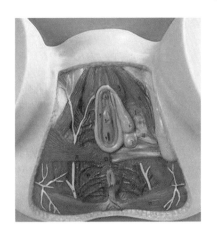

图 11-8-1 盆底肌

三、治疗

主要嫌疑肌:腹直肌下段、大腿内收肌群、股四头肌内侧头、比目鱼肌(因为盆底肌多为小肌肉,触摸困难,这里不列为患肌)。

治疗时多由远及近,再灌注活动可做患侧卧位、内收髋关节抗阻。

四、医嘱

1. 漏尿行为治疗较为重要,进行自我盆底肌肉锻炼,如提肛运动等,增加尿道阻力。可进行仰卧起坐运动。

2. 提倡蹲式排便,蹲式排便有益于盆底肌张力的维持或提高。

第九节 呃 逆

呃逆即打嗝,英文是 hiccup。呃逆为临床常见病、多发病,主要是膈肌痉挛引起的收缩运动,吸气时声门突然关闭发出一种短促的声音,以喉间呃呃连声,声短而频,令人不能自主为主要表现。长期严重呃逆的患者,坐卧不安,甚至无法进食,彻夜难眠。长期呃逆,给患者带来极大痛苦,严重影响患者的正常生活和工作学习。

多数呃逆由肌肉本身引起,但还有部分呃逆是由于其他病症引发膈肌痉挛症状的。本章仅讲述前者,请读者明鉴。

一、临床表现

轻者仅表现为间断性打嗝,短时间可自愈;重者表现为无间断性,甚至影响到患者饮食、与人交流等生活起居。临床主要表现为喉间呃呃连声,声短而频,不能自主,呃声或高或低,或疏或密,间歇时间不定。有的患者会出现胸膈痞闷,脘中不适,情绪不安。多由受凉、饮食不当、情志不调等诱发因素,起病多较急。

二、病理变化

现代医学称本病为膈肌痉挛,主要由于多种原因导致膈肌、肋间肌不自主同步剧烈收缩所致,大体过程见图11-9-1。膈神经是呃逆反射的重要传出通路,阻断膈神经的传导就能终止呃逆反射。目前对呃逆的病机认识局限在呃逆反射弧上,对呃逆的神经内分泌认识仅在假说阶段[1]。膈肌痉挛的原因主要在局部劳累,或者受到挤压及邻近肌肉的影响。

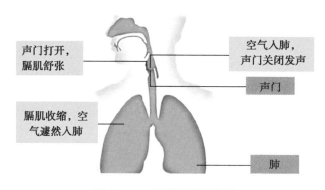

声门打开,膈肌舒张

空气入肺,声门关闭发声

声门

膈肌收缩,空气遽然入肺

肺

图 11-9-1   呃逆形成示意图

三、治疗

主要嫌疑肌:膈肌、中段的竖脊肌、上段的腹直肌,以及其他的呼吸肌。

浮针治疗,多数可当场见效。我们认为主要的原因是改善了肌肉的痉挛状态,消除肌肉的病理性紧张。总体来说,浮针治疗呃逆的即时效果良好。

临床上要区分是生理性呃逆还是病理性呃逆。若一过性气逆而作呃逆,稍候自行缓解者,属于生理现象,不必使用浮针治疗。若呃逆持续或反复发作,且影响患者生活的,属于顽固性呃逆,建议患者积极治疗。

虽然浮针治疗呃逆发作时效果较好,但是治疗之后患者应避免再次接触引起呃逆发作的因素,尤其是长期卧床的患者一定要勤翻身。

四、医嘱

1. 保持情志舒畅,避免暴怒等不良情志刺激。

2. 注意寒温适宜。

[1] 唐国彬.呃逆病因病机及治疗方法研究进展[J].中医学报,2012(07):878-879.

3. 饮食宜清淡,忌吃生冷、辛辣之物,避免饥饱无常,发作时应进食宜消化食物。

第十节　失眠、抑郁

睡眠的状况随年龄的变化而变化。 一般来说,随着年龄的增长处于深睡眠状态的时间会逐渐减少,而在晚上和全天处于觉醒状态的时间会逐渐增加。2002 年美国 The National Sleep Foundation's 调查显示,大约 58% 的美国成年人经历过失眠(insomnia)[1]。

抑郁(depression)是一种情绪低落和厌恶情绪的状态,可以影响一个人的思想、行为、感觉和幸福感。心情低落的人会感到悲伤、焦虑、空虚、绝望、无助、无价值、内疚、易怒、愤怒、羞愧或不安。他们可能会失去曾经感兴趣的活动,难以集中注意力,可能企图自杀,经常存在失眠、疲劳、疼痛等表现。

美国政府对医生做的一项调查显示,在诊断为失眠症的患者中有 30% 伴有抑郁症,20% 伴有其他精神疾病,19% 伴有器质性功能紊乱[2]。从我们的临床上来看,失眠患者伴随有抑郁的情况应该不止 30%,造成这种差距的原因可能是我们治疗的都是长期失眠的人,病史都在一年以上,或许还有可能是我们的主观感觉产生了差错,毕竟我们没有详细科学统计。

从以上论述可以看出,失眠和抑郁之间相互影响,相互伴随。我们在临床中发现,几乎浮针有效的抑郁都伴随有失眠,因此把失眠和抑郁放在同一节讨论。

一、临床表现

失眠主要表现为入睡困难,睡眠质量下降和睡眠时间减少。甚至有的患者会出现头痛、头昏、心悸、健忘、神疲乏力、心神不宁、多梦等症状。

抑郁主要表现为显著持久的情感低落,抑郁悲观。轻者闷闷不乐、无愉快感、兴趣减退;重者痛不欲生、悲观绝望、度日如年、生不如死。有时会出现思维迟缓、意志活动减退等表现。除此之外,还可能表现有睡眠障碍、乏力、食欲减退、体重下降、身体任何部位的疼痛。自主神经功能失调的症状也较常见。研究认为抑郁症患者存在认知功能损害。主要表现为近事记忆力下降、注意力障碍、反应时间延长、警觉性增高、语言流畅性差。认知功能损害导致患者社会功能障碍,而且影响患者预后。

[1] Archived from the original [N]National Sleep Foundation,2008-6-14.

[2] Radecki SE,Brunton A.Management of insomnia in office-based practice [J].Arch Fam Med,2003(2):1129-34.

二、病理变化

多数专家从体液调控的角度认识失眠。皮质激素是人类的应激激素,同时也是觉醒激素[1]。分析早上的唾液显示,与正常人相比,失眠患者的皮质激素水平明显是降低的。研究支持皮质激素分泌减少是引起原发性失眠的原因,比如镇静药或抗抑郁药主要是通过调整皮质激素的水平,以防止失眠[2]。也有人认为,更年期的女性失眠与低水平的孕酮、雌激素有关[3]。

我们原先以为失眠是神经系统的事情,而浮针对睡眠确实有效,而且还不错,但没有直接证据证明浮针对神经系统具有调控能力。因此,六七年前,我们一直不认为,浮针对失眠有效,见到失眠的患者谢绝给予诊治。后来,发现很多颈椎病治疗后不仅仅颈椎症状好了,部分伴随失眠的患者告诉我们失眠也好了。这种事情一再发生,就让我们注意到,似乎治疗失眠还可以不从中枢神经系统入手。

后来,我们在颈项部、上背部、胃部治疗,发现效果真是不错。

为什么治疗患肌会改善睡眠?我们推测,可能是因为人类在睡眠时肌肉是最大程度地处于休息状态的,如果存在患肌,这些处于病理性紧张状态的肌肉,就会影响睡眠。

后来,我们又发现失眠患者的伴随症状抑郁也常常随着失眠的改善而改善了。不过,直到现在为止,我们还没有治疗过那种与睡眠没有关联的抑郁,还没有很好的发言权。

三、治疗

主要嫌疑肌:胸锁乳突肌、斜角肌、颞肌、枕肌、竖脊肌、斜方肌、冈下肌、腹直肌的上段等。

经过我们临床观察,浮针对轻中度的失眠、抑郁患者的临床疗效还是相当不错的。若患者失眠、抑郁的症状较重,建议浮针治疗的同时配合服用相关药物。随着治疗效果的逐渐好转,可以建议患者药物减量,直至最后完全停用药物。

四、医嘱

1. 患者应保持积极乐观的情绪,多与人交流,多参加社会活动。

[1] Mini reviews in medicinal chemistry[J].Steroid Hormones and Sleep Regulation.12(11):1040-08.

[2] The sleep-improving effects of doxepin are paralleled by normalized plasma cortisol secretion in primary insomnia:A placebo-controlled,double-blind,randomized,cross-over study followed by an open treatment over 3 weeks"[J].Psychopharmacology(Berl),170(4):423-8.

[3] American Family Physician:Chronic Insomnia:A Practical Review. Aafp[N].org,2011-11-20.

2. 养成规律的生活习惯。

3. 失眠患者在睡觉前避免激烈的运动,忌饮含咖啡因的饮料。

4. 卧室环境应安静、阴凉、避光。

5. 告诫隐匿性抑郁症患者的家属,谨防突发意外事件发生。

第十一节　慢　性　咳　嗽

咳嗽很复杂,慢性咳嗽(chronic cough)并不是一个很妥帖的名称,人们通常把这样的咳嗽称为干咳、久咳。

久咳,英文名称为 chronic cough;干咳英文名称为 dry cough。

咳嗽大体上可以分为生理性咳嗽和病理性咳嗽。

生理性咳嗽就是呼吸系统排出异物时的咳嗽,这种异物可以是外来直接原因,也可以是由于感染等原因导致呼吸系统产生病理产物或代谢产物。一般肺部疾病或者气管支气管感染性病变引起的咳嗽都是生理性咳嗽,多表现为急性或者亚急性,伴随发热、低热、血象异常等状况。

病理性咳嗽是由于呼吸系统平滑肌或者邻近骨骼肌直接引起的慢性咳嗽。这种咳嗽常常持续时间长,无痰或者少量黏痰,常遇到天气转冷时、劳累后加重,用抗生素、化痰药效果不显。

生理性咳嗽需要针对感染等病因治疗,非浮针之长,建议大家不要用浮针。

病理性咳嗽是浮针长项。有文献报道吕中广使用浮针疗法治疗慢性咳嗽 20 例,有效率达 100%[1]。

> 请注意,慢性咳嗽并不等于病理性咳嗽。

慢性阻塞性肺疾病(COPD)、慢性支气管炎、肺癌、吸入异物、肺结核、结节病、特发性肺纤维化、心力衰竭[2]等都可以导致慢性咳嗽,但这些咳嗽也并非浮针长项,我们治疗的是慢性病理性咳嗽,表现为干咳、久咳,经过各种实验室检查和胸片或 CT,未发现明确的病灶,患者告诉医生唯一的症状就是咳嗽,这种咳嗽有时可长达数十年,没有明确诊断,治疗棘手,常被认为是疑难病症。

本节的题目用慢性咳嗽是因为大家对这个名称较为熟悉,用慢性病理性咳嗽这个名称大家会陌生一些。实际上,我们擅长治疗的是慢性病理性咳嗽。当然,很有可能对其他原因导致的慢性咳嗽也有作用,因为浮针常常可以改善

[1] 吕中广 . 浮针治疗慢性咳嗽 20 例[J]. 中国针灸,2010(01):22.

[2] Pavord I D,Chung K F.Management of chronic cough [J].Lancet,2008,371(9621):1375-1384.

局部血循环,促进代谢,这需要进一步细致大样本量的研究。

一、临床表现

以长期咳嗽为主,常表现为干咳,这种咳嗽通常有如下特点:

1. 经胸片或肺部 CT 检查无肺实质性病变。

2. 与天气变化有一定关联性。当天气转为阴雨天气时,咳嗽表现较明显,有加重趋势,当天气好转时,咳嗽减轻;其次在冬天遇到冷空气或夏天使用空调,咳嗽会加重。

3. 当触摸到相关患肌,如触摸下段的胸锁乳突肌时,患者常有瘙痒感,会诱发刺激性连续性干咳;相关患肌解除掉,再施加同等压力,咳嗽较前好转、不易激发出来。

基于此,我们建议把这类慢性病理性咳嗽称为肌源性咳嗽(muscular cough),这是从临床实用性角度命名的,请呼吸科同行批评指正。

呼吸科常常把这类咳嗽称为变异性哮喘(Variant Asthma)。

所谓的变异性哮喘,咳嗽经常是唯一表现,至少是主要表现,无气促、喘息。诊断标准为刺激性干咳、咳嗽多以夜间为主,再加上支气管舒张或激发试验阳性或呼气峰流速日间变异率 ≥ 20%。明明是咳嗽,为何叫哮喘呢?原因是这类咳嗽用抗感染、化痰、镇咳等传统方法无效,用治疗哮喘的支气管平滑肌舒张剂常有效果,所以就叫变异性哮喘了。我们觉得咳嗽就是咳嗽,与哮喘天壤之别。只是哮喘和这类咳嗽都是由于病理性紧张的呼吸肌造成,而呼吸科的专家常常对呼吸肌在呼吸系统疾病中的作用不予重视,故有此变异性哮喘的名称。

二、病理变化

我们认为慢性病理性咳嗽(肌源性咳嗽)病变在胸廓周围或者气管、咽喉周围的肌肉,这些部位肌肉因各种原因形成患肌,表现为紧张、痉挛。紧张患肌对位于气管、壁胸膜上的咳嗽感受器形成机械性刺激,传导至咳嗽中枢,反射性引起呼吸肌剧烈收缩形成咳嗽。而长期的咳嗽也可能形成患肌,由此进入一个恶性循环。浮针治疗会有效的阻断这一恶性循环。

三、治疗

主要嫌疑肌:胸锁乳突肌下段、胸小肌、竖脊肌等。

找患肌,是治疗的关键。找到患肌后,针对患肌治疗,同时配合再灌注活动,消除患肌,评估患者咳嗽情况。

多数可以立竿见影。

四、医嘱

1. 针对相关患肌嘱咐患者注意事项,如进食生冷东西易致膈肌形成患肌,嘱勿要进食生冷;伏案过度致背部肌肉形成患肌,嘱劳逸结合,改变习惯;易发怒生气者,斜角肌,肋间肌多出现患肌,要保持乐观平和的心态,练习腹式呼吸。为患肌恢复创造良好条件。

2. 其次该患者遇冷空气、空调房间易引发咳嗽,可能体质偏弱,嘱其加强体育锻炼,适应季节转换及天气变化。

3. 戒除吸烟嗜好,远离粉尘污染的环境。

第十二节 习惯性便秘

习惯性便秘,英文名称为 habitual constipation。

习惯性便秘是指反复发生的排便困难或费力、排便不畅、排便次数减少、粪便干结量少的一类疾病。习惯性便秘一般无器质性病变,多属功能性疾病。调查显示便秘发病率普遍较高,例如在成都四所高校进行便秘的流行病学研究,发现患病率达 22.4%,女性多于男性[1]。随着年龄增长,患病率明显增加,老年人更易发生便秘。

长期便秘常引起其他疾病,例如腹胀、腹痛、痔疮、肛裂,甚至结直肠肿瘤,且老年人便秘引起的危害不可不特别注意,这类患者常因便秘时排便用力太过,引起晕厥、脑出血、痔疮发作出血、心衰加重等危险情况。久病成郁,累及患者心理健康,引起对排便的恐惧、食欲下降、精神不振等。

习惯性便秘,治疗起来比较困难,患者长期使用泻药治疗便秘,停药后症状反复,经久不愈,或使用灌肠等方法治疗,患者痛苦。在浮针临床过程中,我们发现浮针治疗便秘也可以取得较好的效果。丘文静等人观察浮针治疗老年顽固性便秘,发现浮针治疗后患者排便间隔时间、粪便性质、排便费力方面均有明显改善。

一、临床表现

主要表现为排便困难,排出粪便干结有如羊粪,排便次数减少,排便后仍有排便不尽感。在这些症状中,以大便干结、排便困难为首要判断依据。

习惯性便秘可伴有腹胀、腹痛、食欲减退、疲乏无力、头晕、烦躁、焦虑、失眠等症状。有些患者还可能表现出肛门周围不适、肛门疼痛、肛裂、痔疮等。

---

[1] 黄梅. 成都市高校学生便秘流行病学研究[D]. 四川:成都中医药大学,2009.

从浮针治疗角度考虑,并不是所有的便秘都是浮针治疗范畴,如肿瘤、炎症性肠病、直肠黏膜脱垂、各种原因引起肠腔器质性狭窄梗阻等,所以需要详细地询问病史,如大便性状、有无黏液及脓血等。没有条件检查的浮针人,请建议患者先去专科检查,没有发现器质性的改变,再用浮针治疗。

二、病理变化

大概可分为两种情况:

1. 我们临床发现,习惯性便秘的患肌多在左侧腹斜肌、大腿股四头肌、小腿胫前肌等,可能是这些肌肉因某些因素形成病理性紧张,从而使得位于腹腔里的肠道发生了传输能力障碍,不能及时下传肠内容物,即排便延迟,这是一个"由外及里"的过程(图 11-12-1)。这与临床实际有吻合之处,久坐、久卧、运动少等一些情况可使肠道动力减弱。

2. 肠道周围的小肌肉如耻骨直肠肌发生痉挛、肥厚使直肠盆地出口处发生相对性狭窄(图 11-12-2),致使肠内容物通过延迟,发生梗阻。在正常排便时,肛管直肠周围的耻骨直肠肌和肛管括约肌呈舒张状态;若表现为患肌时,不能舒张,则形成便秘。

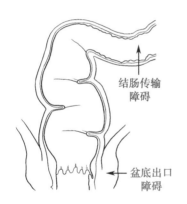

图 11-12-1 便秘可能的主要肠道病理部位

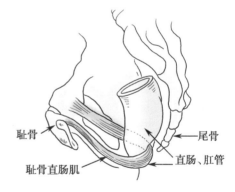

图 11-12-2 耻骨直肠肌与直肠肛管关系

上述两种推理是否合理,我们还没有明确答案,我们触摸到的患肌和肠道周围的小肌肉是否互为影响,还是单独为患,现在还不得而知。

三、治疗

患者仰卧,双下肢屈曲,用指腹在腹壁、大腿前方、内侧仔细触摸患肌,主要嫌疑肌:腹直肌、腹外斜肌、腹横肌、内收肌群、股四头肌、胫前肌等,左侧容易出现患肌。如果胫前肌处于病理性紧张状态,可先在该肌下方"远程轰炸",

进行胫前肌和股四头肌的再灌注活动,然后处理左侧腹部的患肌。

四、医嘱

1. 改变饮食结构,适当增加水和富含纤维食物的摄入,如麦麸、蔬菜、水果等,因肠道不吸收膳食纤维,且其中纤维素具有亲水性,能吸收肠腔水分,增加粪便容量,刺激结肠蠕动,增强排便能力。

2. 养成良好的排便习惯,争取每天定时排便。

3. 加强户外活动。

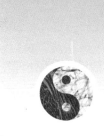

第十二章　肌肉后病痛

肌肉是个庞大的器官,也是一个被忽略的器官。肌肉分布的复杂立体画面,学过一点解剖的人,闭上眼睛想象一下都知道,和谐而美丽的全身肌肉,解剖结构复杂有序。

不仅仅肌肉结构本身复杂,更为复杂的是,肌肉里面和旁边还有大量的动脉、静脉、神经等。动脉、静脉、神经非常复杂。如果把肌肉和动脉、静脉、神经之间的相互关系再考量一下,就会发现人体实在太精妙,太有意思。平时,肌肉舒张收缩自然交替,安然有序,对动脉、静脉和神经有良性互动作用。例如,由于肌肉的收缩促使动静脉中的血流速度加快,确保运动中的人们有足够的血液循环,神经也因此得到更多血供。因此,肌肉的任何活动都可影响这些动脉、静脉和神经,肌肉的病理变化也会影响及此,从而产生一系列症状。可惜,现代中医、西医对肌肉与动脉、静脉、神经之间的相互影响没有深入研究,殊为可惜。

我们在临床研究中发现肌肉可以对肌肉内和肌肉旁的器官有很多影响,尤其是病理性紧张的肌肉对这些器官有很大的影响,引起相当多的临床症状。因为,现在的很多专家不把这些症状归因于肌肉,于是,这些症状便成了疑难杂症。

我们先大略讨论患肌与神经、血管的关系,从这章内容开始,希望引起大家的关注。

患肌不仅仅直接影响到神经、血管,另外,由于影响到血供,从而影响到相关血管支配血供的器官的功能,产生冷症、黄斑变性等病症。我们把这些由病理性紧张肌肉造成的非肌肉器官发生的病变,称为肌肉后病症。

> 肌肉后病症相当于自然灾害中的次生灾害

因为本章的很多病症多数没有一个对应的病名,只能用症状来讨论了。

第一节　头昏、眩晕

关于头部功能性不适的表达,中文有几个词人们常用:头昏、头晕、眩晕、头痛。头痛与其他三个词容易鉴别。但头昏、头晕、眩晕这三个人们常常难以分清,甚至很多医生也不区分。查看文献,有众多复杂论述,但因为这些头部不适每个人习惯表达不一样,事实上很难分清。在这本书里,我们把这些不适简单地分为两种状况:头昏、眩晕,以便浮针人临床鉴别。

因为部分头昏和眩晕的病例都是由于患肌引发缺血造成,两者在治疗和预后上很相似,因此,此节合并讨论。

一、临床表现

头昏,dizziness,头部昏昏沉沉,不清晰,有时有头重脚轻感,常常伴随无力、视力模糊等症状,人们常常用头昏、头晕等词表示这种状态。

眩晕,vertigo,感觉步态不稳,天旋地转。眩晕是门急诊患者最常见的主诉。欧洲的一项研究报道,普通人群中约 30% 的人有过中重度的眩晕症状[1]。我国的研究报道,10 岁以上人群眩晕的总体患病率为 4.1%,头晕是 65 岁以上人群就诊的主要原因[2]。眩晕症状具有主观性和非特异性的特点,患者主观感觉表达不一,医生很难获得客观、有价值的信息。其病因可能涉及耳鼻咽喉科、神经内科、神经外科、普通内科、骨科等多学科。

二、病理变化

头昏主要由于各种原因造成脑组织的缺血缺氧状态,临床上可见于心脏病、贫血、低血糖、低血压等。不过,我们认为由于颈项部患肌影响椎动脉和颈总动脉供血的现象更为常见,这里称为颈源性眩晕。

眩晕可以由颈项部患肌引起头部缺血造成,也可以由耳石病和梅尼埃病造成。梅尼埃病的诊断常常不很明确,部分可能是由于对颈源性眩晕认识不足而诊断的,我们这几年在临床较少碰到真正的梅尼埃病,因此暂不予讨论,搁置待研究。耳石病引起的眩晕不少,请注意鉴别(表 12-1-1),可以送往耳鼻喉科治疗,或者自己学习用手法复位。

[1] Neuhauser H K, von Brevern M, Radtke A, et al. Epidemiology of vestibular vertigo: a neurotologic survey ofthe general population [J].Neurology, 2005, 65(6): 898-904.

[2] 徐霞, 卜行宽, 邢光前等. 江苏省≥10 岁人群的眩晕流行病学调查研究[J]. 中华耳科学杂志, 2006, 4(4): 250-253.

表 12-1-1　颈源性眩晕与耳石病的异同

	相同点	不同点			
		与位置关系	持续时间	伴随症状	治疗
颈源性眩晕	都与位置或者活动有关,尤其是与头颈部的活动有关,可伴随恶心呕吐	与位置有关,但更与体态或姿势有关,可静态时发作	一般数分钟	位置改变后常常有缓解,无眼震	浮针常常很有效
耳石病		与头部的位置改变有关,多动态时发作。	一般一二十秒	静止后才能缓解,伴眼震。	浮针无效

　　基于非循证证据的传统观念认为,头晕的主要病因为颈椎病、脑供血不足。随着年龄的增加,常规颈椎 X 线检查很容易发现颈椎的退行性病变,大部分医生认为颈椎的退行性病变压迫椎动脉致头晕。但是这种推测似乎不太合理,因为:①从解剖学角度看,椎动脉从颈椎两侧的横突孔穿过,而并非由椎间孔穿过,颈椎 X 线检查不能显示横突孔,且椎间孔的退行性病变并不能代表横突孔的退行性病变,只有椎间盘向横侧十分严重突出才有可能压迫椎动脉。②如果真是横突孔退变造成压迫,那么所有不能改变横突孔退变的保守方法都应该无效,事实并非如此。

　　我们认为主要是因为椎动脉、颈总动脉(图 12-1-1)附近的肌肉发生功能性的变化,促使肌肉病理性的紧张、痉挛,导致患肌的形成,从而影响到脑部供血,产生头昏、颈源性眩晕、视力模糊等症状。椎动脉、颈总动脉旁边的肌肉主要是斜角肌和胸锁乳突肌,因此解决这些问题应当着重解决这些肌肉的问题。

三、治疗

　　主要嫌疑肌:胸锁乳突肌、斜角肌、斜方肌、头夹肌等。

　　利用浮针治疗,消除患肌的同时配合相应的被动再灌注活动。总体来说,我们临床观察,浮针治疗头昏、眩晕等疾病一般当时就有效,但是治疗的同时嘱咐患者尽量遵医嘱,积极配合治疗。

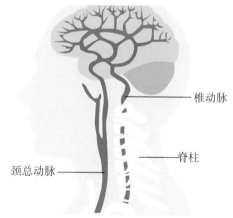

图 12-1-1　椎动脉、颈总动脉走行示意图
(修自:http://blog.sina.com.cn/s/blog_
6c09eb520102voez.html)

椎动脉

脊柱

颈总动脉

四、医嘱

1. 不要从事坐位娱乐活动,例如,打麻将、网络游戏等。
2. 不要长时间的低头玩手机、看电视等,尤其是不能在床上看电视。
3. 保证充足的睡眠,注意劳逸结合。
4. 卧室光线宜昏暗,环境要安静。
5. 叮嘱患者锻炼时、转头时不要转圈,转头按前、后、左、右的方向,转头速度要慢。

第二节　心慌、胸闷

心慌,也称之为心悸,英文名称为 palpitation;胸闷,对应的英文名称为 chest distress。

心慌是人们主观上感觉到的心脏跳动不适的感觉;胸闷是指胸部憋闷不适,时有感觉气不够用,轻者若无其事,重者则觉得难受,似乎被石头压住胸膛的主观感觉,甚至发生呼吸困难。二者常被认为是呼吸系统、循环系统疾病的征兆,例如房颤、冠心病、心肌病、风湿性心脏病、高血压性心脏病、肺心病。若心慌、胸闷是由这些疾病导致的,则不属于浮针的治疗范畴,在本节中,我们讨论的是浮针能够治疗的一些心慌、胸闷,是心电图、彩超等实验室检查阴性结果的一类症状,常常被认为是心脏神经症或亚健康状态。

一、临床表现

1. 心慌,常在疲劳或情绪紧张时加重。
2. 胸闷,常感觉胸前有物紧紧裹住;或呼吸不畅,感觉空气不够要打开窗户或要求吸氧;吸氧能够改善症状。
3. 心前区疼痛,但疼痛部位不固定,疼痛发作与体力活动无关,多数在静息状态时;疼痛性质常为牵扯样、刀割样;持续时间长短不一,通常时间较长;含服硝酸甘油不能缓解疼痛。
4. 常伴有自主神经功能紊乱症状,失眠、多梦、焦虑、食欲不振、头晕、手足发冷等情况。
5. 这类胸闷、心慌患者以中青年为主,女性多于男性,尤其多见于更年期妇女,可能因为更年期时体内激素水平波动影响到肌肉,目前还暂时没有证据。

辅助检查:心电图、冠脉 CT 未见明确异常。

鉴别诊断:必须排除心脏器质性病变,如冠心病、心肌炎、二尖瓣脱垂综合征。

二、病理变化

肌肉为什么会导致心慌、胸闷呢？

胸大肌、胸小肌、前锯肌、膈肌、菱形肌等组成胸壁的这些肌肉（图 12-2-1），若形成患肌，胸部就可能会有紧束感，就像胸部紧紧裹上布带那种感觉，这种感觉往往被描述为胸闷、呼吸不畅。

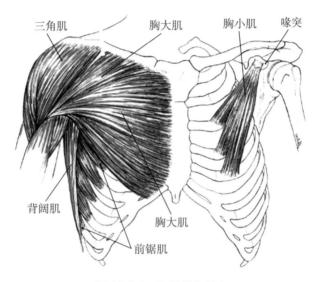

三角肌　　胸大肌　　胸小肌　喙突

背阔肌

胸大肌

前锯肌

图 12-2-1　胸壁部分肌肉

支配心脏的交感神经和副交感神经或营养这些神经的血管穿梭于肌肉间隙，或行于肌肉表面。胸壁肌肉的病理性紧张若是影响到这些血管、神经，那么支配心脏和血管的自主神经功能可能就发生紊乱，波及心脏电生理，心脏传导系统功能受影响，可能就会产生心慌、胸闷。

而心脏科医生可能把这类患者诊断为心血管神经官能症，作为心理疾病来看待，而我们认为这多属于肌肉形成患肌导致的，理由是：①这类病症常常与劳累、天气变化等有关，与心理的关系并不显著。②诊断上，我们可以在相关的肌肉中很容易查找到患肌。③治疗上，针对患肌治疗后，胸闷、心慌多半立即消失。

所以我们认为，这类心慌、胸闷直接原因是患肌，而抑郁、焦虑等这些表现可能继发于长期心慌、胸闷引发的担忧。

作为心血管科疾病的外行，我们仅仅是根据我们的临床研究提出自己的观点,应该并不完善,请心脏科专家指正。

三、治疗

我们治疗的核心仍然是患肌,主要嫌疑肌:胸大肌、胸小肌、前锯肌、膈肌、菱形肌等呼吸相关肌肉。

采用浮针治疗并配合再灌注活动,触摸到患肌为胸大肌、胸小肌时,可在前臂、或上臂进针,这种治疗也可以理解为"远程轰炸"。若患肌消除不完全,再考虑在局部进针。

浮针人请注意,遇到这类患者,如果事先没有心血管科检查过,一定不要盲目治疗,务必先明确诊断,排除器质性疾病,才治疗。

四、医嘱

1. 患者多无器质性心脏病,可积极参加户外锻炼,减轻生活压力。
2. 长期胸闷、心慌诱发患者精神抑郁,患者需主动克服不良情绪。
3. 不可久坐、久站、久卧,这些生活习惯往往会形成患肌,加重病情。
4. 不可过度疲劳、情绪紧张。

第三节 局 部 麻 木

差不多每个人都有过肢体麻木的感觉,特别是中老年人麻木症状的发生率更高。麻木很常见,可常常难对付,所以医生经常哀叹:"痛好治,麻难治"。为什么难治,就是因为我们对麻木了解不多,无论是病因还是病理,都不是很清晰。我们在临床上有了一些体会和总结,现在分享给大家,不一定正确,请大家批评指正。

实际上,如果较真,麻和木是不同的感觉。"麻"是人们日常生活中常常会出现的症状,如怀孕、不正确睡姿、如厕蹲久了均可引发,一般会在短时间内消除,不会有什么大问题,但临床上患者也经常烦恼不堪,就是因为麻。"木"是知觉缺乏的意思,对疼痛、对外来刺激反应迟钝或者没有感觉。

因此,"麻"不等于"木",请大家明鉴。不过,临床上单独出现"木"(多为中枢或者外周神经遭到实质性损伤引起相关辖区内知觉缺如,如截瘫造成的知觉缺失)的概率小,因此,常常麻木并称,请大家了解,麻木实际上指的是"麻"。

请大家注意,因为麻木和酸痛胀痛等都是不适感觉,有时,个别患者会把酸痛胀痛称为麻木,需要注意鉴别。

鉴别方法:麻木和患肌多半不在一处,患肌和疼痛有时在一起,因此,患肌处的"麻木"多半是酸痛的另外一种表达,并且少数人会把麻木和酸胀混为一谈。

一、临床表现

通常感觉麻木困胀、屈伸不利、运动不灵活,"蚂蚁爬一样"或"针刺样感觉",部分患者会有"袜子""袖套"型异样感觉,自觉皮肤变厚一样,感觉迟钝。不少患者常于夜间睡眠时发作,甚至麻醒,或者早晨起床后双手困胀,麻木不适僵硬感,稍作活动后可缓解。个别患者还有一些复杂的异常感觉,如脚底踩棉花感。

普遍认为引起肢体麻木的原因主要有颈腰椎体压迫到神经、糖尿病、中毒、感染、自主神经功能紊乱等。但是,我们在临床上这样分麻木:第一种麻木为症状范围内麻木的程度一致,这多半是神经受到压迫导致,这种麻木日常生活中很容易体会到,如久坐地板造成一侧肌体的麻木;第二种麻木为麻木的程度越到四肢末端麻木越重(图 12-3-1)。

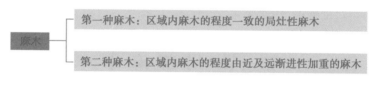

图 12-3-1　两种麻木

二、病理变化

第二种麻木常常因为长期患有胃肠功能紊乱、消化不良等疾病的,导致营养缺乏或代谢紊乱,特别是严重缺乏铁、钙、B 族维生素,也会引起肢体麻木。

第一种麻木通常出现在上下肢,医学上普遍公认的是因为颈椎或腰椎的骨质增生等骨性变化压迫到神经根引起肢体麻木。还有认为是脊髓病变才导致肢体的麻木,但是我们迄今没有发现过脊髓出现病变时出现的麻木,脊髓病变只会造成知觉缺失:"木"。

我们认为第一种麻木主要是因为患肌的形成,局部肌肉出现病理性紧张,从而引起行走于肌肉或肌肉旁的神经支受到压迫(图 12-3-2),从而出现麻木,理由是:①受寒、劳累后麻木症状往往加重,有时伴有手脚怕冷的表现。②若真是骨质增生等压迫到神经,应表现为神经支配区域都出现麻木,而不仅仅是局部肢体出现麻木。③如果骨性变化造成,不管是药物、浮针或其他治疗,都应该没效,与事实不符。

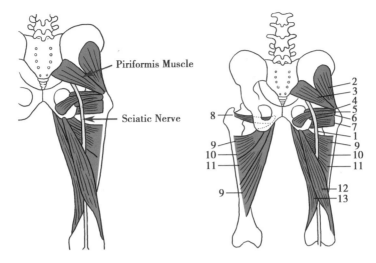

图 12-3-2　神经与肌肉关系示意图

（修自：https://www.activelifeseat.com/anatomy.png）

　　临床上有出现一侧大拇指、食指、中指的一半等腕关节以下的部位出现麻木时（图 12-3-3），常常被医生用影像学去检查颈椎，然后很轻松地得出颈椎病的结论。实际上，这个情况大多数是因为前臂的肌肉出现了病理性紧张，只要明确了患肌，治疗相当容易，效果也立竿见影。

三、治疗

　　第一种麻木的效果大大好于第二种麻木；全部指端的麻木效果要差于神经支配的区域性麻木。

　　麻木的治疗都是在麻木区域的近端找寻患肌。然后处理患肌即可收到良好效果。

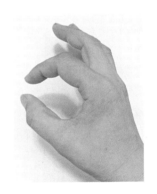

图 12-3-3　容易被误诊为颈椎病的麻木区域

四、医嘱

　　1. 不要长时间保持同一个姿势，平时要注意保持正确的睡姿和坐姿，避免局部血管和神经组织受压而致手指发麻。

　　2. 营养不良导致的肢体麻木，建议患者加强营养。

第四节　局　部　水　肿

局部水肿,英文名称为 local edema。

水肿,最常见的是心脏、肾脏、肝脏等病症造成的,或者是营养不良等原因造成的。这些情况浮针并不擅长,浮针只是对一部分局部水肿有效,不过,这些局部水肿并不鲜见。

局部水肿,在临床上,大家碰到局部水肿的患者,常常首先想到的是炎症性水肿、淋巴回流受阻、变态反应性水肿等,这样的诊疗思路很对,尤其是血栓形成、血栓性静脉炎、下腔静脉阻塞综合征等原因造成的静脉回流受阻,按照这样的诊疗思路完善相关辅助检查如血管彩超,常可以发现病灶,明确诊断,对症治疗就可以了。但是临床复杂多变,有时可见血管未见明确的病变,我们可能就要换一个思路,也许原发病灶未必就是血管。

在浮针的临床上,最初我们尝试着对一些彩超、生化检查未发现明确异常的患者,进行常规的肌肉触摸检查,发现在水肿部位上方常可触摸到患肌,针对着患肌进行浮针治疗,水肿常可很快消失[1],因为相对于全身性系统性水肿,这类水肿发病部位局限,现在我们把它称为局部水肿。

一、临床表现

1. 发病部位常在下肢,尤其是小腿及足部,多不对称(图 12-4-1)。

2. 可观察到患侧肢体可呈弥漫性肿大,周径比健侧粗,按压无凹陷,严重时也可呈凹陷性水肿,压之久久不能复原;患侧一般无疼痛及其他异常感觉;局部皮温可异常;一般不伴有气喘、胸闷、腹水、肝大、尿少等表现。

3. 浮针专科查体,在水肿附近的近心端可查到多个患肌。

4. 辅助检查:肝肾功能等生化指标、血管彩超未见明显异常。

鉴别诊断:必须排除心源性水肿、肝源性水肿、肾源性水肿、营养不良性水肿、内分泌疾病因

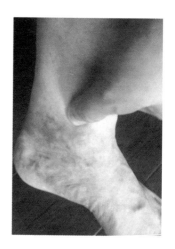

图 12-4-1　单侧水肿

---

[1] 李振.浮针治疗不明原因下肢水肿的疗效观察与病因分析[DB/OL].http://www.fuzhen.com.cn/xnew.asp?nid=420,2015-09-17/2016-06-12.

素水肿和其他类型的局部水肿如静脉瓣功能不全、静脉血栓形成、静脉炎等。

二、病理变化

这类水肿,临床上常常称为特发性水肿,也是静脉回流不畅所致,只是用常规仪器检查不出原因。

那是什么导致静脉回流不畅呢? 我们推测答案是患肌。

静脉(图 12-4-2)从远端逐渐汇合,走行于肌肉间隙(图 12-4-3),沿途肌肉筋膜的病理性紧张就有可能对静脉产生机械性的压迫,管腔相对性狭窄,远端静脉压增高,随之远端毛细血管静水压力增大,渗透压增加,驱动细胞外液向周围组织渗透,组织液过多,超过淋巴回流的代偿能力,形成水肿。若淋巴管道也受到患肌的影响,组织液回流更加困难,加重水肿。

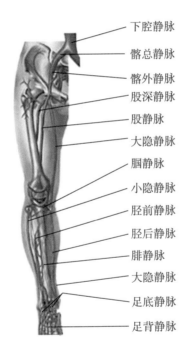

下腔静脉

髂总静脉

髂外静脉

股深静脉

股静脉

大隐静脉

腘静脉

小隐静脉

胫前静脉

胫后静脉

腓静脉

大隐静脉

足底静脉

足背静脉

图 12-4-2　下肢深部静脉

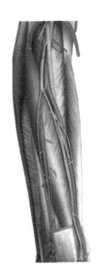 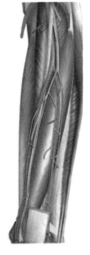

图 12-4-3　下肢肌肉与血管

三、治疗

仔细触摸患肌,一般从远端查起,涉及肌肉较多,主要嫌疑肌:如股内收肌群、比目鱼肌、腓肠肌内侧头等。针对查到的患肌,进行浮针治疗,配合再灌注活动,可以隔天一次治疗。

局部水肿也可以发生在身体的其他部位,2016年6月1日我们就诊治一个不常见的水肿病例。王女士,在南京新百集团工作,左小指肿胀两三年,左侧上肢有时发麻,偶尔会影响到其他手指,没有外伤病史,在南京各大医院没有诊断清楚,有诊断为颈椎病的,有诊断为丹毒的。我们在尺侧腕屈肌触摸到病理性紧张,试着治疗一下,结果出乎意料,左小指肿胀立即减轻(图12-4-4),一共治疗两次,半月后介绍朋友来诊治时,告诉我们已经完全好了。

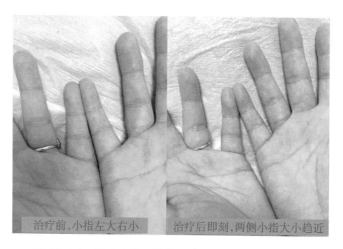

治疗前,小指左大右小　　治疗后即刻,两侧小指大小趋近

图12-4-4　王女士左小指的肿胀治疗即可有明显变化

四、医嘱

1. 避免长时间保持同一姿势,如久行、久站、久坐等。

2. 治疗期间,暂时停止体育锻炼,休息为主;卧床休息时,肢体远端垫上物品,抬高患肢,以利静脉回流。

第五节　乳腺增生

乳腺增生英文 hyperplastic disease of breast,简称 HDBA。

乳腺增生是女性常见病、多发病之一。其发病率占乳腺疾病的首位,患者年龄越来越低龄化。据统计,70%~80% 的女性有不同程度的乳腺增生,近年该病在育龄期妇女检出率是 15%~22.41%[1]。乳腺增生以乳房肿块和疼痛为两人主症,属乳腺结构不良病变,主要包括单纯性乳腺增生症和乳腺囊性增生症两种。由于本病病程长,易于复发,严重地危害了女性的身心健康。近年来,

[1] 朱锡琪,李玉珠. 乳腺外科学 [M].上海:上海医科大学出版社,1995:99-108.

随着乳房疾病发病率的逐步增加,乳腺增生越来越受到关注。

一、临床表现

乳腺增生主要症状为乳腺弥漫性结节、胀痛,拒按,甚至走路时疼痛就会加重(图 12-5-1)。可同时累及双侧,但多以一侧偏重。大部分乳腺增生患者月经前乳腺胀痛明显,月经过后即见减轻,下次月经来前疼痛再次出现。乳腺增生要和乳腺炎鉴别,见表 12-5-1。

表 12-5-1　乳腺增生和乳腺炎之区别

	结节包块	发作时间	伴随症状	主要病理
乳腺增生	弥漫性结节	月经前	多伴情志不疏	患肌
乳腺炎	局限性包块	哺乳期	或有发热;局部红肿热痛	炎症

辅助检查:虽然乳腺增生症是一种非肿瘤性疾病,且与乳腺癌关系不明确,但部分早期乳腺癌并无明显症状,容易与乳腺增生症混淆,造成漏诊、误诊,因此,定期检查不容忽略。常规使用 B 超与钼靶检查,多在月经干净后 1 周左右检查。

小于 35 岁者:一般建议半年至一年做一次 B 超检查。

35~40 岁者:可先行 B 超检查,如有疑点可进一步结合钼靶检查。

超过 40 岁者:一般建议 B 超与钼靶需同时检查,乳腺钼靶筛查时间一般 1.5 年至 2 年查一次。

二、病理变化

医学界普遍公认,乳腺增生与内分泌失调及精神因素密切相关。

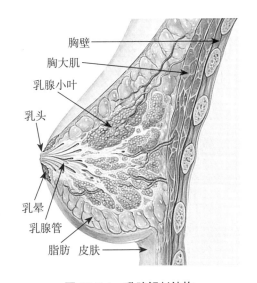

图 12-5-1　乳腺解剖结构

(修自:http://image.baidu.com/search/)

雌激素作为一种重要的女性激素,在乳腺的生理病理过程中有着十分重要的作用。乳腺增生具有明显的雌激素依赖性。雌激素能刺激乳腺组织增生,引起乳腺导管扩张和囊肿形成,是影响乳腺增生发生、发展及转归的重要因素[1]。雌

[1] 邓文慧,陆旭,吴宜勇等.苯甲酸雌二醇对植入裸鼠体内的人正常乳腺组织的影响[J].中国医学科学院学报,2003,25(1):70.

激素通过靶组织中的雌激素受体发挥其生物学效应,在这一过程中雌激素信号转导机制起着关键性的作用[1]。但我们认为乳腺增生不仅仅与激素有关,还可能与患肌的形成有关,理由是:①乳腺增生的病例多有胸部肌肉出现病理性紧张。②治疗处理患肌后,症状即刻有明显改善。③从浮针不能对糖尿病、甲状腺功能亢进有治疗作用等方面可以看出,浮针等外治方法不直接影响内分泌功能,造成体内激素的变化。

长期的临床工作告诉我们,浮针对患肌的消除有很大作用,而对内分泌系统的功能没有直接作用,间接作用也没有观察到。因此,我们推测乳腺增生与肌肉的功能性变化有关,通过浮针治疗改善附近肌肉病理性紧张,使得穿行于肌肉内的血管的供血能力增加,从而立即改善乳腺增生引发的疼痛,软化结节状的乳腺。

三、治疗

治疗时先使用远程轰炸从上肢进行治疗,由远及近的到胸部相关肌肉,治疗同时配合相应的再灌注活动。经临床观察,浮针治疗乳腺增生的即时效果较为理想,治疗之后患者的疼痛立马缓解。

四、医嘱

1. 保持良好的心态:少生气,少发脾气,保持心情舒畅。
2. 建立良好的生活方式,调整生活节奏,作息时间规律,不要熬夜。
3. 坚持体育锻炼,避免和减少精神、心理紧张因素。

第六节　冷　　症

冷症,英文名称为 cold syndrome。

冷症是以手、足、腰、肩等身体的局部或全身在通常不感到寒冷的环境下有特别的冷感为主症的一类病症,一般这种"冷",增添衣物可缓解,穿着稍减少时,冷感又会出现。对季节变化敏感、夏去秋来时,受累部位就能感觉到凉意。通常女性发病率较男性高,在日本一所汉方门诊就诊的患者中,男性患者有出现冷症者占 10.9%,女性达到 45.5%[2]。

对于冷症,大部分人都不熟悉,因为现代医学对这块研究很少。遇到全身发冷的情况,西医考虑甲状腺功能减退等情况,但绝大多数甲状腺功能正常。

[1] 金亚.雌激素信号转导机制研究进展[J].国外医学:内分泌学分册,2003,23(增刊):49.
[2] 张丽娟.自觉性冷症的探讨[J].国外医学(中医中药分册),1998(06):15-16.

中医往往就说阳气不足、气血亏虚,说的很对,但失之于宽泛,没有说清具体原因。

我们在临床中,治疗不少局限性冷症,收到良好效果,而且我们都是从患肌着手的,现在跟大家分享。

一、临床表现

1. 冷症可表现为全身性冷症或局部性冷症。全身性冷症周身怕冷,对天气转凉时极其敏感;局部性冷症,常固定在局部,如手、足、腰骶部、背部、项部、膝关节等,喜暖畏寒,受累部位不能吹冷风,受凉后,酸软不适,严重时冷痛、肢体僵硬、暂时出现功能障碍等。

2. 常伴有其他症状:四肢无力、手足肿胀、转筋(俗称抽筋)、肌肉疼痛、易疲劳、易感冒、失眠、焦虑等。

3. 受累部位查体皮温偏低。

4. 浮针专科检查:可在受累部位近心端发现患肌。

5. 血常规、生化、动脉血管彩超等辅助检查无明显异常。

鉴别诊断:主要与导致怕冷代谢率减低的甲状腺功能减退症及其他内分泌性疾病、贫血、低血压、低血糖等鉴别,还要当心动脉本身的病变。浮针治疗前,可完善相应的辅助检查,以排除这些疾病。

二、病理变化

正常情况下,人体根据各组织的能量需要通过血管提供营养物质,以维持恒定的温度。但是在一些情况下,相应的供血血管发生了阻塞或者血行不畅,就会导致支配区域组织能量不够,无法产生足够的热量。

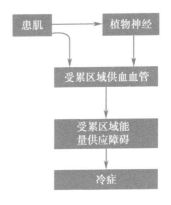

图 12-6-1　患肌与冷症关系示意图

除了动脉血管存在斑块等本身病变时,我们认为还存在其他因素,那就是患肌。人体的血管和神经走行于肌肉间隙,肌肉在某些因素下形成患肌后,对邻近的动脉血管产生机械性压迫,或者刺激,使得动脉的搏动力量变差,从而影响血量供应,也有可能患肌影响到相关的自主神经(图 12-6-1)。

三、治疗

首先根据受累部位触摸寻找患肌,找到后选取合适的进针点,在浮针临床上,要边治疗、配合再灌注活动,边评估患肌改善情况、冷症改善情况。

例如,一侧下肢怕冷,可沿着股动脉、髂总动脉查找患肌(图12-6-2),然后浮针治疗,并根据相关患肌的功能进行再灌注活动,常常可收立竿见影之效。

四、医嘱

1. 治疗期间遵守浮针治疗的常规医嘱,即避免久行、久坐、久站。

2. 注意保暖,避免冻伤。

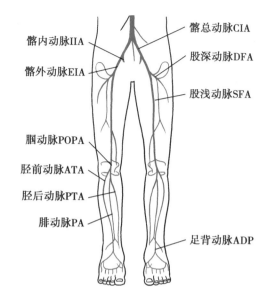

图 12-6-2　下肢动脉大体走行路线

(修自:http://www.yaol.com.cn/products/resource/image/xzhdm.bmp)

第七节　黄 斑 变 性

黄斑变性英文是 macular degeneration。

黄斑变性分为年龄相关性黄斑变性和少年黄斑变性两种。年龄相关性黄斑变性(AMD)是视网膜色素上皮细胞和神经视网膜退行性变造成的一种不可逆性视力下降或丧失的疾病。根据眼底表现,AMD 分为渗出型 AMD 和萎缩型 AMD。渗出型 AMD 约占 AMD 的 10%,但对视力的损害远大于萎缩型 AMD[1]。萎缩型 AMD 以黄斑区地图样萎缩为特征。渗出型 AMD 以黄斑区脉络膜新生血管、视网膜色素上皮脱离及黄斑区出血、水肿为特征。

事实上,我们治疗该病症还不够多,大概十多例。把黄斑变性作为一节来写,是因为:①黄斑变性的浮针治疗也常常可以立竿见影。②该病症实在对老年人影响巨大。③或许可以对眼科医生的治疗提供另外一种思路。

[1] Zhang CF,Li ZQ,Du H,et al.Natural course and prognosis of visual acuity in patients of age—related macular degeneration withoccult choroidal neovascularization [J].Chinese Journal of Ophthalmology, 2003,39(7):415-418.

一、临床表现

1. 萎缩型黄斑变性（干性黄斑变性）

（1）早期：中心视力轻度损害，在相当长时间内保持正常或接近正常。

（2）晚期：中心视力严重损害，有虚性绝对性中央暗点。检眼镜下有密集或融合的玻璃膜疣及大片浅灰色萎缩区。

萎缩性变性发病缓慢，病程漫长。早期与晚期之间渐次移行，很难截然分开。

2. 渗出性黄斑变性（湿性黄斑变性）

（1）早期：中心视力明显下降，其程度与是否累及中心窝而异。

（2）中期：黄斑部由于新生血管渗漏，形成色素上皮层和神经上皮层浆液和出血性脱离，视力急剧下降。

（3）晚期：渗出和出血逐渐吸收并为瘢痕组织所替代，此时视力进一步损害。眼底检查见有略隆起的团状块或形成不规则的白色斑块。在斑块表面或其边缘往往可见出血斑及色素斑。

这些专科检查，请浮针人不要进行，让专科医生给出专业意见。

二、病理变化

黄斑变性具体发病机制尚未完全清楚，已提出的假说有：遗传因素、光积聚损伤、自由基损伤、血流动力学因素。

医学界公认的黄斑变性的病理机制主要为黄斑区结构的衰老性改变（图12-7-1），表现为视网膜色素上皮细胞对视神经外界盘膜吞噬消化功能下降，使未被消化的盘膜残余小体潴留于基底部细胞原浆中，并向胞外排出，形成玻璃膜疣，继发病理改变后，导致黄斑变性发生。

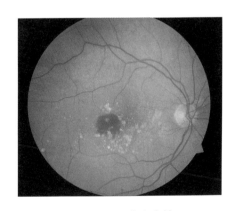

图 12-7-1　黄斑变性

（修自：http://med.stanford.edu/content/dam/sm-news/）

从组织学上观察到视网膜色素上皮（RPE）脱落的细胞碎屑可以在其基底膜和 Bruch 膜沉积，引起慢性炎症反应[1]。Mansor[2]等亦发现高血压者发生 AMD 的概率是血压正常者的 3 倍。

［1］Anderson DH，Mullins RF，Hageman GS，et al. A role for local inflammationin the fommtion of drusen in the aging eye〔J〕.Am J Ophthalmol，2002；134：411-31.

［2］Mansor N，Vasudevan S，Annuar F.Age-related macular degenerationand hypertension：is there an association〔J〕.J Hypertens，2004；22（Suppl 1）：86.

其发生机制可能为血压升高导致脉络膜毛细血管内压力升高、血流加快,进而发生血管硬化、管腔狭窄和渗出,最终导致 AMD 改变。

起初黄斑变性的患者我们婉拒治疗,是因为黄斑变性几乎是不治之症,而且眼科并非我们擅长。

第一个患者是颈椎病合并黄斑变性。我们只是想治疗颈椎病,不料患者反应治疗后看东西清晰多了,这给了我们鼓励,似乎可以在黄斑变性这个疑难杂症上做些探索。

几乎所有的病例一两天内都有不同程度的改善,部分患者远期效果好,部分不好。我们治疗的思路:考虑黄斑变性有可能与患肌的形成有关,浮针治疗主要改善肌肉的病理性紧张,从而缓解视网膜缺血状态,得以在一定范围内改变视力。但是已经发生器质性变化的,我们就不能再建功,也就是说,我们只能微调,或许可以减缓发展,但难以从根本上改变。

在这个领域,还有大量的需要研究,在这里我们仅仅提出我们的观点,望专家指正。

三、治疗

根据患者的主诉,查找相关的患肌,主要嫌疑肌:胸锁乳突肌、斜角肌等。

浮针有诊断性治疗的作用,大部分浮针适应证即时效果都比较令人满意,若治疗之后患者症状无明显改善,建议患者不要进行浮针治疗。

四、医嘱

1. 注重适当休息,避免身体过劳,保持睡眠充足。
2. 尽量少吸烟、少饮用烈性酒。
3. 多食用富含维生素 C、E、A 及胡萝卜素的蔬菜水果。
4. 不要用眼睛直接看太阳、雪地,更不要长时间用眼,避免视力疲劳。

第八节   糖 尿 病 足

糖尿病足英文名称 diabetic foot。

糖尿病足是糖尿病综合因素引起的足部疼痛、皮肤深度溃疡、肢端坏疽等病变总称,是糖尿病的严重并发症,以其长病程、难治愈、高心理负担、高经济负担、高致残率、高致死率为特点,对糖尿病足患者的生活质量和生命预后带来严重威胁。在我国 20 岁以上人群中糖尿病患病率已经超过 10%[1],约

---

[1] 杨进刚.中国糖尿病流行步入 10.0 时代[J].中国社区医师,2009,25(3):2-3.

15% 以上的糖尿病患者将在其生活的某一阶段发生足部溃疡或坏疽[1]，而糖尿病足更易发生各种病原菌的感染，尤其是革兰阳性菌发生率在逐年升高[2]。糖尿病患者长期血糖控制不良导致的下肢血管病变、神经病变或二者兼有的病理生理变化是糖尿病足的发病基础。

一、临床表现

1. 糖尿病患者由于长期的糖尿病导致足部的病变，患者的足部皮肤变得干燥，同时足部可能出现刺痛、麻木、感觉迟钝，同时患者的肢端出现营养不良、肌肉萎缩等。

2. 糖尿病患者由于长期的皮肤组织缺血导致肌肉萎缩，皮肤干燥弹性差，一旦患者皮肤体温下降，就会出现色素沉着。如果患者的肢端皮肤发生了水疱感染，有可能出现溃疡或坏疽。

3. 感觉通常呈袜套样表现，首先累及肢体远端，然后向近端发展。轻触觉、本体感觉、温度觉和疼痛感知共同减弱；运动神经病变表现为足内在肌萎缩，出现爪状趾畸形；自主神经受累表现为皮肤正常排汗、温度及血运调节功能丧失，导致局部组织柔韧性降低。

4. 后期：出现溃疡、感染、骨髓炎等。

二、病理变化

目前对于糖尿病足病因的研究虽然还不完全清楚，但公认糖尿病足是肢端缺血、神经病变、感染及诸如皮肤损伤、足部压力增高等多种诱发因素所造成的疾病。

起初我们对糖尿病足的治疗没有把握，给患者治疗别的病痛时发现对糖尿病足有效，而后才探索治疗的。我们治疗的例数不多，不超过 10 例，但个个都有不同程度地改善。我们推测有两个因素使得浮针对这个糖尿病引起的并发症有效：①糖尿病影响到下肢动脉，从而引发症状，而动脉壁本身也是肌肉组织构成，浮针对功能性病态的动脉可能有作用（图 12-8-1）。②局部缺血造成感染的可能性大增，使得周边的肌肉产生功能性紧张（这种现象在慢性感染中很常见，病理机制还不很明确），造成进一步缺血，浮针可以通过缓解病理性紧张的肌肉改善这种缺血症状。目前关于本病的治疗例数还不够多，相关的实验还没有开展，在这里仅仅提出我们观点，有不足之处，希望同行指正。

［1］Deshpande AD，Harris—Hayes M，Schootman M. Epidemiology of diabetes and diabetes—related complications［J］.Phys Ther，2008，88（11）：1254-1264.

［2］关小宏，杨彩哲，吴石白 . 糖尿病足感染的特点与治疗［J］. 中华医院感染学杂志，2012，22（19）：4237-4239.

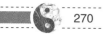

三、治疗

请注意:浮针对糖尿病本身迄今没有发现明显证据可以有作用,我们只能治疗一些糖尿病的并发症。

本病的病变部位在足,是缺血的一种表现,治疗时请大家查找相应患肌,多数就在局灶性病变的上方,主要嫌疑肌:胫骨前肌、腓骨长肌、腓骨短肌、腓肠肌、比目鱼肌等,有时大腿的肌肉也能为患。

本病治疗起来疗程相对长一些,患者和医生应有足够的耐心。总体来说,经我们临床观察,本病的远期效果较为满意。图 12-8-2 就是我们治疗的一个典型病例,当时在微信朋友圈实时连载。这个

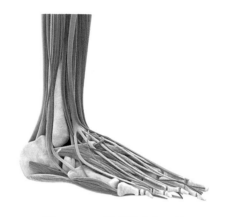

图 12-8-1　足部肌肉与血管
(修自:http://image.baidu.com/search/)

朱姓女士,句容下蜀镇人,2015 年 12 月 16 日首诊,一共治疗了 12 次,一个月后随访报告基本维持在最后一次的状况,并没有痊愈,空腹血糖依旧维持在 8~10mmol/L。

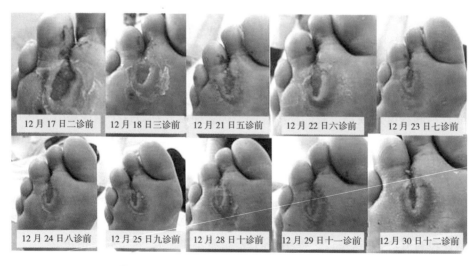

12 月 17 日二诊前	12 月 18 日三诊前	12 月 21 日五诊前	12 月 22 日六诊前	12 月 23 日七诊前
12 月 24 日八诊前	12 月 25 日九诊前	12 月 28 日十诊前	12 月 29 日十一诊前	12 月 30 日十二诊前

图 12-8-2　朱女士糖尿病足治疗后的不断变化

四、医嘱

1. 建议患者合理饮食,积极控制血糖。

2. 穿宽松的鞋、袜并勤换鞋、袜,防止足癣发生。

3. 保持足部清洁,洗、泡脚的水温不能过高,禁止过热热水袋直接接触肢体,防止足烫伤;修脚时要防止伤及正常组织。

4. 禁止赤脚行走,穿鞋时要检查鞋中有无异物,防止被异物扎伤、磨伤。

第九节　股骨头缺血性坏死

股骨头缺血性坏死英文名称 femoral head necrosis 或 femoral head avascular necrosis。

股骨头缺血性坏死是临床常见疾病。股骨头的血供不足或遭到破坏,导致股骨头出现缺血、坏死、塌陷。临床以髋关节疼痛、功能障碍为主要表现。股骨头坏死病因复杂,起病隐匿,常不能进行及时的诊断和治疗。随着病情加重,最终导致髋关节功能障碍,严重影响生活质量。股骨头坏死通常发生在30~50 岁之间。

引起股骨头坏死的原因很多,分为创伤性[1]和非创伤性两大类。创伤性的如股骨颈骨折、髋关节脱位、髋部外伤等,可直接或间接损伤股骨头血运,从而导致股骨头缺血性坏死;非创伤性诱发的因素较多:大量应用激素[2]、长期酗酒、高血压、动脉栓塞或者血栓的形成、放射病等。至于一些特发性病例的真正发病机制,尚未完全了解。

一、临床表现

髋部或膝部疼痛,逐渐加剧,跛行。

内收肌疼痛,髋关节活动受限,尤以外展和内旋为甚,可有大腿肌肉萎缩。X 线表现:早期股骨头轮廓正常,但在侧位相上,在股骨头前侧面持续区关节软骨下的骨质中,可见一条 1~2mm 宽的密度减低的弧形透明带。随之出现持重区软骨下骨质密度增高,其周围可见点状、片状密度减低区及囊性改变。最后软骨下骨质呈不同程度的破碎、扁平、塌陷,股骨头变扁平、塌陷。

[1] Baksi DP.Treatment of post-traumatic avascular necrosis of the femoral head by multiple drilling and muscle-pedicle bone grafting.Preliminary report.The Journal of bone and joint surgery [J].British volume,1983,65(3):268-273.

[2] Juery P.Avascular necrosis after a steroid injection [J].Canadian Medical Association Journal ,2007, 176(6):814.

股骨头坏死常分为五期：

Ⅰ期：髋关节无症状，X线亦无异常，但因对侧已出现症状并确诊，而双侧受侵者达85%以上，有人将此期称静默髋（silent hip）[1]。

Ⅱ期：髋关节处可有疼痛，外伤或劳累后发生，呈进行性、夜间重，内旋、外展略受限。X线片可见部分区域稀疏，活检表现阳性。

Ⅲ期：临床症状继续加重，X线片变现为骨密度增高及囊样变，软骨下骨出现弧形透光带，但股骨头外形仍正常。

Ⅳ期：病髋疼痛妨碍行走，各方面活动已明显受限，X线片股骨头边缘因塌陷而有重叠，或已失去圆形，硬化区明显。诊断虽易定，处理却较困难。

Ⅴ期：病程已至晚期，股骨头变形，关节间隙狭窄，髋臼硬化，出现明显的骨关节炎病征。

二、病理变化

目前已公认饮酒和使用激素是非创伤性股骨头坏死的主要病因。

股骨头的血液供应（图12-9-1）：

1. 关节囊的小动脉。经过旋股内动脉、旋股外动脉、臀下动脉和闭孔动脉的吻合部分到关节囊附着部，分为上下两极进入股骨颈。上组叫上干骺端动脉，在滑膜与骨骺动脉，供应股骨头的外上部分；下组叫下骺端动脉，进入股骨颈基底部的下内侧，供应股骨头颈内下部的血运，关节囊动脉是股骨头主要血液来源。

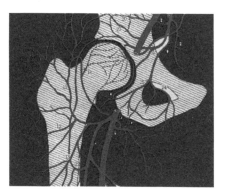

图 12-9-1　股骨头血液供应

（修自：http://guke.7539.com/3248/12/101.html）

2. 股骨干滋养动脉。股骨干中部有1~2小孔，其中有滋养动脉进入，此路血运仅达股骨颈基底部，小部分与关节囊的小动脉有吻合支脉，该动脉供应股骨头小部分血运。

3. 圆韧带的小动脉。股骨头凹附着股骨头圆韧带，圆韧带中有较细小动脉，供血量有限，仅能供给股骨头内下部分的血运。

从上面可以看出，股骨头的血运主要来源于关节囊动脉和圆韧带动脉。如果重要血管遭到破坏，可通过另一组血管吻合代偿维持股骨头血运，如果吻合不好，代偿不完全或多组血管同时遭到破坏，也是将发生并且加重股骨头

---

[1] http://orthodoc.aaos.org/MarkKatzMD/AVNStrikes Young.html.

坏死。

由此可知,股骨头的血液供应为多渠道,一般血管是穿行在肌间隙中,若肌肉发生病理性的变化,即肌肉处于痉挛性的病理紧张状态,则压迫周围的血管,导致周围血管压力增高,血管的血流动力学受到影响,致使股骨头的血液循环障碍。长此以往,形成股骨头的缺血性坏死。

三、治疗

初步临床发现,浮针对股骨头坏死的治疗预后常常与股骨头坏死的分期并没有密切关系。即使V期,也常有很好的效果。

预后常常与病因密切相关,伴随有活动性强直性脊柱炎效果很差,有先天性髋关节发育不良的效果也差。

股骨头坏死常常被认为是疑难杂症,甚至被认为是不治之症,原因我们认为是:①虽然股骨头血供的渠道不少,不过,股骨头的本身血供量并不大,供应的血管都是小动脉,容易受到周边环境(例如肌肉)的影响。②骨骼的新陈代谢很慢,所谓"伤筋动骨一百天",也就是说,即使小动脉完全供血了,股骨头的恢复还要三四个月,何况小动脉常常因为肌肉的原因时好时坏。

因此,在浮针临床上,我们要坚持两个方针:

1. **持之以恒**　阻止股骨头的进一步恶化是个"持久战",一旦出现疼痛,一定得消灭引起疼痛的患肌,坚持下去,一般4~6个月就会发现骨小梁等有改善。不过,不要太乐观,以为塌陷了的股骨头能够复原。预后的最高目标:阻止影像学上的发展,完全不影响生活。

2. **大范围治疗**　因为血供渠道多,任何一个小动脉受影响,都会累及效果,因此,从腰骶部、臀部、大腿部的任何一块患肌都不能放过,需要有持久战、运动战、大面积作战的准备(图12-9-2)。

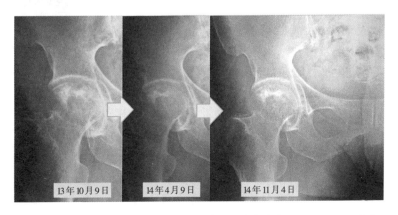

13年10月9日　14年4月9日　14年11月4日

图 12-9-2　李女士股骨头坏死治疗前后的变化(时间 2013~2014 年)

主要嫌疑肌:腹横肌、腹斜肌、臀大肌、臀中肌、臀小肌、阔筋膜张肌、股四头肌、内收肌群等。

四、医嘱

1. 不要受凉。

2. 坐位时活动下肢。

3. 平时注意保暖,忌烟酒,禁用激素类药物。

4. 不要长时间的站立或行走,每次走路不要超过 500~1000 米,切记每行走 500 米停下来休息一会,不要持续性地行走。

第十节　骨 性 变 化

骨性变化,英文名称为 bony change。

骨性变化包括骨的几何形态和骨组织的变化,骨的几何形态改变可以为各种畸形如强直性脊柱炎脊柱僵直、脊柱侧弯、生理曲度消失或反弓、类风湿关节炎畸形等,以及影像医学发现的骨质增生等,骨组织变化主要为骨量的减少、骨组织结构的改变。

导致骨性变化的因素很多,包括体内多种激素水平的变化、长期酗酒吸烟、暴力损伤、营养不良、长期糖皮质激素等药物摄入、光照不足、钙和维生素摄入减少等,这些不属于本节讨论范畴,本节讨论的是与肌肉有关的骨性变化,从肌肉的角度观察骨的变化。

因此,本节讨论的是:骨质增生、脊柱侧弯、关节畸形、骨质疏松等因为相关患肌引起的这一类病症。

一、临床表现

临床表现多样,需结合影像学。脊柱侧弯(图12-10-1),生理曲度减小、消失,骨畸形、骨质增生等,伴见疼痛、功能受限。严重的畸形影响到患者的美观,给患者造成心理障碍。

骨质疏松(图 12-10-2)只是容易骨折,无症状,很多专家把腰背疼痛、乏力等症状也认为是骨质疏松引发,并不准确,实际上骨质疏松的同时还有肌肉的功能性病变,因为很多医生,尤其是骨科医生,常常对肌肉的问题不重视。为什么骨质疏松不能直接引起疼痛呢? 因为骨骼中根本就没有神经末梢,这也是为什

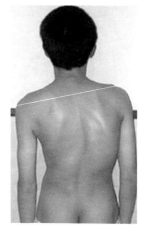

图 12-10-1　脊柱侧弯

么早期的骨髓瘤根本就没有疼痛的原因。

二、病理变化

很多专家都以为这些骨性变化是导致慢性疼痛的一个主要原因,其实可能是误解了,因为这些骨性变化都是日积月累渐进完成的,人体适应了这些变化,更重要的是,这些骨骼里没有神经末梢。不仅仅骨骼里没

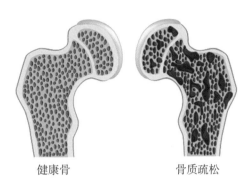

健康骨　　　　　骨质疏松

图 12-10-2　骨质疏松

有神经末梢,甚至骨膜上的神经末梢也很少,针刺扎到骨骼表面,常常没有疼痛,只是刺到骨膜上的血管才有疼痛。因此,骨性变化本身并不能造成疼痛,这个推断可以从类风湿关节炎后期畸形严重而没有疼痛中佐证,也可以从个个都有骨质增生但很少有疼痛的高龄老人身上得到佐证,也可以从很多脊柱侧弯丝毫没有疼痛的患者身上得到证明。部分患者会骨质增生和骨质疏松同时出现,局部的增生伴附近或远处的疏松。增生应为人体一种保护性的现象,就像负反馈一样。持续的肌肉紧张,这种不良刺激会导致肌腱附着处周围成骨细胞增多,破骨细胞减少,出现局部的异常骨化,就像盔甲一样,保护我们的骨骼。在这里要明确疼痛不是增生引起的,还是肌肉在作祟。至于骨质疏松,常常是患肌出现后,关节活动度受限,加上长期护痛修养,老年人疏于合理的锻炼。骨骼缺乏应力刺激,导致破骨细胞增多,骨骼无机成分流失,出现疏松。其实,神经结构正常的情况下,引起慢性疼痛的原因只是肌肉或者附属结构。

脊柱侧弯常见于运动损伤,伴见肌肉疼痛,通常是由一侧的肌肉持续紧张痉挛造成。脊柱的生理曲度减少或消失,也是由于相应肌群病变造成运动力学改变,引起形态变化,有研究[1]显示腰曲的改变与腰大肌的关系密切。骨质增生属于肌肉病变的次生灾害,附着在骨骼上的肌肉,由于不良生活习惯或者工作方式造成病理性紧张,导致应力改变,对骨骼接触面形成长期不良刺激,引起骨质增生、骨质破坏形成畸形。

三、治疗

骨质增生、类风湿关节炎所致关节畸形是不归路,一旦形成,不能复原,

[1] 韦以宗,桂清民,孙永章等. 腰大肌作用与腰曲关系的动态下 X 线片研究[J]. 中国临床解剖学杂志,2005,23(06):579-582.

浮针通过舒缓患肌,可以使得患肌不再对骨面产生长期不良刺激,防止进一步增生。

骨质疏松和脊柱侧弯等变化可以改善。通过消除患肌,舒缓疼痛,鼓励活动,加强锻炼等方式改善。

四、医嘱

1. 改变生活方式,避免久坐、久站,不可长时间维持一个固定姿势。

2. 合适的体育锻炼,可以增强肌肉功能,但不可以过度锻炼,以及采用不正确锻炼方式。

后　记

　　传统针灸在传统文化的土壤和谐而美丽。

　　阴阳五行,经脉循行,内外衔接,上下通联,得气补泻,标本根结,宛如浩瀚天空,繁星错落,一派生机,有着几何结构的美。

　　时光在推进,人类在改变,针灸针具也在改变,传统针灸对中国人健康的重要性关键性却在下降,古典书籍中的效果越来越难以呈现。需要改变。

　　西方医学基于扎实的科学研究,一两百年来,狂飙奋进,给人类的生存作出了巨大的贡献。

　　不过,用药物和手术刀为主治疗疾病的西医面临着越来越多的困境,无论是副作用,还是面对慢性病痛的无可奈何,都让西医忧心忡忡,急于寻找突破。也需要改变。

　　医学等待着一场系统深刻的概念革命。

　　人体的自身活动次序需要被重估,医学需要寻找新战场,需要借鉴传统,融合新知,把人类的共有财产——基础医学的理念、知识引进到针灸学中来,以适应新形势。

　　发明浮针后,一开始感觉走出了一条新路,一路阳光普照艳阳天,后来发现,疑问越来越多,传统医学嫌笼统,没有办法完全说服自己,于是,逐渐使用基础医学。这一来,已经超过十年,越来越感觉当初的选择是对的。大家千万不要排斥基础医学。基础医学是无数科学家研究出来的学问。每一个医学生都曾经学过,我们为什么不用这些无数聪明大脑研究出的理论、观点?

　　因此,请浮针初学者尽可能加强基础医学理论的学习,用基础医学的理论去分析、去思考浮针临床。

　　时间的车轮到了 21 世纪,到了后工业革命时代,到了地球村的时代。针灸的知识再也不能一味地在古代学术权威中去寻找,也需要与时俱进了。

　　现在针灸界很多朋友怕干针,担心干针超越我们,其实大可不必。我们有五千年的文化积淀,有宝贵的整体思维方式。我们不需要怕干针,要怕的是自己安于现状,不肯创新,要怕的是同胞们不敢面对干针背后的逻辑思维,我们需要学习,用基础医学的新知强化我们的针灸。

世界针联主席刘保延教授曾经说过让我记忆很深的一句话:"让针灸事业在我们这一代人有所改变。"我理解为,让传统针灸现代化是我们这辈人的任务。

人类对自己的认识越来越深。我们不能把人类积累下来的关于人体的知识置之不理,这不合常理,祖先们积累了大量有用的知识和技能,不过单纯去追索古人的认识,并不能进步,我们需要的是面向未来。我们不能丢下电脑,抱着算盘不放。天天苦练算盘,无疑,会越来越进步,越来越成为算盘界的大咖,但算盘界大咖的计算速度可能还不如计算机的初学者。这种比方不一定适用于医学界,不过,也能说明一些道理。

因此,请大家在学习古代经典时,不要忘记曾经学过的解剖、生理、病理、组织胚胎。

针灸人当努力,找到合理的措施,把老祖宗留下的这块阵地守住。但如果抱残守缺,永远排斥基础医学,今后恐怕只有做怨妇的份了。

《浮针疗法治疗疼痛手册》是我 2010 年底写的,迄今已经印刷了 10 次,谢谢大家的支持和信任,让我们有信心继续写出自己的所思所做所虑,让我这个懒家伙终于在这样忙乱的日子里已经可以断断续续地写下这本书。

因为浮针巡讲,每个月出差到过的城市超过十个,除此,门诊、日常工作,把我这段时间挤压得实在厉害,眼看,十月不久就到,那个时候,世界中医药学会联合会浮针专业委员会正式成立,浮针医学第五届年会召开。众多浮针人将会齐聚南京,我再三答应大家的新书不敢再拖延了。因此,这个时候,真正的分秒必争,很大一部分的书稿都是在飞机、高铁、宾馆里完成的。

现在终于差不多完稿了,如释重负。

谢谢上帝,让我有干劲把稿子完成。

除了上帝,我更得感谢那些为本书付出心血的人:我们研究所的王文涛、王兵,我的研究生李康、田亚丽,还有我们教学专家组成员:刘玉忠、于波、贺青涛、李振、孙健,还有给我们提供图片的很多浮针人,例如:钟万田、李桂凤等,更要感谢的是我的家人,每天什么家务活不干,只要在南京,天天呆在小书房写这本书,谢谢我的家人。当然得谢谢人民卫生出版社的编辑老师们,没有你们的支持,估计我完不成这本书。

因为没有时间更好地搜集资料,更好地思考,更好地写作,本书中的很多内容一定还有诸多瑕疵,我们现在依旧把书稿交给出版社,不是因为我们觉得已经写得好了,而是因为我们觉得大体观点、思路已经载录其中,相信读者们已经可以打开一些思维框框,进入新的医学思考中了。

因此,我们不指望这本书已经完善,而是指望这本书把我这些年的思考和临床研究大体总结,也作为浮针二十年的纪念。

任何有创意的书都不可避免地在做方向相反的两件事:破解成见和制造偏见。亲爱的读者,读到这里,你一定对我破解成见的方面有了解了,请当心,我一定也制造了偏见,而且我一定不自知,麻烦帮忙指出来,谢谢。

一本小书,没有办法把你的所有疑惑解开,幸好有网络,如果你还想跟进浮针的发展,建议时常到 www.fuzhen.com.cn 逛逛,或者扫一扫下面的"浮针大世界微信公众平台"二维码,就可以了。

扫一扫,浮针全知晓

下面一篇文章是我今年 6 月 16 日在南京派福颈腰痛专科乔迁仪式暨第三届病友会上的讲话,就刊登在当天的微信公众平台上,现在放在这里,一来让大家了解这个微信公众平台,二来可以借此了解浮针在南京的发展历程。

我的诊所,我的实验
——在南京派福颈腰痛专科乔迁仪式上的讲话

符仲华

感谢各位领导和来宾,百忙之中陪我们见证我们的成长。

今年是浮针诞生二十年,恰好我们诊所也将乔迁。对于大多数人,乔迁意味着新的搬迁新的位置,意味着弃旧迎新,可是对我来说,在乔迁之喜外,还有不舍和骄傲。

2006 年底,即将南京大学博上毕业,面临着不可预知的未来。一直觉得浮针能够帮助很多人,不仅在学术、在临床,而且还在于广阔的发展前景。于是,很想做个实验,看看浮针能否经得起市场的考验。

准备租房,找寻很多地方,都不是很满意,焦头烂额,犹豫彷徨。偶尔看到五星年华大厦新建办公房在售卖,感觉这个位置再好不过。因为:①对面就是省中医院,化验、抢救都方便。②江苏省的几家大医院都在这个区域内。③虽然那时地铁二号线还没有完工,但交通还是较为方便。

可惜自己手头没有那么多资金,只得硬着头皮向我老兄借。左拼右凑,终于让我拥有了自己的一亩三分地,一颗不安分的心有了安放的处所。谢谢老兄。

2007 年 6 月 16 日,南京派福颈腰痛专科开业。意味着在五星年华大厦的十楼有了浮针专业医疗机构。这个机构至少在中医界是独一无二的,只用浮针,完全排他,不用医保,不用药物。这些特色,只能作为理想聊以安慰自己。

因为,无论怎么看,这个诊所都稀松平常。在一个稀松平常的商业大楼内的一个小套房,路径曲折,模糊难寻,交通拥挤不堪,物业普通,室内装修不中不西,服务一般,没有药房,没有化验室,没有仪器,实在看不出这是个有理想的地方,再看看主人:四十多岁,其貌不扬,衣冠朴素,也实在看不出是个打眼的人。

不过,正是这个稀松平常的诊所让我完成了人生从青年到中年的转变,让普通的我自信满满。不仅仅深知人人生而平等,也因为这个诊所给了我力量,来到这个诊所的病人给了我力量,来到这个诊所的学员给了我自信。这个诊所让我相信在这个世界上有个小角落可以让我谦卑而又骄傲地生存、工作,让我可以自信地平视达官巨贾、医界名流、学界高人。我相信,在座的每一个嘉宾都会记得这个诊所。感谢这个诊所,让我四十这个年龄段,充满了挫折和成功、沮丧和振奋的交响乐,让我知道自己在这个阶段中真的努力了,真诚地努力了。

当年真是胆大无知,现在想起,依旧后怕,感觉太过侥幸,感觉当年的行为过于莽撞,如果时光倒流,我一定不会选择这么一条路。要知道,当年离开广州,也就离开了老病人老朋友,医生没有了老病人,离开了大医院,纵有天大本领,也难以施展,何况,所谓本领,也只是自我感觉良好。

没有老病人也就罢了。可是,还没有资金广告,还没有同行介绍,还没有门面宣传,如何让病人知道有个颈腰痛诊所,如何让病人理解你的特立独行?

建起诊所,没有病人,只能到居委会给老头老太讲课宣传,每次宣讲,给居委会一定感谢费,再给听课和免费治疗的老先生老太太每人一包小肥皂粉,因为免费,并发肥皂粉,大家还很给面子,纷纷治疗。不料,请他们到诊所来正规诊治,1% 的人都不来。记得当时在建邺区鼓楼区讲了十场,义诊人数大概超过两三百,最后一共来了两人,其中一位老先生,进入诊所,查看了半个小时,然后坐在我对面,请我出示医师资格证、医疗机构设置许可证,我提供了,老先生左看右看,然后用我的固定电话拨通卫生局电话,咨询是否属实。那一刻,真是欲哭无泪,那一刻,感觉我以前所有的背景,所有的履历,所有的积累,所有的骄傲都荡然无存。临走之前，老先生说了一段让我无言以对的话："既然浮针这么好，你又是发明人，又是博士，为什么不去大医院呢？"说完，他走了，而我的诊所又重新回到空空荡荡的状态，我的心脏顷刻自由落体。

幸好有众多的朋友信任和支持，有几个热心人帮忙宣传，尤其是我的家乡人，丹阳的病人让我渐渐地走出心灵的煎熬，一步步走到今天，让我有信心在汉中门建立更正规更直面市场的浮针医疗机构。

建立在五星年华大厦的诊所是我真正自豪当医生的开始，也是我人生的重要驿站，是我在四十多岁这个年龄段的最重要载体。这个诊所，既是我挣钱养家的地方，也是我成长的地方，也是我被教育的地方，同时也是我结交很多新朋友的地方。这个诊所，是我创立的，也是我进步的源泉，现在浮针医学中的诸多概念、观念都与这个诊所有关。想想吧，进针器、上半场下半场、第二现场、再灌注活动、血环境不良等等诸多名词无不与这个诊所紧密相关，《浮针疗法治疗疼痛手册》也是在这个诊所完成。

谢谢这个诊所，谢谢因为这个诊所帮助过我的人。人总得不断追求，现在我来到了汉中门，来进行一个更大的尝试。

汉中门是我人生中重要的地名。1984 年，一个没有用过电话、没有见过火车、没有见过中山陵，甚至还没有完全发育的农村孩子来到南京汉中门，坐在南京中医学院（现在校名已经改为南京中医药大学）的课堂里听老师灌输中医知识，没有理想，没有目标，只是随波逐流，懵懵懂懂地学习，人家学什么，我就学什么，不知道背药性歌、方剂歌、穴位歌的意义，只是背，因为要考试。谢谢当年的老师们对我这个实在不咋地的学生的宽容。或许，有些老师根本没注意到我，因为我太平常了，成绩不是前几名，顽皮也顽不过城里同学，自以为生命会在波澜不惊中延续，最后静静地消失。在我毕业离开学校时甚至有点逃离的感觉，时间太长，没有值得回味的东西。总的来说，汉中门的那些年很长，很平淡，但再平淡的人生还是有感情的，汉中门南京中医学院那些年，让我确定了人生的方向，不管是主动的还是被动的。也可以这样说，我人生方向的确定从汉中门开始，因此，得好好地感谢汉中门。

现在又回到汉中门了，希望不再像三十年前我的汉中门生活一样的平淡，希望汉中门这个地方让我的人生再赋予新的意义，如同五星年华大厦的诊所一样。

同样的寿命，有的人觉得绵长，有的人觉得短暂。我曾经觉得人生无味而短暂，那是因为我那个阶段无所事事。现在觉得趣味而绵长，是因为这个阶段脑子里值得回忆的事和人很多。朋友们，是在座的你们，让我的生命变得丰满起来，值得回忆。谢谢各位。

我相信，如同老诊所一样，这个新诊所的每一个角落都将牢牢地占据着我脑子重要的内存,一直走向人生的终点。

虽然我们已经做了很多很多,但我相信我们可以做的事情还有更多,因为这是一个伟大的时代。这一刻,是个时间节点,是个绵长的旅程中的一个驿站。今天我们聚会在这里,可以歇歇脚,回味一下走过的路,但明天,我们又得迈开双脚,继续向着心中的理想前行。

未来,一定有更多的困难,也有更多的不解,也有更多的委屈,但一定也有更多的风景,也有更多的骄傲,让我们继续前行,探看更多的未知,欣赏更多的风景,感恩更多的好人。

老天保佑。

谢谢各位。